Éric de Rosny · Heilkunst in Afrika

Éric de Rosny

Heilkunst in Afrika

Mythos, Handwerk und Wissenschaft

Aus dem Französischen
von Jochen Collin

Peter Hammer Verlag

Originaltitel: *L'Afrique des Guérisons*
Editions Karthala. Paris 1992

Die Deutsche Bibliothek – CIP-Einheitsaufnahme

Rosny, Eric de:
Heilkunst in Afrika : Mythos, Handwerk und Wissenschaft /
Eric de Rosny. Aus dem Franz. übers. von Jochen Collin. - 2. Aufl. -
Wuppertal : Hammer, 1998
Einheitssacht.: L'Afrique des Guérisons <dt.>
ISBN 3-87294-797-4

2. Auflage 1998

Lektorat: Manfred Görgens
Umschlaggestaltung: Wolf Erlbruch
Satz: Greiner & Reichel, Köln
Druck und Bindung: Ebner Ulm

Inhaltsverzeichnis

Einleitung

Die beiden Blickwinkel

Von diesem Berg, dem Kamerunberg, sehen wir von Duala aus nur die eine Seite. Er ist 4035 m hoch und befindet sich in einer Entfernung von etwa 165 km Luftlinie. Ein großartiger Anblick! Die andere Seite aber, die nach Nigeria hin, entzieht sich unserem Blick völlig. Ich habe niemals den Versuch unternommen, diesen Berg zu besteigen oder ihn zu umrunden, um zu erfahren, wie seine Rückseite aussieht. Bei jemandem, der schon lange in Duala lebt, mag das eigenartig erscheinen, wo doch so viele Europäer den Aufstieg hinter sich gebracht haben! Aber auch unter den einheimischen Bewohnern Dualas gibt es nur wenige, die neugierig genug waren, zu erkunden, was sich hinter ihrem Berg verbirgt. Ihre Vorfahren sind bis an seinen Fuß vorgestoßen, dann hat der Berg ihrer Wanderungsbewegung Einhalt geboten. Der Kamerunberg ist das Ende der Welt der Bantu. Und wirklich, auf der anderen Seite beginnt fremdes Land. Wenn man heute das Flugzeug nimmt, überfliegt man den Berg, aber man wird nicht versuchen, ihn zu umwandern. Ich teile diese Haltung einer andächtigen Distanz, die sich darin ausdrückt, daß man eine natürliche Schranke nicht ohne Grund durchbricht. In seinen scharf hervortretenden Umrissen ist der Berg ein Zeichen für etwas ganz anderes. Die Duala nennen ihn *mudongo ma loba*, den Berg Gottes.

Nicht jeden Tag gibt der Berg seine Duala zugewandte Seite unseren Augen preis! Vielmehr verbirgt er sich meistens hinter einem Wolkenvorhang, und dem verdanken wir vier Meter jährlichen Niederschlag! Tritt er aber aus den Wolken hervor, dann ähnelt er einer langgestreckten braunen Mauer, die abends einen rosafarbenen Ton annimmt. Besser noch ist der Vergleich mit einem riesigen Rücken, und daher nennen die Duala den Berg auch noch den ›Rücken Gottes‹ (*mongo ma loba*). Im Dezember 1957 hat dieser Berg sich mit einem spektakulären Vulkanausbruch in Erinnerung gebracht. In den Tagen danach konnte man von

Duala aus nachts einen goldfarbenen Lavastrom sehen. Ich war gerade erst eingetroffen und habe mich nicht näher herangewagt, um mehr zu sehen, denn ich rechnete mit einem zweiten Ausbruch. Seitdem hat der Berg nie wieder Lava ausgespuckt, abgesehen von 1982, aber das war auf der anderen Seite!

In diesem gewitterreichen April jedoch ist unsere Seite fast jeden Abend zu sehen, eine Freude für unsere Augen. Der Anblick hat mich auf die Idee gebracht, dieses Buch in zwei Abschnitte zu unterteilen: den Blickwinkel der Tradition und den christlichen Blickwinkel. Und ich wage es, die Heilung mit einem Bergmassiv zu vergleichen, denn einen so bedeutenden Platz nimmt sie in den Vorstellungen, den Wünschen und der Gefühlswelt eines jeden ein. Alle Hänge sollte man zu ersteigen versuchen, wenn es darum geht, gesund zu werden oder die Gesundheit wiederherzustellen, sei es nun auf traditionelle oder christliche Weise. Wenn ich der Medizin der Krankenhäuser in meiner Untersuchung kein eigenes Kapitel zugewiesen habe, so heißt das nicht, daß sie überhaupt nicht vorkommt. Ich bin ganz einfach davon ausgegangen, daß sie die am besten bekannte ist. Und bevor ich das Thema aus meinem christlichen Blickwinkel untersuche, möchte ich mich zunächst dem der Tradition widmen, weil dieser mir nicht vertraut war. Wenn ich auch niemals versucht habe, die verborgene Seite des Kamerunbergs zu erwandern, so hat mich, ganz im Gegensatz dazu, die für mich im verborgenen liegende Seite der traditionellen Medizin gefühlsmäßig angezogen. Heißt das nun, daß ich für die Geographie des Menschen mehr Interesse aufbringe als für die physikalische Geographie? Es handelt sich, glaube ich, um etwas ganz anderes, und das muß ich im Zuge dieser Einführung erklären.

Rückgriff auf eine Erfahrung

Fünf Jahre lang (von 1970 bis 1975) bin ich in der Welt der *nganga*, jener traditionellen afrikanischen Ärzte, die an der Südküste Kameruns praktizieren, ein- und ausgegangen. Schließlich kannte ich ungefähr 50 von ihnen. Ein einziger verspürte den Wunsch, über von Gastfreundschaft und Wohlwollen geprägte Beziehungen hinauszugehen. Er hat mir schrittweise ›die Augen geöffnet‹ für den *ndimsi*, die Welt, die dem gewöhnlichen Auge verborgen bleibt. Und das ist die erste Etappe auf dem Weg, ein *nganga* zu werden. Ich habe diesen Weg in einem Buch beschrieben, dessen Titel, ›Die Augen meiner Ziege‹, die ganze Geschichte zusammenfaßt.[1]

Folgt man der Anthropologie der Bantu, so besitzt der Mensch nicht weniger als vier Augen: bei der Geburt öffnen sich zwei auf die Welt, und das sind die gewöhnlichen Augen. Zwei bleiben geschlossen. Sie werden sich erst in der Todesstunde öffnen und dann sozusagen die beiden anderen ablösen. Man beobachtet aber Fälle von Kindern, die von Geburt an den doppelten Blick haben. Sie sprechen von geheimnisvollen Personen, die sie vor Augen haben und von denen niemand, auch kein Erwachsener, nur einen Blick erhascht. Für gewöhnlich lassen die Eltern dieser Kinder die vorzeitig geöffneten Augen ›durchstechen‹, und zwar von jemandem, der mit diesem Ritus beauftragt ist. Ein Kind hätte nämlich nicht die Kraft, das Schauspiel dieses zweiten Lebens, das einen tiefen Eindruck hinterläßt, zu ertragen, ohne den Verstand zu verlieren.

Andererseits kann die Gesellschaft nicht über längere Zeit Bestand haben – dies gilt vor allem für eine dörfliche Gemeinschaft, die nur sich selbst als Bezugspunkt hat –, ohne daß Männer und Frauen die Kraft empfangen hätten, solchen Dingen ins Gesicht zu sehen und die bösartige, von sogenannten Schadenzauberern zusammengebraute Kraft im Keim zu ersticken. Solchen Hütern der dörflichen Ordnung öffnet man dann die Augen, damit sie in den Besitz des doppelten Blickes gelangen und auf dem Terrain ihrer Gegner den Kampf aufnehmen können. Dieser Balanceakt zwischen Schadenzauberei und Gegenzauberei bildet eines der Systeme – es ist so alt wie die Welt und entsteht immer wieder neu –, mit dessen Hilfe die Menschen Verhaltensmaßregeln gegenüber dem beunruhigenden und geheimnisvollen Problem des Bösen aufstellen.[2]

Beim Ritual der Augenöffnung verwendet man eine Ziege. Ihre Augen werden die des in das Geheimnis Einzuweihenden verdoppeln. Symbolisch? Nur wenn man diesem Wort die ganze mystische Breite der Wirklichkeit beimißt. Die Ziege ist das für diesen Transfer am besten geeignete Tier. Man sagt sogar und spielt dabei auf eine Äquivalenz an, deren Bedeutung man noch gar nicht ausgelotet hat: »Die Ziege ist mit der Person identisch!«[3] Auf dem Dorf ist sie das Haustier schlechthin. In der Stadt haben heute Hund und Katze ihren Platz eingenommen. Die Ziege hat gegenüber diesen aber den Vorzug, auf bequeme Art eßbar zu sein, und das erlaubt, sie zu ›verspeisen‹ oder an Stelle einer Person ›verspeisen zu lassen‹. Claude Lévi-Strauss merkte anläßlich eines im Fernsehen gesendeten Gespräches an, daß in den alten Erzählungen – den Märchen, Mythen und Epen – Menschen und Tiere die gleiche Sprache sprechen. Sie verstehen einander. Für gewöhnlich aber müssen wir damit leben, keine gemeinsame Sprache mit ihnen zu haben: eine Überhöhung des Tieres als Ebenbild und Gegenbild des Menschen!

Warum »meine Ziege« mit dem Possessivum? Weil meine Ziege und ich diesem Ritual unterzogen wurden. Der Mann, der es durchführte, starb am nächsten Tag. Sein Tod, den man medizinisch mit einer von Hepatitis begleiteten Tuberkulose erklären konnte, wurde von den Seinen als Ritualmord gedeutet, dessen Urheber ich war. Jemandem ›die Augen öffnen‹ heißt nämlich, ihm über das eigene Leben und den eigenen Tod Verfügungsgewalt geben! Diese Deutung hatte der *nganga* mehrere Male in meiner Gegenwart ausgesprochen, als er in seinem Gebet an die Ahnen sagte: »Man wirft mir vor, diesem Weißen die Augen zu öffnen! Man glaubt, daß er mich töten wird …!« Eine beunruhigende Prophezeiung! Stimmt sie nicht mit der zweifelsohne allen Kulturen gemeinsamen intuitiven Erkenntnis überein, die Freud mit dem Begriff ›Vatermord‹ in eine gemeinverständliche Sprache gebracht hat? Sie lautet, daß zwei Personen sich nicht in die gleiche Macht teilen können. So wie zwei Krokodile sich nicht in das gleiche Wasserloch teilen können, wie eine Spruchweisheit sagt!

Ich stelle hier in wenigen Worten die Erfahrung dar, die ich gemacht habe. Man kann die Wirkung dieses Rituals auf die Augen des Europäers, der ich nun einmal bin, in Zweifel ziehen. Tatsächlich war sie aber keineswegs null und nichtig, sie hält sogar an: Mimosenhaft sensibel reagiere ich auf Gruppenkonflikte, und mehr als jeder andere ›sehe‹ ich die bösartige Perversität bei Menschen. Aber nicht darum ging es in Wirklichkeit. Es ging darum zu beweisen – und zuerst einmal mir selbst zu beweisen –, daß eine Begegnung zweier Menschen aus einander sehr fernstehenden Kulturen möglich war. Das ist auch der Grund für das ausgesprochene Bemühen, eine genaue Beschreibung der Vorkommnisse zu geben, aus Furcht nämlich, als Märchenerzähler eingestuft zu werden. Was das angeht, so hat man mir in Kamerun, zumindest aber in Duala kein Mißtrauen entgegengebracht. Und, welch unerwarteter Fürsprecher, der *Canard enchaîné* hat meinen Bericht mit dem von Carlos Castaneda, einem mexikanischen Wissenschaftler, verglichen und dabei mir in dem für mich wesentlichen Punkt, nämlich der Wahrheitsliebe, den Vorzug gegeben:

> Beim Volk der Duala in Kamerun findet man, wie in allen afrikanischen Gesellschaften, auch Hexenmeister … Ein Missionar und Jesuit, Éric de Rosny, ist bei ihnen in die Schule gegangen. Er ist ›eingeweiht‹ worden. Mit einer Unzahl von Details berichtet er über seine Erfahrung. Genau wie bei Castaneda haben wir es mit einem Anthropologen zu tun, der gleichzeitig Beobachter und Teilnehmer ist. Aber ›Die Augen meiner Ziege‹ haben gegenüber den Büchern von Castaneda einen deutlichen Vorzug: Wahrheitsliebe und Ehrlichkeit. Rosny nennt die Namen, Orte, Daten, erwähnt alle der Identifizierung dienlichen Details, und jeder kann hingehen und nachprüfen, was er gesagt hat.[4]

Der Feuereifer, mit dem ich mich auf diesen Pfad der Einweihung begeben habe, »bis an die Grenze des Erlaubten und Möglichen«, wie es die Werbung für das Buch ein bißchen übertrieben ausdrückt, ist nicht auf mich allein beschränkt. Ich teilte ihn mit den ›Missionaren‹ meiner Generation. Die Kenntnis der fremden Kulturen und die Achtung davor waren zu dem Zeitpunkt, da ich mit Leidenschaft die *nganga* Kameruns entdeckte, wichtige Bestandteile der Verkündigung des Evangeliums. Das war nicht die Faszination des Heidentums, wie Marc Augé es sieht, sondern die Anerkennung der Gegenwart Gottes in den anderen Kulturen.[5] Ich habe diese Geistesverwandtschaft gespürt, als mir ein Leser, ein Jesuit meines Alters von der Arbeitermission in Le Mans, schrieb und mitteilte, er befinde sich trotz aller Gegensätze und der Entfernung zwischen uns in einer geistigen Kommunion mit mir:

> Seite für Seite hat mir ein Glücksgefühl beschert ..., und auch ich habe Dich irgendwie ›gegessen‹ ... Ich werde sicher einige Deiner Kapitel ein zweites Mal lesen, denn sie haben bei mir die Lust geweckt, einige meiner Maßnahmen bei den Arbeitern aus dem Gebiet der Sarthe aufzuzeichnen. In jeder Zeile habe ich gespürt, daß Du Deine Geschichte und Deine Tradition (die unsere) und ihre Geschichte und ihre Tradition achtest. In der Nachbarschaft von besonderen Menschen Wurzeln zu schlagen heißt nicht, daß das Besondere einen gefangennimmt, man öffnet sich vielmehr dem Universellen. Das habe ich nun ein weiteres Mal erfahren, und die geographischen und gesellschaftlichen Unterschiede verwischen sich dabei.

Obgleich augenscheinlich ungewöhnlich, bewegt meine Erfahrung sich dennoch in einer Strömung und einer Geschichte, und zwar der bewegten Geschichte der Beziehung der Kirche zu anderen Kulturen. Das muß man ganz ausführlich darzustellen versuchen.

»Warum sind die ersten Missionare nicht wie Sie vorgegangen?« Diese Frage wird mir oft und ganz unvermittelt gestellt, bisweilen mit einem aggressiven Unterton: »Warum haben sie unsere Bräuche zerstört, sie einfach als Schwindel oder Aberglauben angesehen?« Ich habe die Antwort lernen müssen: daß nämlich die Bedingungen, die mir – mit der Ermutigung durch meine religiösen Oberen – erlaubt hatten, zum Beispiel von den *nganga* in ihren Kreis aufgenommen zu werden, noch nicht alle gegeben waren, als Ende des 19. Jahrhunderts die ersten deutschen Missionare, die Pallotiner, an der Küste Kameruns landeten (1890). Sie interessierten sich, wie die protestantischen Pastoren oder die Kolonialbeamten, für die Geographie des Landes, seine Tier- und Pflanzenwelt, sie beschrieben einige traditionelle Feste und schickten begeisterte Reisetagebücher nach Europa. Aber die Frage der Teilnahme an rituellen Zeremonien – stellte sie sich überhaupt? Sie kamen, um ohne Zeitverlust das Evangelium zu verkünden, und diesem Imperativ, für den sie Heimat, Familie und Bequemlichkeit aufgegeben hatten, war alles untergeordnet, auch das Erlernen der Sprachen. Die Dringlichkeit selbst hinderte sie daran, den langen Umweg einer Lehrzeit zu beschreiten: Viele starben schon in den ersten Jahren, vom Fieber dahingestreckt. Man sagt, sie hatten nichts anderes zu ihrem Schutz als das Chinin und das Moskitonetz.[6] Die Verkündigung des Evangeliums war ein radikaler Aufruf zur Bekehrung, der einen Verzicht auf die Vergangenheit voraussetzte. Die Arbeit auf dem Gebiet der Erziehung und der Gesundheit, die auf beispielhafte Art die religiöse Unterweisung begleitete, verhalf dieser zu großer Überzeugungskraft.

Diese Theologie des Bruchs (mit der Tradition) ist nicht immer zwangsläufig genau so in der Geschichte der Missionierungen erfolgt. Oft führt man den Versuch der Jesuiten in China zu Anfang des 18. Jahrhunderts an, als sie versuchten, die Bestattungsriten in die christliche Liturgie zu integrieren. Es existiert aber in jeder ersten Verkündigung des Evangeliums das unvermeidliche Element eines radikalen Bruchs. Ich vermag nicht zu sehen, wie die Pallotiner es in Kamerun hätten aussparen können. Es kommt hinzu, daß sie in einer Phase der Geschichte der westlichen Welt lebten, die sie, wie auch die anderen Missionsorden dieser Zeit einschließlich der Jesuiten, in ihrer unbeugsamen Haltung gegenüber den lokalen Kulturen noch verhärten ließ. Als sie kamen, wurden sie von der kolonialen Welle getragen, die sich über Afrika ergoß und die auf ihrem Weg die traditionellen Strukturen hinwegschwemmte. Sie waren Träger der geistigen Auseinandersetzungen ihres Ursprungskontinents, und auf den Priesterseminaren hatte man sie vor den Gefahren der Aufklärung gewarnt. Dies geschah in Anlehnung an eine Theologie, die vom Gefühl, vom Wollen, von der Hochherzigkeit bestimmt war, mißtrauisch gegenüber vernunftgeleiteten Nachforschungen. Die Ethnologie hatte noch nicht das Licht der Welt erblickt! Diesen ersten Missionaren kommt das Verdienst zu, die Katechisten nach ihrem Ebenbild geformt zu haben – voller Überzeugung, gläubig, ausdauernd – und sie schließlich zu einem Leben in den Dörfern zurückgeschickt zu haben, als erste kamerunische Führungsgestalten der Kirche. Ob Pallotiner oder Jesuit: Ende des 19. Jahrhunderts hätte auch ich die *nganga* zweifellos nicht aufgesucht.

Als Nachfolger der deutschen Pallotiner, die wegen ihrer Nationalität während des Ersten Weltkrieges gezwungen waren, Kamerun zu verlassen, machte es den französischen Spiritanern keine Mühe, jene abzulösen, und zwar vor allem dank der wirksamen Präsenz der kamerunischen Katechisten.[7] Mit Hilfe großer Missionsstationen verschafften sie der Kirche endgültig den Durchbruch und weiteten die Arbeit ihrer Vorgänger auf dem Gebiet der Schulen und Gesundheit aus. Sie eröffneten Priesterseminare. Zwischen den beiden Weltkriegen erlebten die katholische und die protestantischen Kirchen einen bemerkenswerten Aufschwung, der so weit ging, daß die Gesamtheit der Bevölkerung Südkameruns christlich wurde. In den Annalen der Missionare aus den 30er Jahren wird berichtet, daß den Priestern die Arme lahm wurden, weil sie so viele Taufen vornehmen mußten, und das war nicht immer eine rhetorische Wendung! Es sieht aber nicht so aus, als hätte es einen echten Wandel im Verhalten dieser Missionare hinsichtlich des Brauchtums gegeben: wissenschaftliche Arbeiten, ja, aber nicht anders als bei ihren Vorgängern. Eine wirkliche Achtung dieses Brauchtums, dergestalt daß man etwa gewünscht hätte, daran teilzuhaben, gab es nicht.

Ein Katechist aus Kribi, einem kleinen Hafen an der Küste, hat mir erzählt, daß sein Pfarrer, Pater Jean-Marie Carret, ihm während einer schweren Erkrankung jeden Morgen die Kommunion ins Krankenhaus brachte. Da die europäischen Medikamente keine Wirkung bei ihm zeigten, ließ der Katechist auf die Gefahr hin, vom Sakrament ausgeschlossen zu werden, heimlich einen *nganga* kommen, der ihn mit Hilfe seiner Kräuter und Rinden heilte. Eines Morgens nun findet sein Pfarrer ihn im Bett sitzend vor und ruft: »Das ist ein Wunder!« Der Katechist wagte nicht, das in Abrede zu stellen. Es war die Zeit, in der das Wort von der ›Zivilisation‹ alles andere überdeckte. In den Dokumenten der Missionare wird es unaufhörlich verwendet.[8] Der Auftrag war, das Evangelium zu verbreiten, aber doch im Rahmen einer Tradition, eines Bündels von Gebräuchen, Moral und Riten, die, wenn man genau hinsah, eben nur anders waren als die der christlichen, abendländischen Tradition, welche man fälschlich für die Tradition der Kirche schlechthin hielt. Die Idee von der Mannigfaltigkeit der Zivilisationen und Kulturen kam in Afrika noch nicht zur Entfaltung. Dafür bedurfte es des großen Bruchs, der mit dem Zweiten Weltkrieg verbunden war, und des Umstands, daß die vermeintlich einzige Zivilisation durch ihre eigenen Kinder in Frage gestellt wurde. Erst dann war Platz für afrikanische Kulturen.

Französische Jesuiten übernahmen am Vorabend der Unabhängigkeit Kameruns die Leitung einer Sekundarschule in Duala (1957). Ich gehörte zu diesem Team. Zum ersten Mal traten wir in diesem Land als Körperschaft in Erscheinung, obgleich schon einige Kameruner unserem Orden angehörten. Das soziale, politische, ja sogar das religiöse Umfeld war anders als zur Zeit der ersten Missionare, anders aber auch als zur Zeit der zweiten Generation von Missionaren in den 30er Jahren. Wir fanden bei unserer Ankunft bereits eine etablierte afrikanische Kirche vor. Es gab auch schon eine erste lokale Hierarchie, und alles deutete auf eine zahlreiche Priesterschaft hin. Eine starke, rebellierende Gruppierung unter der Führung von Ruben Um Nyobe kämpfte für eine größere Unabhängigkeit. Intellektuelle, die ihre Ausbildung meistens in Frankreich erhalten hatten – darunter unsere eigenen kamerunischen Jesuiten –, waren die glühenden Vorkämpfer der schwarzen Identität. Und auf theologischem Felde zeichnete sich das Zweite Vatikanische Konzil ab (1962-1965). Dadurch öffnete sich das christliche Denken anderen Kulturen.[9]

Diese Ereignisse und diese neuen geistigen Strömungen nährten unseren Zweifel an der universellen Gültigkeit der westlichen

Kultur und machten uns für die den afrikanischen Kulturen eigenen Werte empfänglicher. Mit wachsendem zeitlichen Abstand wird mir immer bewußter, in welchem Maße der Begriff Kultur populär geworden war, und zwar als nicht zu steigernder Ausdruck der Unabhängigkeit. Dabei war es eher der Begriff der Kultur als der der Zivilisation.[10] Die Zivilisation setzt in der Tat, einer Architektur vergleichbar, eine Gesamtheit sichtbarer Strukturen, eine Schrift, Institutionen, geeignete Techniken voraus... All das konnten wir in Kamerun beobachten, aber als Abklatsch des Landes, aus dem wir kamen, und kaum als Manifestation einer afrikanischen Ursprünglichkeit. Der Begriff Kultur hingegen brachte diese unverwechselbare Art, zu sein, zusammenzuleben, zu fühlen und zu glauben, die das Wesen unserer Freunde ausmachte und die die technische Zivilisation noch nicht beschädigt hatte, besser zum Ausdruck. Nichts ist schwieriger, als eine Kultur in ihren Umrissen zu beschreiben. Sie ist die Luft, die trägt und ohne die ein Vogel nicht fliegen kann. Und dennoch gibt es sie, mit den Händen genauso wenig zu greifen wie das Licht. Und dieses kaum zu greifende Wesen ließ die afrikanischen Kulturen in unseren Augen um so verlockender erscheinen, denn wir erfaßten sie eher über die Sinne, die Witterung, das Herz – und bald auch über den Weg der Vision – als durch Beobachtungen.

Die Kulturschwärmerei war nicht auf unsere kleine Gruppe von Lehrern beschränkt. Gewiß, wir hatten den Vorteil, daß uns nicht die Schuld an den Fehlern in der missionarischen Tradition gegeben wurde, trafen wir doch zum Zeitpunkt der Unabhängigkeit ein. Tatsächlich aber gehörten wir zu einer Generation, die überall in Afrika auf ungefähr gleiche Weise reagiert hat: mit Sympathie gegenüber diesen Kulturen; wir fühlten uns angezogen, ja fast schon fasziniert. Dies war die Zeit, in der immer mehr Arbeiten entstanden, die bisweilen in Dissertationen mündeten. Und das war ein ganz neues Phänomen unter Missionaren. Überwiegend aber blieben diese Arbeiten im Zustand des Entwurfs, in der Verborgenheit einer metallenen Kiste. Mein persönlicher Werdegang ist ebenfalls in keiner Weise einzigartig. Zur gleichen Zeit haben in weit voneinander entfernten Ländern

(Tschad, Elfenbeinküste, Guinea usw.) Missionare verschiedener Orden, ohne auch nur das geringste Aufhebens davon zu machen, einen ähnlichen Weg wie ich beschritten. Dabei ist der eine oder andere so weit gegangen, daß er seinem Leben einen neuen Rahmen geben mußte. Uns trug eine innere und gleichzeitig christliche Logik, gemäß der es keine Verkündigung des Evangeliums geben kann ohne vorausgegangene Inkarnation in eine Kultur, nach dem Ebenbild dessen, der für uns Mensch geworden ist. Damit war das Konzept der Inkulturation geboren.

Inkulturation ist heute in Afrika das zentrale Wort für die Kirche. Aber kaum ist es anerkannt und etabliert, da befriedigt es auch schon nicht mehr. Wird es das Schicksal jener Wörter teilen, die wir freudig begrüßt haben und die an uns vorbeigezogen sind: Zivilisation, Unabhängigkeit, Entwicklung, Authentizität? Lange Zeit war Inkulturation für mich gleichbedeutend mit dem Bemühen, das dem Missionar dabei abverlangt wurde, in die Kultur des Volkes einzudringen, zu dem er gesandt worden war. In diesem Sinne verstanden, weist das Wort in Wirklichkeit nur auf eine die Inkulturation vorbereitende Phase hin, und zwar die, die den Missionar betrifft, nicht aber die, die den Menschen der jeweils betroffenen Kultur meint. Heute hat sich das Wort als charakteristisches Kennzeichen der ureigenen Rolle der afrikanischen Christen in der Kirche durchgesetzt. Trotz seines unangenehmen Klangs hat es einen festen und klaren Sinn: »Die Inkulturation ist die Inkarnation des christlichen Lebens und der christlichen Botschaft in einem konkreten kulturellen Umfeld, und zwar dergestalt, daß diese Erfahrung ihren Ausdruck nicht nur in den der jeweiligen Kultur eigenen Elementen findet (das wäre eine nur oberflächliche Adaption), sondern darüber hinaus dergestalt, daß diese gleiche Erfahrung sich umbildet und diese Kultur neu schafft. Damit ist sie Ursprung einer neuen Schöpfung.«[11]

Dieses Programm aber, obwohl es so typisch für die moderne Theologie ist, läßt sich nur schwer in die Tat umsetzen. Bei den Missionaren der Generation, die an die ›afrikanischen Werte‹ geglaubt hat, kann man feststellen, daß ihnen der Atem ausgeht. Sie werden alt, und keiner nimmt ihren Platz ein. Auf den afrikanischen Priesterseminaren ist der Begriff Inkulturation in aller Munde, in allen Schriften kann man ihn entdecken. Dieses Bemühen aber, eher intellektuell als existentiell, wird in einem Rahmen umgesetzt, der in allen Priesterseminaren auf der Welt gleich ist. Ein indischer Jesuit, der – geprägt von den Theologien seines Landes – diesen Fragen offen gegenüberstand, bemerkte dazu: »Eine echte Inkulturationsbewegung habe ich auf Priesterseminaren, die ich in Afrika besuchen konnte, nicht angetroffen. Gegenwärtig handelt es sich eher darum, daß man von den westlichen Theologien abrückt. Zweifellos ein zwangsläufiger Zwischenschritt vor einer wirklichen Inkulturation!« Diese Beurteilung könnte man nicht auf die im Volke praktizierte Religion übertragen. Sie ist der Raum, in dem sich ein afrikanisches Christentum manifestiert, das der Definition von Inkulturation besser entspricht: unabhängige Kirchen, christliche *nganga*, prophetische und charismatische Bewegungen oder einfache Basisgemeinschaften.

Das Unbehagen, das der Ausdruck ›Inkulturation‹ hervorruft, sobald er offiziell anerkannt wird, rührt anscheinend von den Bedingungen bei seiner Entstehung. Die Ursprünglichkeit der afrikanischen Kulturen wurde zeitgleich mit der Unabhängigkeit bestätigt, und zwar in Gegenüberstellung zu einer Zivilisation technischen Typs, die als Unterdrückung empfunden wurde. Nach 30 Jahren politischer Unabhängigkeit und trotz des Fortbestehens einer unerbittlichen ökonomischen Abhängigkeit erscheint die Zivilisation der Technik nicht nur als unvermeidlich, sondern, bis zu einem gewissen Punkt, als erstrebenswert. Auf der einen Seite möchte man das kulturelle Erbe bewahren, auf der anderen ist man bemüht, sich die technischen Errungenschaften der Moderne anzueignen. Dabei sieht man aber nicht immer, daß diese beiden Zielsetzungen einander bisweilen ausschließen. Und man fährt fort, von Kultur zu sprechen, verschleiert aber gleichzeitig die todbringende Geschäftigkeit der modernen Ökonomie, die man haßt und doch verehrt. Im Verlauf eines Kongresses zum Thema der afrikanischen Theologie in Abidjan hat ein Teilnehmer sich lauthals eingemischt: »Ihr sprecht von Gott und der Natur, vom Menschen und der Natur, als wäre die Natur in euren Augen der unberührte Kosmos unserer Ahnen! Die Natur heute, das sind auch die Betontürme von Abidjan!« Die Inkulturation des Glaubens kann die von der Weltzivilisation der Technik eingebrachten Errungenschaften nicht aussparen.

Die Heilung als Fundament der Kulturen

Von September 1975 an haben die Umstände es mir erlaubt, die Heilung aus einem anderen Blickwinkel, nunmehr einem umfassenden, zu betrachten. Meine Oberen schickten mich zur INADES von Abidjan, einer Einrichtung der Jesuiten, die sich der wirtschaftlichen und sozialen Entwicklung widmet. Wir haben etwa 30 solcher Einrichtungen auf der Welt. Im gleichen Monat starb in Duala der Mensch, der mir die Augen geöffnet hatte. Der umfassende Blickwinkel, das ist diese Schere zwischen einer persönlichen Erfahrung, die man mit einem Untertauchen in tiefes Wasser vergleichen kann, und dem Wiederauftauchen an die Oberfläche, welches den Zutritt zu einer sich entwickelnden Welt darstellt. Ich hätte die erste Wegstrecke vorübergehend verlassen können, um mich voll meiner neuen Arbeit zu widmen. Seitdem ist einige Zeit verstrichen, und ich stelle fest, daß ich gar keine Wahl hatte, aus zwei Gründen. Wie sollte man überhaupt eine Studie über die Entwicklung einer vorgegebenen Bevölkerung erstellen, ohne alles mit einfließen zu lassen, was man über ihre Kultur weiß? Auf diesem Gebiet aber stellte meine Lehrzeit bei den *nganga* meine einzige Trumpfkarte dar. Und schließlich legt man eine Erfahrung, die auf Initiation beruht, so leicht nicht ab. Sie ist Teil der Körperlichkeit. Ich bin also beiden Wegen gleichzeitig gefolgt.

An der Elfenbeinküste habe ich mehreren Heilungsritualen beigewohnt. Zu meiner Überraschung stellte sich mit Leichtigkeit und auf Anhieb ein stilles Einvernehmen mit den dortigen Meistern der Nacht ein. Die gleichen vertrauten Rituale hatte ich auch in einem Viertel von Dakar bei den Zeremonien des *ndoep* beobachtet. Ich hatte das Gefühl, daß es eine Art unterirdische Vernetzung von Dakar bis Duala und noch darüber hinaus gäbe, an der alle teilhätten. Doch je mehr ich reiste, desto empfänglicher wurde ich für die kulturellen Unterschiede quer durch den Kontinent. Das ging so weit, daß es mir jetzt widerstrebt, von Afrika im Singular zu sprechen. Und dennoch habe ich unter meinen Fußsohlen das lebendige Sein dieses gemeinsamen, den Ahnen zuzurechnenden Untergrundes gespürt. Als ich mich im Januar 1982 in Bujumbura befand, zu dem Zeitpunkt, als mein Buch (›Die Augen meiner Ziege‹) herauskam, luden mich eines Abends burundische Priester und ihr Bischof zu einer Begegnung ein. Sie versicherten mir, daß ich in ihrem Land den gleichen Weg wie in Kamerun hätte beschreiten können. Wer Burundi kennt, dieses Land, in dem mit dem alten Herrschaftsgefüge offiziell auch die traditionellen Zeremonien verschwunden sind, wäre wohl genauso überrascht gewesen wie ich.

In Abidjan hatte ich auch noch die Gelegenheit, die Richtigkeit meiner intuitiven Erkenntnis zu überprüfen. Zweimal wöchentlich habe ich zwei Jahre lang dem Psychiater Professor Hazera mit der Absicht assistiert, mich mit seiner wissenschaftlichen Fachrichtung vertraut zu machen, die ja ein Produkt meiner Ursprungskultur ist. Dies geschah, nachdem ich bereits untersucht hatte, wie die *nganga* mit der Krankheit umgehen. In dem, was die Patienten äußerten, entdeckte ich bisweilen Bezüge zur traditionellen Vorstellung von Krankheit, wie zum Beispiel Anspielungen auf Praktiken, die der Zauberei entlehnt sind. Das war eine diskrete Aufforderung an den Psychiater von seiten des Patienten, in dieser Richtung Nachforschungen anzustellen. Und der Psychiater bat mich, ihn jedesmal darauf aufmerksam zu machen, weil er zu Recht meinte, daß dies die entscheidenden Äußerungen seiner Patienten seien. Dafür bin ich ihm dankbar. So bin ich durch das Labyrinth der Welt der Stadt und der Entwicklung weiter meinem ersten Weg gefolgt.

Diese Erweiterung meines Blickfeldes blieb nicht auf die traditionelle Medizin beschränkt. Auch im Herzen der unabhängigen afrikanischen Kirchen habe ich die Heilung vorgefunden. Auf diesen Weg haben mich die westafrikanischen Bischöfe gebracht, als sie mir auftrugen, die Ausbreitung dieser religiösen Bewegungen in ihrem kirchlichen Raum zu evaluieren.[12] Zwischen 1984 und 1990 ergab sich für mich eine neue Gelegenheit, meinen Blickwinkel zu erweitern. Ich war damit beauftragt, im Range eines Provinzials die verstreuten jesuitischen Gemeinschaften zu besuchen, und zwar in einem Gebiet, das von Senegal bis nach Kongo geht, den Tschad nicht ausläßt und sich bis Zaïre und Ostafrika erstreckt. Es sind die Orte, an denen unser Nachwuchs studiert. Im Verlauf dieser Reisen habe ich feststellen können, daß die charismatische Bewegung stark zugenommen hat. Es handelt sich um eine katholische Bewegung, ein Erbe der Pfingstbewegung, bei der die Suche nach Heilung eine bedeutende Rolle spielt. Überall keimen neue prophetische Bewegungen. Die katholische Kirche sieht sie unvermeidlich und letztlich in ihrem Schoß entstehen. Diese Bewegungen legen Zeugnis ab von einer starken, aus dem Volke kommenden Strömung der Inkulturation des Glaubens.

Im Gegensatz dazu war es mir nicht vergönnt, es sei denn durch Lektüre, die Stellung, die der Islam der Heilung einräumt, zu evaluieren. Das heißt aber nicht, daß ich den Islam zu ignorieren beabsichtigte. Auf Schritt und Tritt ist er mir in Westafrika und im Tschad begegnet. Wo aber sind die spezifischen Stätten, die diese bedeutende Religion dem Werk der Heilung zuweist? M. Mahamadou Katché, Oberhaupt der Gemeinschaft der Fulbe in Duala, gibt mir darüber Auskunft: »Für die Heilung haben wir nur das Gebet und die Hospitäler in der Stadt.« Mir kam der Gedanke, daß ich eigentlich die moslemischen Mystiker um eine Antwort bitten müßte. Es war mir aber noch nicht möglich, mit ihnen in Kontakt zu treten. Die sogenannten Marabuts, Glücksbringer, die einen an den Straßenecken Dualas ansprechen, können gewiß nicht als ihre Vertreter gelten.[13] Schließlich stellten sich mir in dem Zeitraum, da ich Zeuge der Entwicklung dieser Länder war, neue Fragen, und ich habe versuchen müssen, sie zu beantworten: Was heißt ›heilen‹ in den Augen eines Stadtkindes?

Für eine junge, alleinstehende Frau, die ein Gehalt bezieht und sich von ihrer Familie löst? Für einen leitenden Mitarbeiter, der einen Teil seines Studentenlebens in Europa verbracht hat?

Will ich mitteilen, was ich gesehen und im Gedächtnis behalten habe, so muß ich zwei Bücher schreiben. Hier folgt nun das erste! Es faßt einige Artikel neu zusammen, die ich zwischen 1975 und 1991 geschrieben habe, nach der Erfahrung, die ich in ›Die Augen meiner Ziege‹ geschildert habe. Einige neue Untersuchungen sind hinzugekommen. Diese Artikel sind in Familienzeitschriften erschienen, und ich habe den Mut zuzugeben, in solchen, zu denen ich am leichtesten Zugang hatte: *Études*, *Projet*, *Pirogue* … Mit ihnen bin ich wie mit meinen allerersten Arbeiten verfahren. Ich schickte sie an meine besten Freunde, soweit sie dazu bereit waren, und erhielt dann ihre kritischen Anmerkungen als Rücklauf. Sie stellten für mich eine Atempause dar, bevor ich einen weiteren Schritt tat. Die Zeitschriften spielten die gleiche Rolle für mich, sorgten aber für eine breitere Basis der Kritik. Fabien Eboussi hat mir einmal gesagt, man solle nur das veröffentlichen, was dem Stand der eigenen Untersuchungen entspricht. Sonst würde man sich wiederholen, auf der Stelle treten. Ein anspruchsvoller Vorsatz! Hoffentlich habe ich die Warnung verstanden und Wiederholungen in diesem buntscheckigen Buch vermieden. Die Anordnung entspricht allerdings den einzelnen Entwicklungsschritten meiner Nachforschungen.

Von dem zweiten Buch steht noch nicht ein Wort! Von ihm erwarte ich, daß es mich dazu zwingt, an den Tag zu bringen, was ich bei den *nganga* von Duala für meine Orientierung gelernt habe und noch lerne, so wie ich es schon in ›Die Augen meiner Ziege‹ getan habe, aber zu zaghaft, wie einige meinen. Was zwingt mich? Wer treibt mich an zu schreiben? Ich weiß es nicht! Aus innerer Notwendigkeit, sagt man … Beeinflußt vom Thema dieses Buches, neige ich zu der Antwort, daß ich schreibe, um zu heilen.

Duala, im April 1991

Anmerkungen

1 *Les yeux de ma chèvre,* Plon (Sammlung Terre humaine) 1981.

2 »Findet sich nicht jede individuelle Erfahrung mit dem Bösen (auch dem selbst begangenen) in einem kulturell präexistenten Modell wieder, welches allein das Paradigma stellt?« schreibt J.L. Marion: *Le mal en face,* Études, Juni 1988.

3 *Mbodi nika nye nde na moto* (auf Duala).

4 *Canard enchaîné* vom 17. 2. 1982; Vergleiche mit z.B. Castaneda: *L'herbe du diable et la petite fumée,* Soleil noir, 1972.

5 M. Augé: *Le génie du paganisme,* Paris (Gallimard) 1982.

6 *Erinnerungen aus Kamerun* (1890-1903) und *Chronik des apostolischen Vikariats Kamerun* (bis 1912), Berichte von Mgr. Heinrich Vieter (einsehbar bei den Pallotinern in Limburg a. d. Lahn) [d. Übers.].

7 L. Ngongo: *Histoire des forces religieuses au Cameroun,* Paris (Karthala) 1982, p. 15.

8 »Das wahre Licht einer Zivilisation, für die das Evangelium Ursprung und Gesetz ist, verbreiten. Dieses Licht über die Wüste hinweg bis in den Mittelpunkt dieses Kontinents, der in Barbarei versinkt, tragen.« Kardinal Lavigerie, zitiert nach einer herausgehobenen Stelle in *Lumière sur la Volta,* M. Paternot, Paris (Edition A.S.A.) 1954.

9 Pastoralkonstitution *Die Kirche in der Welt von heute,* Vatikanum II, II. Hauptteil, Kap. II: »Die richtige Förderung des kulturellen Fortschritts«.

10 R. Bureau: *Ethno-sociologie religieuse des duala et apparantés. Recherches et études camerounaises,* Jaunde (IRSC) 1962, p. 1.

11 P. Arrupe, Generaloberer der Jesuiten: *Brief zur Inkulturation,* 14. Mai 1978.

12 É. de Rosny: *Des sectes aux Églises indépendantes en Afrique de l'Ouest,* Spiritus, Nr. 83, Mai-Juni 1981, p. 207.

13 Ein anderer Weg, Zugang zu finden: Man untersucht, wie die Vertretungen der Moslem und die traditionellen Vertreter von Krankheit und Heilung sich in den Ländern zueinander verhalten, in denen der Islam vorherrscht. Ein berühmtes Beispiel: M.-C. und E. Ortigues: *Œdipe africain,* Plon, 1973.

AUS DEM BLICKWINKEL DER TRADITION

»Nicht die Krankheiten bereiten die größten Schwierigkeiten, will man sie heilen!«

Dr. Émile Ajar
La vie devant soi

Wie viele Wege für die Medizin in Afrika?

Die öffentliche Meinung wechselt wie Ebbe und Flut, ein allseits bekanntes Phänomen. So stehen heute auf der ganzen Welt die sogenannten traditionellen Heilmethoden wieder in der Gunst der Menschen. Diejenigen, die ihnen zu neuem Ansehen verhelfen, ob in Kolloquien, Aufsätzen, neueröffneten Spezialinstituten[1] oder bei der Weltgesundheitsorganisation, tun dies zweifelsohne ihres eigentlichen Wertes wegen und zur Wiedergutmachung von Ungerechtigkeiten, die diesen Heilmethoden während der späten Kolonialzeit widerfuhren. Insgeheim tun sie es aber auch wegen des Interesses, das die Menschen im Westen, unzufrieden mit ihrem eigenen Gesundheitssystem, den Heilpflanzen und alternativen Heilmethoden entgegenbringen. Diese westliche Schwärmerei unterscheidet sich nur wenig von der begeisterten Rückbesinnung der ›Öffentlichen Meinung‹ in Afrika auf Verfahrensweisen, die einer Ära lange vor der Ankunft der Weißen entstammen.

In der Kolonialzeit fand das Wort ›Medizin‹ für diese traditionellen Praktiken keine Verwendung. Die einzige Medizin, die man dieses Begriffes für würdig erachtete, war eben ›Die Medizin‹, angepaßt an die Gesundheitssituation Afrikas und verstanden als Teil eines unauflösbaren Ganzen, das die Literatur der 30er Jahre ohne Ironie ›Die Zivilisation‹ nennt. Diskussionen hierüber waren ausgeschlossen. Der Verstand lehnte es ab, eine bereits vorhandene lokale Medizin als glaubwürdig anzuerkennen. Geistig unabhängige Ethnologen und einige wenige Missionare hatten ein zu kleines Forum, um einen Umschwung zu bewirken. Und doch blühte diese lokale Medizin. Den Beweis sehen wir heute, und sei es nur, daß wir allerorten die Zeichen ihrer beeindruckenden Vitalität erkennen. Jene, die man heute in Podiumsdiskussionen ›traditionelle Ärzte‹ nennt – wenige von ihnen haben Zutritt zu solchen Diskussionen –, wurden einst als Hexer, Scharlatane oder Fetischzauberer bezeichnet, je nachdem, ob man nun gerade ihren gefährlichen, den betrügerischen oder den naiven Aspekt unterstreichen wollte. Niemals stand es zur Debatte, ihnen einen rechtlichen Sonderstatus zu verleihen. Sie liefen nicht einmal Gefahr, wegen illegaler Ausübung der Medizin verurteilt zu werden, weil ihre Methode nicht als solche anerkannt war. Die Engländer, ein wenig mehr an Kompromisse gegenüber lokalen Institutionen gewöhnt, gestanden den Ärzten einige Jahre vor der Unabhängigkeit den Titel ›Pflanzendoktor‹ zu und bezeugten so ihrer Kunst gegenüber eine gewisse Achtung. Dabei hatten sie mit den Heilpflanzen den sichtbarsten, nicht aber den bedeutendsten Aspekt dieser Kunst im Auge.

Eine ambivalente Kehrtwende

Allerdings vollzieht sich die überfällige und wohltuende Wiedereinsetzung einer alten Heilmethode in ihre angestammten Rechte nicht ohne Ambivalenz, wie einige Beobachter bemerken[2]. In einer beachtlichen Anzahl von Veröffentlichungen über die traditionelle Medizin in Afrika, besonders in jenen aus Kreisen der Ärzteschaft, wird deutlich, daß das Ziel nicht nur darin besteht, den Nutzen lokaler Arzneien für die Gesundheit aufzuzeigen, sondern mehr noch, sie zu sammeln und im lukrativen Geschäft der Laboratorien und Krankenhäuser zu verwerten. Diese Absicht wird nicht immer offen zugegeben, liegt aber für den kritischen Beobachter auf der Hand. Ein überzeugender Beweis dafür ist eine regelmäßig in den Vorträgen geäußerte Klage: Die Heiler offenbaren ihre Geheimnisse nur ungern, besonders dann, wenn sie von Ärzten befragt werden; auch beklagt man den esoterischen bzw. mystischen Charakter ihrer Kunst, der die Befragung so sehr kompliziert. Wissentlich oder unwissentlich behaupten solche Bewunderer der traditionellen Medizin, sie auf den Boden der sogenannten ›wissenschaftlichen‹ Normen stellen und ihre Anwendung für alle zugänglich machen zu wollen. Dies aber bedeutet, genau das zu unterdrücken, was ihr eigentliches Wesen ausmacht und die stärkste Triebfeder ihrer Wirksamkeit ist: ihren Initiationscharakter. Auch das ist eine Rückkehr zur Kolonialpolitik, nämlich zu einer einzigen Medizin.

Dieser Kunstgriff, eine Medizin durch Integration in eine andere verlöschen zu lassen unter dem Vorwand, ihren alten Stellenwert wieder herzustellen, entspringt keiner bösen Absicht. Er stammt von den ›Gebildeten‹, die intellektuell von der traditionellen Medizin beeindruckt sind, als Patienten aber die Krankenhäuser aufsuchen. Sie haben nichts dagegen, sich der ritualisierten Beräucherung eines Urwaldheilers auszusetzen, ja, sie unterwerfen sich sogar einer langwierigen Behandlung, wenn in der Familie eine ernste soziale Störung vorliegt, aber das Krankenhaus – und wenn möglich das Krankenhaus in Europa – ist ihnen der eigentliche Zufluchtsort im Falle einer Erkrankung. Sie organisieren Kolloquien, schreiben und reden und sind auch diejenigen, die den ›Umschwung in der öffentlichen Meinung‹, die häufig nur die ihre ist, zugunsten der Heiler herbeigeführt haben. Das Volk, das zu 75% die verschiedenen traditionellen Heilmethoden in Anspruch nimmt[3], hat zu den Medien keinen Zugang. Diese schweigende Mehrheit braucht also keine Kehrtwende einzuleiten. Es sieht so aus, als hätte sie immer schon die Heiler aufgesucht: vor, während und nach der Kolonialzeit, mal heimlich, mal öffentlich, je nachdem, wie deren Stellung von den jeweiligen Regierenden eingestuft wurde.[4]

Die traditionelle Medizin lebt weiter

Die Kluft zwischen den Meinungsmachern in den Medien und dem Volk ist bereits sprachlich wahrzunehmen, wenn Französisch, Englisch, Spanisch oder Portugiesisch verwendet werden. Während die einen den Heilern schmeichelhafte Titel wie ›traditioneller Arzt‹ oder ›Therapeut‹ zukommen lassen oder sogar den Ausdruck ›Tradipraktiker‹ vorschlagen, der so schnell nicht in Vergessenheit geraten wird, sprechen die Patienten von den in letzter Zeit wieder so Hochgelobten weiterhin als Zauberern, Fetischzauberern oder Scharlatanen, ohne daß diesen Ausdrücken der herabsetzende Beigeschmack anhaftet, der ihnen im Französischen oder den anderen europäischen Sprachen zu eigen ist. Ich nenne sie in diesem Buch, um sie nicht weiter mit zweideutigen Anführungsstrichen herausputzen zu müssen, *nganga*; das ist einer der dafür geläufigsten Ausdrücke in den Bantu-Sprachen von Duala bis zum Kap.

Indessen besteht nicht nur eine sprachliche Kluft. Jetzt, da die *nganga* ihre traditionelle Stellung zurückgewinnen, hat das Volk ihnen gegenüber viel mehr Vorbehalte als die Gebildeten. Diese Haltung ist sicherlich unter den verschiedenen Verwaltungen immer gleich gewesen, denn sie hängt in hohem Maße von der Persönlichkeit des Heilers und seiner Rolle in der Gesellschaft ab. Heiler und Heilerin, deren offizieller Auftrag die Wiederherstellung der Gesundheit ist, lösen nach wie vor Unbehagen aus. Ihre Kräfte, von denen man glaubt, daß sie ihnen von den Ahnen im Verlaufe einer geheimen Initiation übertragen werden, unterscheiden sich so sehr nicht von den gefürchteten Kräften ihres direkten Gegenspielers, des echten Schadenzauberers, der Leid und Tod bringt. Zwielichtigen Gebrauch von ihnen zu machen, nämlich zum Schaden der einen, zum Nutzen der anderen Familie, ist eine ständige Versuchung, die man dem *nganga* unterstellt. Das Mißtrauen ihm gegenüber erklärt sich auch aus der Abwertung seiner Rolle beim Aufeinandertreffen der beiden Kulturen während der Kolonialzeit. Dennoch hindert das in Afrika die Familien nicht daran, sich an ihn zu wenden, und selten findet man ein Dorf oder Stadtviertel ohne *nganga*. Der Hauptgrund seines ungebrochenen Erfolges liegt nicht, wie einige zu wissen glauben, in der schlechten Versorgung mit Krankenhäusern. Man sucht den *nganga* nicht zum Spaß auf, nicht weil Ärzte fehlen, sondern immer noch, weil er heilt.

Eine Medizin auf der Grundlage der Heilpflanzen

Worin besteht das Geheimnis der Heilung? Alle Welt ist sich einig, sie den Kräutern und Heilrinden zuzuschreiben, nur tun das die *nganga*, die sie am häufigsten verwenden, paradoxerweise gerade nicht. Überhaupt sprechen sie selten von ihnen. In den Kolloquien, wie schon erwähnt, widerfährt dem traditionellen Heilkräuterkatalog Ehre[5]; Regierungen erkennen seine Bedeutung offiziell an[6]. Viele pharmazeutische Produkte wurden auf der Grundlage des Wirkungsprinzips von Pflanzen aus den tropischen und subtropischen Gebieten entwickelt.[7] Der Preis des Präsidenten El Hadj Amadou Ahidjo entfiel auf eine Gruppe junger kamerunischer Forscher, die die Wirkungsweise einer Heilpflanze entdeckten, die den *nganga* bereits bekannt war.[8]

Man braucht keinen Experten: Üppigkeit und Fruchtbarkeit der Vegetation in den tropischen Waldgebieten, mit nichts in Europa vergleichbar, sprechen für sich und überzeugen selbst den unkundigsten Touristen von der Kraft ihrer Heilpflanzen. Schon der Geschmack verrät das. Wie scharfer Pfeffer brennen gewisse Rinden auf der Zunge, ja sogar auf der Haut. Ein *nganga* wollte einmal einen Kranken beruhigen, der die anderen Langzeitpatienten durch seine Arroganz und sein auffälliges Verhalten störte. Er wies ihn an, ein Bad zu nehmen, und streute ein wenig Pulver, das er aus einer scharfen Rinde gewonnen hatte, ins Wasser. Ein furchtbarer Juckreiz erfaßte den Mann, und er versprach sehr rasch, sich ruhig zu verhalten.

Durch Mund, Nase, Anus, durch alle Poren, als Heiltrank, als Salbe, Beräucherung oder Inhalation verabreichen die *nganga* ihren Patienten die pflanzlichen Substanzen, deren Geheimnis sie kennen: Kräuter, frische Blätter, Rinden, Wurzeln, Zwiebeln, Knospen und Früchte werden zerkleinert, zerstoßen, pulverisiert, verflüssigt und schließlich eingenommen. Die Heilkraft der Natur dringt in die erschöpften Organismen ein und regeneriert sie. Die Therapie beginnt in der Frühe im Hinterhof des jeweiligen Behandlungszentrums und beschäftigt die Kranken für einen großen Teil des Tages.

Wer den *nganga* zuhört, kann allerdings den Eindruck gewinnen, daß sie diesen pflanzlichen Therapien, die sie den jeweiligen Symptomen entsprechend nach genauer Vorschrift anwenden, nur eine zweitrangige Bedeutung beimessen. Ihre Ritualsprache erwähnt sie kaum, und sie erkennen es z.B. nicht an, eine Diarrhöe lediglich mit Hilfe einer Pflanze geheilt zu haben. Ihre

Sprache verrät eine andere Vorstellung von Heilung, weniger punktuell, selten körperteilbezogen. Ob eine Erkrankung an Fuß, Bauch oder Kopf auftritt, immer geht es darum, die in ihrer Ganzheit gestörte Welt des Opfers wieder ins Lot zu bringen. In dieser kosmischen Perspektive spielen Heilkräuter und Heilrinden, so wirksam sie auch sein mögen, nur eine untergeordnete Rolle im Leben des Patienten. Sie sind Brücke zwischen ihm und der Pflanzenwelt; warum also Aufhebens davon machen? Dagegen verdienen gesellschaftliche Beziehungen die volle Aufmerksamkeit des *nganga*, denn sie bilden die Summe menschlicher Existenz. Zu erkennen, was die Gründe für familiäre oder soziale Nöte sind, die sich in greifbaren Symptomen einer schweren gesundheitlichen Beeinträchtigung manifestieren, und dann den notwendigen Ausgleich herbeizuführen: dies ist geradezu die Besessenheit des *nganga*, und davon spricht er am häufigsten im Verlaufe der Therapie. Heilen heißt, die Behandlung in ihrer Gesamtheit zu verwirklichen.

Eine ganzheitliche Medizin

Die *nganga* verfügen über eine Skala unterschiedlicher Verfahrensweisen, jeweils den Landstrichen entsprechend, in denen Wahrsagung und Versöhnungsriten eine bedeutende Rolle spielen. Diese kosmo-sozio-psychotherapeutischen Behandlungsmuster werden tags oder nachts durchgeführt, wobei die Nacht häufig als besonders günstig gilt. Grundmuster ist eine systematische Überprüfung aller Lebensbereiche oder besser noch aller Einflußsphären, die das Opfer, das von seiner Umgebung als Krankheitsträger angesehen wird, einkreisen. Während dieser langwierigen Zeremonien muß die Welt des Patienten inventarisiert, zusammengetragen und erinnert werden. Ein Krümel Erde von einem Marktplatz repräsentiert nicht nur, sondern *wird* dann tatsächlich zur sozialen Aktivität des Kranken; eine Handvoll Kieselsteinchen von einer Kreuzung wird sein öffentliches Leben; eine Schale Wasser der Fluß, an dem sein Heimatdorf liegt, usw., denn der

Teil steht für das Ganze. Man ahnt schon, daß der Anwesenheit bestimmter Familienmitglieder überragende Bedeutung zukommt. Sobald diese Überprüfung abgeschlossen ist, besteht die Kunst des *nganga* darin, die Harmonie wiederherzustellen, seinen Patienten wieder an den Platz zu führen, den er vor seiner Krankheit in seinem mitmenschlichen Mikrokosmos innehatte. Diesen Vorgang faßte einmal ein *nganga* äußerst treffend mit der einfachen Formel zusammen: »Meine Arbeit besteht darin, die Leute wieder ins Gleichgewicht zu bringen.«

Um den Erfolg dieser ganzheitlichen Medizin zu verstehen, muß man sich aufgrund eigener Erfahrungen oder, falls diese fehlen, durch Nachdenken über die treibende Kraft der Rituale klarwerden. Über Rituale oder Symbolik zu sprechen heißt aber, sie aus dem Ganzen zu lösen, sie mit Distanz zu betrachten und sie schließlich ihrer Mystik zu berauben: ein entweihender Vorgang, dessen Gefährlichkeit den *nganga* bewußt ist, denn Glaube und Zustimmung sind unverzichtbar für die Heilung. Ein *nganga*, zur Symbolik des furchterregenden und wiederholten Feuerstoßes befragt, den er auf das Opfer der Zauberei richtet, erklärt unter Protest: »Das Feuer, das sind Bomben! Das ist kein Symbol, das ist die Bombe selbst! Das ist kein Symbol, das ist bedingungsloser Krieg.« Der Gebrauch des Wortes ›Ritual‹ oder ›Symbol‹ läßt an einen taktischen Rückzug denken, wie er der Sprache eigen ist, wenn sie den Sinn der Handlung, die sie erfassen will, herunterspielt. Weit davon entfernt, ein Theaterstück aufzuführen oder eine Art Psychodrama in Szene zu setzen, sagt der *nganga*, daß er und alle Teilnehmer der Zeremonie sich inmitten der Wirklichkeit bewegen, einer genau so realen Wirklichkeit wie der des täglichen Lebens, aber einer doppelten, sozusagen verdichteten, demaskierten Wirklichkeit. Die Wirksamkeit dieser Medizin entspringt nicht nur den Heilkräutern, auch nicht allein ihrem ganzheitlichen Wesen, sondern ebenso ihrer Fähigkeit zur gesellschaftlichen Integration.

Eine integrierte Medizin

Das Leben der Patienten in so hohem Maße integrieren zu können, gelingt dieser Medizin nur, weil sie den neuralgischen Punkt im Leben der Gesellschaft besetzt hält. Im Westen sind wir gewohnt, die Medizin neben andere freie Berufe wie Architektur oder Anwaltsberuf zu stellen, und es ist uns nicht selbstverständlich, sie als Ausdruck eines funktionierenden Lebens innerhalb der Gesellschaft schlechthin anzusehen. Trotz des Einflusses moderner Verhaltensmuster bleiben die *nganga* auch heute noch in den Augen des Volkes die Weichensteller der sozialen Beziehungen. Die Gesundheit, im weitesten Sinne des Wortes, besser das ›Wohlergehen‹, eine ›geordnete Befindlichkeit‹ oder einfacher noch das ›gegenwärtige Leben‹ ist in Afrika ein so allgemeines und vorrangiges Streben, daß die Personen, die mit seiner Kontrolle beauftragt sind, den überragenden Platz einnehmen.[9] Und mit der Abwertung der anderen traditionellen und normenschaffenden Funktionen ist die Macht der *nganga* noch gewachsen.

Die *nganga* verdanken ihr Ansehen mehr ihrer gesellschaftlichen Kraft als ihren Kenntnissen. Es widerstrebt ihnen, von sich zu sagen, sie hätten einen Beruf erlernt, obwohl sie fünf bis sieben Jahre bei einem Lehrmeister verbracht haben, bevor sie ein Behandlungszentrum eröffnen. Gern sprechen sie dagegen von ihrer Berufung, die ihnen zumeist während eines Traumes widerfahren ist: Ein Vorfahre, selbst *nganga*, ist ihnen im Schlaf erschienen und hat ihnen befohlen, seine Nachfolge anzutreten. Es bestand keine Möglichkeit für sie, dies zu verweigern. Sie erwähnen auch – ohne sie in Einzelheiten darzustellen – die Initiation, der dieser Meister sie im Verborgenen unterzogen hat, eine Folge von Riten, die von Region zu Region variiert und die meistens den Abschluß der Lehrjahre bildet. Diese ihnen übertragene Kraft macht sie zu Männern und Frauen, die sich von den anderen unterscheiden, und einzig diese unentbehrliche Besonderheit stellt die erstrebte Autorität her, mit der verantwortungsvolle Zauberer berufen und die Ahnen versöhnt werden und mit der der Versuch unternommen wird, familiäre Konflikte zu lösen.

Die großen Therapien, die ein Mikrouniversum erschüttern, sind Ausnahmefälle und werden nicht überall in einer in sich geschlossenen Form durchgeführt. Nur die *nganga*, die an der Spitze der Hierarchie stehen, wagen sich an sie heran. Unterhalb dieser Schwelle behandeln überwiegend Heiler, deren Kompetenz begrenzt ist und sich auf Spezialgebiete bezieht. Zu dem einen geht man, um seine Magenbeschwerden behandeln, zu dem anderen, um eine Fraktur auskurieren zu lassen – ohne das vollständige rituelle Beiwerk. Jede Familie besitzt ein Rezept oder braut einen Heiltrank, dessen Geheimnis von Generation zu Generation weitergereicht wird. Aber auch die unterste Stufe der Heilkraft, wie sie etwa eine Großmutter besitzt, um Hautausschläge der Kinder zu behandeln, basiert auf einem reduzierten Modell der Heilkraft der großen *nganga*, ist also immer von einer angemessenen Dosis von Geheimnis und Argwohn begleitet, und sei es nur die Tatsache, daß die Großmutter sich weigert, das Rezept einem Fremden mitzuteilen. Der Erfolg der *nganga* und ihrer Mitarbeiter beruht auf ihrer vollständigen Integration in das gesellschaftliche Leben.

Die Grenzen des Systems

Der Schwachpunkt im System der *nganga* liegt genau dort, wo sich auch ihre größte Stärke befindet, nämlich in der Fähigkeit, sich integrieren zu lassen und zu integrieren. Sie stimmen so sehr überein mit der Kultur, in der sie tätig sind, daß ihre Wirksamkeit bestenfalls wie schlimmstenfalls von dieser abhängt. »Jede Kultur hat die Medizin, die sie verdient«, sagt ein kamerunischer Psychiater. Die *nganga* scheinen sich dieser Begrenzung, die ihrer Kraft innewohnt, nicht bewußt zu sein, denn die Begriffe Kultur und Besonderheit sind ihnen fremd. Auch sie behandeln, als gäbe es auf der Welt nur ein System medizinischer Erklärungen, nämlich das ihre. Könnten sie ihrem Kulturkreis entfliehen und ihn von einer äußeren Warte betrachten, zum Beispiel aus unserem westlichen Blickwinkel, so würden sie erkennen, wie sie die Phänomene Krankheit und Heilung in ein System kohärenter Erklärungen zwängen. Ihre Patienten überzeugen sie, diesem System zuzustimmen. Aber ein solcher Abstand ist ihnen nicht möglich, denn ein guter Teil ihres Erfolges hängt von der kulturellen Einbindung ab.

Es existiert so etwas wie ein geschlossener Kreis von Krankheit und Heilung. Das erstaunlichste Beispiel ist das der Geisteskrankheiten. Es kommt den *nganga* nicht in den Sinn, ihnen neutrale Etiketten aufzukleben, wie es im Westen üblich ist, wo Ausdrücke wie ›manisch-depressiv‹, ›paranoid‹, ›hypochondrisch‹ etc. geläufig sind. Sie ordnen diese Störungen jenen persönlichen und schadenzauberischen Aktivitäten zu, die diese nach ihrer Ansicht hervorgerufen haben: dem Zauber der Verkauften, dem Kannibalismus, dem strafenden Eingreifen der Geister oder der Ahnen, dem Brechen von Tabus. So zu reden bleibt nicht ohne Folgen. Anfälle von Verfolgungswahn sind häufiger als Krisen, die durch Einsicht in die eigene Schuld ausgelöst werden, weil die Kranken aus kulturellen Gründen dazu neigen, sich für Opfer zu halten. Plötzliche Wahnausbrüche in Form kurzer Halluzinationen sind häufiger als schizophrene Psychosen, zweifelsohne weil es den Kranken leicht gemacht wird, sich in eine Welt zu flüchten, die von helfenden, aber auch schadenden Mächten bevölkert wird.[10] Andere Beispiele könnte man bei der Behandlung von Krankheiten finden, die wir organische Krankheiten nennen. Tatsächlich ist es so, daß die *nganga* ihre Patienten um so wirkungsvoller behandeln, je nachdrücklicher sie ihnen dabei ihre Sprache aufzwingen. Sie riskieren aber, daß ihre Waffen eines Tages stumpf werden, und zwar dann, wenn sich die Kluft zwischen Tradition und Moderne weiter vertieft und sie folglich nicht mehr verstanden werden.

Im nachfolgenden Beispiel wird der Schwachpunkt deutlich: In Abidjan sucht eines Tages ein etwa 15jähriger Schüler, begleitet von seinem Vater, einen Psychiater auf. Der Junge weist alle Zeichen guter physischer und psychischer Gesundheit auf. Ganz ruhig antwortet er auf die Fragen des Arztes und klagt auch über nichts. Dann fragt der Psychiater den Vater, warum sie gekommen seien. Die Antwort lautet im wesentlichen so: »Ich habe Ihnen meinen Sohn gebracht, damit Sie ihn heilen. Er war schwer erkrankt; er aß nicht mehr, weigerte sich, zur Schule zu gehen, und klagte über schreckliche Alpträume in der Nacht. Wir haben ihn zum ›Zauberer‹ unseres Dorfes gebracht, der ihn einer wirksamen Behandlung unterzog, danach schien er geheilt. Jetzt spricht er mit uns, ißt gut und schläft normal. Er hat seinen Platz in der Familie wieder eingenommen. Aber die Lehrer seiner Schule meinen, daß er nicht mehr eifrig genug arbeitet und nicht nach Erfolg strebt.« Zweifellos hatte der *nganga* ihn an seinen Platz in der hergebrachten kosmischen, gesellschaftlichen und familiären Ordnung zurückgeführt, doch war es ihm nicht gelungen, dem Jungen das Rüstzeug für sein Leben als Schüler zu geben.

Das moderne Übel

Auch die *nganga* geben zu, daß Gymnasiastinnen und Gymnasiasten die am schwierigsten zu heilenden Patienten sind. In der Tat befinden sich diese jungen Menschen in einem Entwicklungsstadium, in dem sie, wie alle Jugendlichen auf der Welt, zum ersten Mal in ihrem Leben versuchen, eine Distanz zwischen sich und den Anforderungen der Familie zu schaffen. Später, nach erfolgreichen Studien und Heirat, gewinnt die Familie sie wenigstens teilweise zurück. Gegenwärtig aber legen sie eine Haltung an den Tag, die um so kritischer ist, je mehr sie sich im tiefsten Inneren noch ihrer ursprünglichen Kultur verpflichtet fühlen. Wohl oder übel suchen sie die *nganga* auf, wenn sie nicht mehr weiter wissen, haben aber gleichzeitig ihnen gegenüber Vorbehalte. Im Verlaufe von Behandlungen kommt es dann vor, daß der eine oder andere seinen Zweifel auf unpassende Weise äußert, wie jener Junge, der den *nganga* eines Abends anschrie »He, Maciste!«[11], als dieser ihn mit Feuerstößen überschüttete. Eine solche Reaktion schränkt den Heilerfolg ein, wie man sich denken kann.

Die Rückschläge der *nganga* rühren aber nicht in erster Linie von der Schwierigkeit, sich einer neuen gesellschaftlichen Situation anzupassen. Ginge es nur um Anpassung, so würden sie sich wie bei jeder Neuerung verhalten. Sie würden dem Fremden die kulturelle Gastfreundschaft erweisen und es schließlich absorbieren, denn ihre Fähigkeit zu assimilieren ist groß. So bestehen zum Beispiel die Therapiesitzungen eines gewissen Sondo, der in einem Fischerdorf an der Südküste Kameruns praktiziert, aus unterschiedlichen Komponenten, die teils von den Pygmäen, teils von Völkern Äquatorialguineas bzw. Gabuns stammen. Hunderte von Kilometern trennen diese Gebiete, und doch ist das Resultat eine vollkommen kohärente Mischung. Man muß sie auf der Ebene des traditionellen Heilkräuterkatalogs, der Sprache und der Symbolik analysieren, will man den Synkretismus erkennen.[12] Stadt, Schule und Technik stellen den *nganga* aber vor ein ganz anderes Problem.

Die Teilniederlage erklären die *nganga* recht schlüssig: Die Behandlungen, so sagen sie, sind weniger erfolgreich, »weil es noch nie so viele Schadenzauberer wie heute gegeben hat«. Andere traditionelle Persönlichkeiten, Oberhäupter, Notabeln, weise Männer, schließen sich diesem Urteil an. Die Aussage ist kurz und treffend, bedarf aber in unserer Sprache einer erweiterten Interpretation. Sie würde etwa wie folgt lauten: »Es hat noch nie so viele Einzelpersönlichkeiten wie heute gegeben.« Den Ausdruck ›Individualist‹ zu verwenden hieße, das Wort in seiner Kraft abzuschwächen. Tatsächlich ist ein Mensch, der sich nicht vorrangig als Mitglied einer Gruppe versteht, sondern vielmehr seine Selbständigkeit betont, ein Individuum, jedoch nicht zwangsläufig ein Individualist; in den Augen der *nganga* jedenfalls ist er ein gefährliches Wesen, ein Schadenzauberer. Aus ihrer Perspektive versteht man, daß Stadt, Schule und Betrieb die Zahl der Schadenzauberer emporschießen lassen. Das Gespür für persönliche Verantwortung, der Erwerb von Fähigkeiten, der Wille zum Erfolg, die Eroberung der eigenen Freiheit – allesamt individuelle Tugenden, die die Schule lobend hervorhebt – sind für die traditionelle Ordnung bedrohliche Entwicklungen.

Es wäre unangebracht, diesen Widerspruch zur Karikatur zu verzerren. L.S. Senghor drückt dies so aus: »Nein, das Individuum ist genauso wenig dem Westen zuzuordnen wie die Vernunft dem Hellenismus, so wenig wie die Gemeinschaft den Afrikanern und die Gefühle den Schwarzen.« In beiden miteinander konkurrierenden Gesellschaftsmodellen weisen die Menschen individuelle Züge auf und gehören doch zugleich Gruppen an. Aber die sozialen Strukturen, Erbe einer unterschiedlichen Geschichte, zwingen die gleichen Personen, sich in dem einem Fall eher als Individuum zu betrachten, in dem anderen eher als Glieder eines Kollektivs. Hat nicht die traditionelle Gesellschaft zur Abwehr des stark betonten Individualismus vieler Afrikaner (ohne diese jetzt beleidigen zu wollen) so viele kollektivistische, die Zusammengehörigkeit schützende Strukturen aufbauen müssen, und hat sie nicht deswegen aus der engen Zugehörigkeit zur Gruppe einen Wertmesser der Vollkommenheit gemacht? Obwohl ein Teil ihres Wesens, und das ist klug eingerichtet, sie auf ihr Dorf zurückverweist, trachten die jungen Leute danach, die Bindungen an die Gruppe aufzugeben, und sie hoffen, ihre Persönlichkeit im Umfeld der Städte zu entfalten, wo die alten Strukturen auseinanderbrechen. Andererseits entdecken sie dort das harte Gesetz neuer Verpflichtungen zur Solidarität. Aber die *nganga*, die Männer des alten Systems, werden es sehr schwer haben, ihre Kunst mit Erfolg bei jenen jungen Städtern anzuwenden, bei denen die Kriterien der Heilung auf den Kopf gestellt sind. Für sie ist die wachsende Zahl von Einzelpersönlichkeiten das moderne Übel, während ihre jüngsten Patienten die Heilung bereits darin sehen, eine Einzelpersönlichkeit zu werden. Eine echte Umwälzung anthropologischer Art kündigt sich also an, und sie wird bei einigen den Umgang mit den Phänomenen Krankheit und Heilung schrittweise verändern, denn, so schreibt Georges Morel, »ein Kranker ist nur krank in bezug auf eine bestimmte Vorstellung von Gesundheit«[13].

Die Wirksamkeit der Medizin der Hospitäler

Dies ist anscheinend auch der eigentliche Grund dafür, daß sich die Kranken und ihre Familien vorübergehend von den *nganga* trennen und dem Personal der ambulanten Krankenstationen und Hospitäler anvertrauen. Dort fordern sie die zusätzliche Gesundheit ein, die ihnen die *nganga* nicht verschaffen können, und in diesem Punkt werden ihre Erwartungen bei weitem übertroffen. Die Kliniken in Afrika, Kopien der westlichen Krankenhäuser, sind in der Tat vor allem darauf ausgerichtet, Einzelpersönlichkeiten zu behandeln.[14] Die Psychiater, zum Beispiel, lassen es sich angelegen sein, jeden ihrer Patienten auf den Weg zur Persönlichkeitsentfaltung zu bringen, wenn nötig, auch auf Kosten der Harmonie in der Familie oder Arbeitsgruppe. In diesem Punkt beziehen sie eine Gegenstellung zum Vorgehen der *nganga*, doch gelingt es ihnen, diese jungen Städter zu heilen.[15]

Die Krankenhäuser, zumeist Nachbauten westlicher Modelle, drücken allein schon durch ihre Architektur die Neigung zu individuellen und fragmentarischen Behandlungsmethoden aus. Aber diese Einrichtungen sind qualitativ und quantitativ je nach Land sehr verschieden und reichen vom Herzzentrum in Abidjan mit seinen ultramodernen Pavillons bis hin zu bereits baufälligen Häusern, die den Namen Hospital schon nicht mehr verdienen; es fällt also schwer, eine Vorstellung von der vorhandenen Infrastruktur zu vermitteln[16]. Wo diese Einrichtungen einigermaßen gut ausgestattet sind, strömen die Patienten herbei. Sie sind überwältigt und dankbar, aber ganz offensichtlich auch frustriert: Diese Medizin, die Großartiges vollbringt, versteht sich im Unterschied zur traditionellen Medizin nicht darauf, alle Dimensionen der Existenz zu erfassen.

Der Erfolg der heilenden Propheten

Die nunmehr begrenzte Macht der *nganga*, ebenso wie das Unvermögen des Krankenhaussystems, durch eine ganzheitliche Heilkunde Ersatz zu schaffen, erklärt zu einem guten Teil den Erfolg einer weiteren Kategorie von Heilern: der ›heilenden Propheten‹. Sie sind die Gründer oder herausragenden Persönlichkeiten zahlreicher unabhängiger Kirchen, die seit dem Ersten Weltkrieg auf dem afrikanischen Kontinent entstanden sind. Um eine Vorstellung von der Bedeutung dieses Phänomens zu geben, muß man wissen, daß allein Südafrika 1968 ungefähr 6000 prophetische Bewegungen zählte. Andere entstanden beinahe quer durch ganz Schwarzafrika. 10 000 Sekten wurden insgesamt gezählt und mindestens 10 Mio. Gläubige erfaßt. Im Leben dieser Kirchen nimmt die Suche nach Heilung, im afrikanischen Sinn des Wortes, einen bedeutenden Platz ein und führt zu einer Vielzahl von Ritualen. Diesen heilenden Propheten fehlt es weder an Argumenten noch an Trümpfen. In ihnen wird das religiöse Empfinden des Volkes sichtbar. Indem sie die Verantwortung für die gesamte Existenz ihrer Gläubigen übernehmen, entsprechen sie ganz offensichtlich einer Erwartung. Hinzu kommt, daß sie mehr Verständnis für die Sehnsüchte der Gegenwart zeigen als die *nganga*. Einige von ihnen verkörperten den Widerstand gegen die Kolonialmacht zur Zeit der Unabhängigkeitsbewegungen, und allen gemeinsam ist ein christlicher, in den meisten Fällen protestantischer Ursprung. Sie sind Persönlichkeiten mit ausgeprägter Individualität.

So ist zum Beispiel bewiesen worden, daß das Ritual des heilenden Propheten Albert Atcho, Mitglied der harristischen Kirche der Elfenbeinküste, den Prozeß der Individualisierung der Patienten, die ihn aufsuchen, fördert. Dies gelingt durch einen Winkelzug, indem nämlich die Patienten ihre »unter teuflischem Einfluß« als Schadenzauberei begangenen Fehler feierlich eingestehen. Diesem Ritual unterwerfen sie sich freiwillig. Aber das Phänomen der Bewußtwerdung des Ichs als Individuum, eine spezifisch moderne Tugend, bleibt noch allzu mythisch. Sie versetzt die Gläubigen – nun da die enthusiastische Periode nach der Befreiung von den Kolonialmächten vorbei ist – nicht in die Lage, aktive Teilhaber der politischen und wirtschaftlichen Entwicklung zu werden. Man sagt, daß die Patienten von Albert Atcho heute in Abidjan glückliche Arbeitslose abgeben.[17] Kann man in bezug auf die heilenden Propheten von einem dritten Weg der Medizin neben dem der *nganga* und dem der Krankenhäuser sprechen? Es fehlt ihnen die so wesentliche Kenntnis vom menschlichen Organismus. Um sich eine solche mit Fleiß anzueignen, opfern sowohl die Studenten unserer Universitäten wie auch die zukünftigen *nganga* viele Jahre. Die heilenden Propheten stellen ein Bindeglied zwischen den beiden Wegen der Medizin dar.

Die christlichen Kirchen: ein Gesundheitsdienst auf hohem Niveau

Man könnte meinen, daß sich die großen christlichen Kirchen[18], die katholische und die protestantische, in einer guten Ausgangsposition befinden, um eine ganzheitliche Medizin auch hinsichtlich des modernen Übels anzubieten. Es stimmt auch, daß die europäischen und amerikanischen Missionare überall auf dem Kontinent ein dichtes Netz von ambulanten Krankenstationen, Entbindungsheimen, Schwesternschulen und Krankenhäusern aufgebaut haben. Neben den Grund- und Mittelschulen sind dies die wichtigsten Einrichtungen, denen sie sich widmen. Aber sie begreifen sie nach westlichem Vorbild, ohne wirklich innovativ zu sein. Ihr Fall liegt also ähnlich wie der zuvor beschriebene. Dennoch sucht das Volk lieber die Missionshospitäler als die staatlichen Krankenhäuser auf. Es weiß, daß der Empfang dort herzlich, die Gebühren niedrig, die Organisation effizient und die Atmosphäre religiös ist. Dieser letztgenannte Aspekt hat für die Bevölkerung eine große Bedeutung, entspricht er doch einer allumfassenden Sicht der Existenz. Die Missionare aber – abgesehen von einigen bekannten und dafür in ihrem eigenen Kreis kritisierten Ausnahmen – vermeiden es heutzutage, die religiösen Überzeugungen ihrer Patienten einzubeziehen. Obwohl dies gewiß therapeutische Wirkung hätte, unterlassen sie es wegen der Vielzahl der vorhandenen Konfessionen. Vor allem aber treibt sie die Furcht, mißverstanden zu werden. Nun definiert sich das Christentum in der Tat als ›Heilslehre‹, ohne daß Heilung das Endziel wäre. Die Patienten hingegen, auch die Christen, neigen dazu, ihre diesseitige Heilung als Endziel anzusehen. Sie sind immer noch von ihrer traditionellen Religion geprägt, die eine echte ›therapeutische Religion‹ ist.

Ein ›Priesteramt der Heilung‹ im eigentlichen Sinn des Wortes, mit unterstützenden liturgischen Riten, wie die unabhängigen Kirchen es praktizieren, erlebt im Schoße des Protestantismus eine Neubelebung, selten in der katholischen Kirche.[19] Einige afrikanische Priester, das stimmt, wenden sich ihm mit Erfolg zu. Aber die lateinische liturgische Tradition, die vom lokalen Klerus mit oberflächlichen Anpassungen einfach übernommen wurde, verhindert die Befreiung des Gefühls. Ebensowenig gestattet sie es dem Körper, daß sich die Phänomene der Heilung entfalten. Es ist möglich, daß die charismatische Bewegung, die derzeit im Westen großen Zulauf hat, Afrika eines Tages auf dem gewohnten Weg erreicht. Anzeichen dafür lassen sich schon entdecken. Die christliche Lehre birgt in der Tat erstaunliche Aussichten auf Heilung und ist ein echter Kraftspender. Sie ist eine Religion, die im gleichen Umfang wie die anderen die Fähigkeit besitzt, das gesamte Leben ihrer Gläubigen zu integrieren. Dies hat die Geschichte auf anderen Kontinenten bereits bewiesen. In diesem Punkt kann sie die traditionelle Erwartung der Afrikaner erfüllen. Jedoch wurde sie von Jesus Christus, einer Verkörperung der Einzelpersönlichkeit, begründet. Sie kann daher nicht auf eine Gruppe reduziert werden, sie ist bedingungslos der Freiheit verpflichtet und ein wichtiges Unterpfand der Modernität im 20. Jahrhundert. Dieses Spannungsverhältnis zwischen Religion und Modernität, es steht heute im Mittelpunkt vieler afrikanischer Streitgespräche, durchzieht auch und vor allem die christliche Lehre.[20]

Eine anarchische Situation

Echte Verwirrung herrscht heute im Gesundheitsbereich. Dies ist das Hauptargument der Verfechter einer einzigen Medizin. In Wahrheit wollen sie sich das Wissen der *nganga* aneignen, zumindest aber ihre Kenntnisse von den Heilkräutern. Innerhalb der einzelnen Zweige der Medizin bemerkt man nichts von der Verwirrung: Eine hinlängliche Ordnung treffen wir in den Krankenhäusern und ambulanten Krankenstationen an, die *nganga* garantieren die Disziplin in ihren Behandlungszentren, und die Kirchen stellen den geordneten Ablauf der Heilungsrituale sicher. Aber in einem schier unendlichen Hin und Her pendeln kopflose Ameisen zwischen diesen verschiedenen Stätten der Gesundheit. Zunächst sucht man das Krankenhaus auf, dann begibt man sich zum *nganga*, ohne jedoch die Zeremonien der Kirche zu versäumen, all dies mal in geordneter Reihenfolge, mal ohne Konzept. Die Verantwortlichen im öffentlichen Gesundheitswesen bemängeln genauso wie die *nganga* die Unbeständigkeit ihrer Patienten. Wenn die Heilung sich nicht schnell einstellt, ist es oft schwierig, die Kranken und ihre Familien davon zu überzeugen, Geduld aufzubringen und sich nicht sofort einer anderen Medizin zuzuwenden. Noch schwerwiegender ist diese Verwirrung, wenn die Kranken während ihres Aufenthaltes beim *nganga* und ohne sein Wissen Medikamente aus der Apotheke einnehmen oder wenn sie umgekehrt einen *nganga*, bisweilen einen dubiosen, an ihr Krankenhausbett bestellen, um die ärztlich verordnete Behandlung zu verstärken.

Zur Verdeutlichung dieses Vorgehens folgt hier ein Interview mit einem dieser ›Krankenhausbesucher‹:

> *nganga:* Ich habe Kranke im Hospital Laquintinie [Duala/Kamerun]. Ich suche sie auf, um sie ›hinter‹ den Medikamenten [zusätzlich und insgeheim] zu behandeln, wenn die Familie es wünscht.
>
> Ein Beamter oder Lohnempfänger kann nie zu mir kommen, denn sein Chef verlangt eine Bescheinigung des Krankenhauses. Also muß ich diese Person im Krankenhaus behandeln, ohne daß der Arzt es weiß.
>
> Heimlich bereite ich eine Arznei zu und trete beim Besuch als Familienmitglied auf. Der Kranke selbst weiß, daß seine Familie mich in dieser Angelegenheit eingeschaltet hat. Sehe ich dann, daß gerade kein Pfleger anwesend ist, gebe ich die Arznei.
>
> *de Rosny:* Wenn Sie Arzneien mit ins Krankenhaus nehmen, woher wissen Sie dann, daß sie sich mit den Medikamenten der Ärzte vertragen?
>
> *nganga:* Bevor ich eine Krankheit behandele, frage ich den Patienten, was er eingenommen hat. Er sagt es mir, und ich weiß, daß sich

diese Tablette oder jene Spritze nicht mit meinen Arzneien verträgt. Dann lasse ich die Sache für den Augenblick auf sich beruhen. Wenn aber einer schlau ist und weiß, daß er auf afrikanische Art behandelt werden wird, dann versteckt er die Tabletten, die man ihm gibt. Hat man ihm aber zum Beispiel eine Spritze gegeben, dann sagt er: »Warten Sie bis morgen.«

de Rosny: Vorsicht, die europäischen Medikamente sind genau dosiert.

nganga: Die Medikamente des Krankenhauses liegen immer ›unter unseren Pfunden‹ [sind für uns zu gering dosiert], denn wir sind dickhäutig und haben sehr starkes Blut. Ich zum Beispiel nehme acht Tabletten Figarol und ›entleere‹ mich nur zweimal [habe nur zweimal Stuhlgang]. Mit unseren afrikanischen Arzneien ist es aber so: Sie nehmen nur ein bißchen und ›entleeren‹ sich den ganzen Tag. Ja, wenn man das Medikament im Hospital genommen hat, darf man es nicht tun. Zwei Medikamente [zusammen] können eine schlechte Wirkung haben.

Diese anarchische Situation offenbart eine tiefe Unzufriedenheit mit den vorhandenen Strömungen der Medizin. Verschlimmert wird sie durch das Verlangen, sofort und um jeden Preis gesund zu werden. Dies entspricht einer gewissen traditionellen Vorstellung von Gesundheit, doch fällt es immer schwerer, das Verlangen zu befriedigen. In der Stadt fehlt es nicht an Profitjägern, die behaupten, hier Abhilfe schaffen zu können – gegen bares Geld natürlich. Sie schlagen leichtgläubigen Gemütern eine Mischung aus allen Medizintraditionen und Hexenküchen vor: Gebete zu den Ahnen genauso wie Aspirin, das Abbrennen von Weihrauch ebenso wie die Entschlüsselung eines Horoskops. Dieser pseudomedizinische Synkretismus trägt zu weiterer Verwirrung bei.

Manche Leute glauben, man müsse nur die Infrastruktur der Krankenhäuser verbessern: lediglich eine Frage des Kapitals und der Ausbildung von Personal. Dann würde Ordnung einkehren, und die Bevölkerung würde nicht mehr zu den *nganga* gehen, die Priester würden nicht mehr um Heilung ersucht. Das aber ist äußerst ungewiß. Es gibt Fälle, in denen nur die *nganga* die ersehnte Heilung bringen können. So sucht man sie auch in jenen Gegenden auf, wo neue und gut ausgestattete Hospitäler oder von Schwestern geleitete ambulante Krankenstationen vorhanden sind. Die Afrikaner durchlaufen eine besonders unbequeme Phase ihrer Geschichte, die den Nährboden für Krankheiten darstellt. Da sie zwei verschiedenen, in mancherlei Hinsicht unvereinbaren Gesellschaftsformen angehören, ist die Herstellung eines Gleichgewichts dringend erforderlich. Nur einer Medizin anzuhängen hieße, die von der anderen Kultur beleuchtete Seite unberücksichtigt zu lassen. Solange diese Phase des kulturellen Dualismus andauert – weder Leser noch Autor dieses Buches, so meine ich, erkennen ein Ende –, werden die ausscheidenden *nganga* durch neue ersetzt. Der Bedarf schafft das Amt.

Eine Gesetzgebung muß her

Die provisorische Lösung – auch das Provisorium besitzt Eigendynamik – kann nicht lauten, daß man vor der herrschenden Anarchie resigniert. Auch darf man die Medizin der *nganga* nicht einfach für sich vereinnahmen. Die Lösung wird vielmehr darin bestehen, ihre Selbständigkeit anzuerkennen und eine gesetzliche Regelung zu schaffen. Gut anderthalb Jahrhunderte einer Existenz im Untergrund haben die *nganga* mißtrauisch gemacht. Bei Untersuchungen über ihr Betätigungsfeld arbeiten sie nur widerwillig mit. Das gnädige Lächeln, das man ihnen heute entgegenbringt, werden sie so lange zu ignorieren wissen, wie ihnen ein gesetzlicher Status verweigert wird. Unglücklicherweise obliegt die Zuerkennung eines solchen Status ausschließlich den Vertretern der Gegenseite, Menschen, die ihre eigenen Fähigkeiten öffentlich zur Schau stellen, den *nganga* aber mit sehr großer Zurückhaltung begegnen. Allmählich jedoch setzen sich in zwei Bereichen gesetzliche Regelungen durch: bei der Ausstellung personengebundener Approbationen und bei der Gründung regionaler Berufsverbände. Letzteres ist besonders vielversprechend.[21]

Diese Verbände scheinen in der Tat einen glücklichen Kompromiß darzustellen. Wie Mitglieder geworben und organisiert werden, überläßt man den *nganga* selbst. Die Kontrolle durch die

Verwaltung erfolgt aus wohlwollender Ferne. Diese Verbände verschaffen ihren Mitgliedern eine Erlaubnis zu praktizieren, ohne sie jedoch zu zwingen, ihre Kenntnisse mit anderen zu teilen, denn die Tradition hat die *nganga* zu Einzelgängern und Geheimnisträgern gemacht. Für die Bevölkerung bedeuten diese Verbände Schutz vor Betrügereien, für die Forscher die Chance, selbstsichere Gesprächspartner zu finden. Es könnte auch die Chance sein, mit dem Segen der *nganga*, vielleicht sogar ihrer Mitarbeit, eine nationale Politik für die Verwendung des Heilkräuterkatalogs in den Familien zu entwickeln und zu gestalten. Aber da türmt sich der feindselige Schatten eines menschenverzehrenden Ungeheuers auf: die internationale Vereinigung der Apotheker. Sie achtet im Verborgenen darauf, daß ihr die absolute Macht über die Medikamente nicht entrissen wird.

Anmerkungen

1 Um nur einige zu nennen: das Nationale Zentrum zur Erforschung der traditionellen Medizin (CENTOMETRA) in Togo; das Nationale Institut zur Erforschung des Heilkräuterkatalogs und der traditionellen Medizin (INREPT) in Mali; das Nationale Forschungs- und Entwicklungsamt (ONRD) in Zaïre, 1975 durch das Wissenschaftliche Forschungsinstitut (IRS) abgelöst.

2 So z.B. die Warnung von Dr. Boussat, einem ehemaligen Mitarbeiter des Psychiatrischen Dienstes bei der CHU von Fann Dakar, bei einem Kolloqium in Niamey 1976: »Wie man das Wissen der Heiler zurückerlangt«.

3 Anläßlich des Seminars *Die Pflanzen und die traditionelle Medizin* vorgelegte Zahlen, Rom (Italienisch-Afrikanisches Institut) April 1979.

4 Es sind die »gesellschaftlich Nachgeborenen« der Elite und der Gebildeten, die quasi aus Vergeltung über den Weg der Familie Druck auf jene ausüben und sie zwingen können, sich traditionellen Behandlungen zu unterwerfen; s. J.-F. Bayart: *L'État au Cameroun*. Paris (Presses de la Fondation nationale des sciences politiques) 1979.

5 Schon auf dem Kolloqium von Abidjan vom 25.-29. September 1979, unter der Schirmherrschaft der OUA: ›Heilpflanzen und traditioneller Heilkräuterkatalog in Afrika‹.

6 »Die moderne und die traditionelle Medizin müssen in der Volksrepublik Benin zum Wohle der Massen und für den Fortschritt der

medizinischen Praxis zusammengeführt werden, und dabei muß die Bedeutung unseres Heilkräuterkatalogs gewürdigt werden.« Programmrede zum 30. November 1972.

7 47% der Wirkstoffe in Medikamenten kommen aus der Pflanzenwelt; Untersuchung von Laurent, 1966.

8 Bokitanin

9 Definition der Weltgesundheitsorganisation: »Zustand vollkommenen körperlichen, geistigen und sozialen Wohlbefindens«.

10 Vgl. zu diesem Thema I. Sow: *Psychiatrie dynamique africaine*, Payot 1977, pp. 15ff.

11 Filmheld [d. Übers.]

12 de Rosny: *Ndimsi, ceux qui soignent dans la nuit*, Jaunde (CLE) 1974, pp. 306ff.

13 G. Morel: *Question d'homme: l'autre*, Aubier-Montaigne 1977, p. 97.

14 Die russischen Krankenhäuser unterscheiden sich nicht von der westlichen Konzeption, und chinesische Einrichtungen sind in Schwarzafrika nicht zahlreich genug, um eine andere Art von Medizin durchzusetzen.

15 Pro Land gibt es durchschnittlich drei oder vier Psychiater, eine angesichts des Bedarfs geradezu lächerliche Zahl. In den meisten großen Städten werden die Kranken in Anstalten verwahrt. Einige Menschen und Organisationen haben sich gegen diese Internierung gewandt. Nennen wir die von Prof. Collomb ins Leben gerufene Gruppe und ihre ›Revue de psychpathologie africaine‹ sowie ein Experiment: das therapeutische Dorf Fann; ferner die Gruppe um Prof. Hazera am INSP von Abidjan; die um Prof. Lambo in Nigeria, etc.

16 Einwohner pro Arzt: Burundi 48 649, Kongo 6173, Kamerun 25 956, Südafrika 2016, Äthiopien 73 314, Zaïre 28 802, Frankreich 681 (Statistisches Jahrbuch der Vereinten Nationen, 1976).

17 C. Piault (unter seiner Federführung): *Prophétisme et thérapeutique. Albert Atcho et la communauté de Bregbo*, Paris (Hermann) 1975, pp. 207ff.

18 Afrika zählt südlich der Sahara 435 Mio. Einwohner. 57% sind Christen (ohne die Orthodoxen), davon 29,25% Katholiken, 19,65% Protestanten oder Anglikaner; 8,1% gehören unabhängigen Kirchen an. 25% sind Moslems. 18% bekennen sich zu den traditionellen Religionen. Siehe M. Clévenot: *L'État des religions dans le monde*, La Découverte/Le Cerf 1987.

19 Dieses Kapitel wurde 1979 geschrieben. Zehn Jahre später schreibt der Verfasser (É. de Rosny): *Charismatische Erneuerung und Trance in Afrika* (Kap. 7 dieses Buches). Dort wird dargestellt, wie sich die Bewegung in wenigen Jahren ausgebreitet hat.

20 »Der animistische Glaube ist kein Glaube im biblischen Sinn. In dem Augenblick, in dem man die ethnische Gemeinschaft verläßt,

stellt sich die Frage des Glaubens. Der Glaube hat einen individualisierenden Einfluß, im Islam weniger als im Christentum, denn der Islam begünstigt den Glauben an den ›Heldenvater‹, das Familienoberhaupt. In den Augen eines bewußt denkenden Animisten hätte dieser Glauben einen für die Gruppe eher destruktiven Charakter.« M.-C. u. E. Ortigues: *Œdipe africain*, Plon, 10-18, 1973, p. 159.

21 Gesetzlich zugelassene Berufsverbände gibt es in Ghana, Mali, Senegal und Lesotho. In Kamerun, Zaïre, Nigeria und Togo sind Berufsverbände erlaubt (1979).

Die neuen nganga

»Vielleicht verwandelt die Freiheit die Welt (die Stadt) in eine Hölle oder ein Chaos. Hat man ihr aber erst einmal ins Angesicht geschaut, kann nichts anderes mehr den Menschen zufriedenstellen.«

J. Ellul

Heute, da es für einen Europäer so leicht ist, einen Afrikabesuch medizinisch vorzubereiten – nur eine Impfung gegen Gelbsucht, und die hält zehn Jahre –, darf man nicht vergessen, wie erbärmlich die sanitären Gegebenheiten zur Zeit der Forscher, Kolonialbeamten und Missionare Ende des 19. Jahrhunderts waren. Den Besuchern der großen afrikanischen Küstenstädte in der Äquatorialzone zeigt man die Gräber der ersten Missionare: hier einer, ausgeschifft 1898, verstorben 1900. Für eine nicht unbeträchtliche Zahl von ihnen überstieg die Lebenserwartung in Afrika kaum zwei oder drei Jahre. Kardinal Lavigerie, Ordensgründer der ›Weißen Väter‹, wollte sehr schnell Priesterseminare einrichten; nicht, wie man denken könnte, um schleunigst die Afrikanisierung des kirchlichen Personals in die Wege zu leiten, sondern weil nach seiner Ansicht nur afrikanische Priester dieses Klima ertrugen.[1] Wie aber war zu erklären, daß die Afrikaner unter diesen Bedingungen leben konnten? Klar, daß man auf eine starke natürliche Auslese verweist, auf die Gewöhnung. Tatsache ist aber auch, daß sie eine Medizin besaßen, deren Existenz die ersten Europäer in ihren Reisetagebüchern anerkannten. Leider konnten sie sie aber weder erforschen, noch Nutzen aus ihr ziehen, da ihre verschiedenen Aufträge zeitlich eng befristet waren.

Seit jenen Tagen hat diese Medizin immer bestanden und nie aufgehört, sich zu entwickeln. Heute muß sie sich auf zwei Faktoren einrichten, die besonders schwer zu assimilieren sind: das Phänomen der Verstädterung und, südlich der Sahelzone, das

Christentum. Was macht nun das Wesen dieser Medizin aus? In welche Richtung bewegt sie sich? Durchdringt das Christentum diese Medizin oder umgekehrt diese Medizin das Christentum? Um darauf eine Antwort zu finden, werden wir Ngea Maka Maka befragen. Er ist ein *nganga* der kamerunischen Tradition und übt seine Kunst vor den Toren der Stadt Duala aus.

Eine Volksmedizin

Die zwei Wege der Medizin

Es ist üblich, zwischen der traditionellen Medizin, wie sie einer bestimmten Gegend zu eigen ist, und der Medizin der Hospitäler mit ihrem universellen Anspruch zu unterscheiden. Diese Betrachtungsweise muß auf den Kopf gestellt werden, wie folgende Anekdote verdeutlichen wird. Im September 1982 fand in Nürnberg ein Kongreß zu Fragen der ethnologischen Psychiatrie statt. Forscher aus den entferntesten Regionen der Welt waren angereist, aus Korea, den Philippinen, Chile, Südafrika, Venezuela, Kamerun und Europa. Diese Forscher bemühten sich, die Rolle derer zu definieren, die man – in merkwürdiger Sprachverwirrung – mal Hexer, dann wieder Heiler, Magier, Fetischzauberer, Behandler oder, viel eleganter, Tradipraktiker nennt und die wir *nganga* nennen. Alle diese Bezeichnungen kommen selbstverständlich auch in ihrer weiblichen Form vor. Der Kongreß, der den eingeladenen Heilern zuhörte, gewann im Verlaufe der Stunden den Eindruck, daß sie alle das gleiche sagten. Unter Berücksichtigung der kulturellen Unterschiede traten eine ganze Reihe von gemeinsamen Wesensmerkmalen in Erscheinung. Man konnte also von einer echten und universalen Volksmedizin sprechen, die sich von der wissenschaftlichen Medizin deutlich unterscheidet. Dabei schien letztere stärker an historische und regionale Gegebenheiten gebunden zu sein. Dr. Müller, ein alter deutscher Heilpraktiker, der auch zu diesem Kongreß geladen war, beantwortete unermüdlich Fragen: »Ich weiß nicht, was ich Ihnen sagen soll. Wenn ein Kranker sich mir nähert, verrät mir mein Körper, ob ich ihn behandeln kann oder nicht.« Diese Erwiderung erinnert an die Sprache von Sondo, jenem *nganga* im Dorf Éboje an der Küste Kameruns. Eines Abends, als wir am Strand saßen und den Sonnenuntergang betrachteten, vertraute er mir an: »Vierzig Jahre übe ich nun schon diesen Beruf aus. Zu dieser Stunde ziehen die Toten vorbei. Mein Körper sagt es mir.«

Die Volksmedizin hat ihren Ursprung in der ländlichen und dörflichen Welt, während die wissenschaftliche Medizin intellektuellen und städtischen Kreisen ihr Entstehen verdankt. Sie ist die Medizin der Krankenhäuser und ambulanten Krankenstationen, aber auch die der Akupunktur und der alten indischen Universitäten, aufgeschrieben in Tamil oder Sanskrit. Auch die arabische Schule gehört dazu. Im Unterschied zur wissenschaftlichen Medizin ist die Volksmedizin eher sozial als individuell: »Durch diese Tochter behandele ich Euch«, herrschte ein *nganga* in Duala eine Familie an, die sich während einer Behandlung wenig einsichtig zeigte. Die Volksmedizin erfaßt den Menschen ganzheitlich, um ihn in sein gesellschaftliches und kosmisches Universum zurückzuversetzen. Dabei spielt es keine Rolle, welcher Teil des Körpers (oder des Geistes!) betroffen ist. Die wissenschaftliche Medizin hingegen bemüht sich, die Krankheit einzukreisen, um sie dann einem Spezialisten für das erkrankte Organ anzuvertrauen. Die Volksmedizin ist eine heilige Medizin, im Sinne von J. Goetz, einem Religionshistoriker: »Eine Haltung der Harmonie und der aktiven und freiwilligen Teilhabe des einzelnen am gesamten Universum, ein bedachtes Bemühen, die richtige Haltung einzunehmen gegenüber jeder Wirklichkeit, der sichtbaren wie der unsichtbaren, Gott eingeschlossen, mit der die eigene Erfahrung das eigene Gewissen konfrontiert.«[2] Die wissenschaftliche Medizin indes gibt sich weltlich, auch wenn die, die sie ausüben, während der Behandlung in ihrem tiefsten Inneren manchmal Gott anrufen und beten.

Hinsichtlich der einzusetzenden Mittel besteht eine große Kluft zwischen der traditionellen und der wissenschaftlichen Medizin: hier die ›Heilkräuter‹, d.h. die unbehandelten pflanzlichen Produkte, die, weil ihre Anwendung keineswegs einfach ist, ein komplexes Studium voraussetzen, um wirksam zu werden; dort ein unerhörter Aufwand an technischen Geräten, die den Triumph der wissenschaftlichen Medizin sicherstellen. Wenn die Lehrzeit in beiden Fällen gleich lang ist, nämlich durchschnittlich sieben Jahre, so widerstrebt es der Volksmedizin, davon Aufhebens zu machen. Lieber spricht man von einer Berufung als von einer erworbenen Wissenschaft. Auch die Zuordnung der Krankheitsursachen unterscheidet sich erheblich. In dem einen Fall erforscht man das Netz der Beziehungen des Kranken zu den Lebenden und den Toten, in dem anderen Fall beschuldigt man meistens die Parasiten, die Viren oder den Organismus selbst, die Ursache des Übels zu sein. Es stimmt zwar, daß sich die Psychiatrie in gewissem Grad mit der Volksmedizin trifft, sie ist aber auch nur eine, wenn auch relativ selbständige, Abteilung der wissenschaftlichen Medizin.

Die Widerstandsfähigkeit der Volksmedizin

Der Vergleich zwischen traditioneller und wissenschaftlicher Medizin könnte noch fortgesetzt und verfeinert werden. Dabei würde sich zeigen, daß sich die meisten Wesensmerkmale der einen, hier stark ausgeprägt, in der anderen wiederfinden, dort allerdings erst an zweiter Stelle. Dennoch bleiben die Unterschiede groß, und in keiner Region der Erde, selbst da nicht, wo die wissenschaftliche Medizin sich voll entfaltet hat, ist die Volksmedizin verschwunden. In Kamerun ist sie, wie in den meisten afrikanischen Ländern, sehr lebendig. Dieses Nebeneinander findet seine Erklärung hauptsächlich in der Unfähigkeit sowohl der traditionellen wie auch der wissenschaftlichen Medizin, allein das gesamte Feld der Gesundheit abzudecken. Nun ist die Vorstellung von Gesundheit in der einfachen Bevölkerung umfassender angelegt als in intellektuellen Kreisen. Sie erstreckt sich über das weite Feld der Beziehungen zwischen Menschen und Geistern. Es wird also schwierig sein, eine ganze Bevölkerung mit nur einer der beiden Heilmethoden zufriedenzustellen. Ein Beispiel macht dies deutlich: Wenn das ›Unglück‹ im Leben nicht in die Zuständigkeit des Krankenhauses fällt, dann wird man sich seiner im Dorf oder

Stadtviertel als Krankheit annehmen und es entsprechend behandeln. Dort wird man seine Ursachen ergründen und Heilmittel suchen. Im Gegensatz dazu ist eine von den Ahnen ausgelöste Trance bei den *nganga* keine Krankheit, sondern ein Fall von Besessensein; im Krankenhaus hingegen wird man zweifellos einen Fall von Hysterie diagnostizieren, und das ist natürlich eine Krankheit. Ich wiederhole: Die Psychiatrie könnte als Bindeglied zwischen diesen zwei Wegen der Medizin fungieren. Dazu müßte sie aber unter anderem das ganze Feld der Krankenhausmedizin durchdringen. Am besten ist es, die beiden Wege der Medizin als sich einander ergänzend und nicht als miteinander rivalisierend anzusehen; die Kranken werden es einem danken.

Folglich ist es richtig, diesen so schwer einzustufenden Persönlichkeiten einen medizinischen Status zuzuerkennen. Dies sollte in dem Umfang geschehen, in dem sie für die Heilung ihrer Patienten tätig sind. Sofern sie hingegen die Ursache des Unglücks ihrer Mitmenschen sind, sollten wir sie auch wirklich Schadenzauberer nennen und sorgfältig von den *nganga* unterscheiden.[3] Die afrikanischen Sprachen machen sehr wohl diesen Unterschied, warum sollten wir ihn in europäischen Sprachen nicht beachten? Wenn wir diese klare Trennungslinie zwischen dem *nganga*, der ein Arzt des Volkes ist, und dem Schadenzauberer oder Hexer, einer durch und durch schädlichen Person, anerkennen, wird man sie in der Praxis nicht mehr so leicht verwechseln. Von dem Tag an, da man dem *nganga* die Fähigkeit zu heilen zugesteht – mit dem gleichen Recht wie den Tradipraktikern der ganzen Welt –, gäbe es keine Bedenken mehr, sich von ihm behandeln zu lassen. Die Kranken und ihre Familien, die sie trotz aller Verbote der letzten hundert Jahre weiterhin aufgesucht haben, sind keinen Irrweg gegangen.

Die Weiterentwicklung der Volksmedizin

Nun wird aber die Wirksamkeit selbst – das Kernstück unseres Themas – heute in Frage gestellt. So sagt man: »Früher hatten wir echte Wahrsager, echte Heiler, doch sind sie gestorben, ohne ihre Geheimnisse weiterzugeben. Heute gibt es nur noch Scharlatane.« Diesen Vorwurf kann man nicht einfach ignorieren, aber er ist nicht gerechtfertigt. Es stimmt zwar, daß viele selbsternannte ›Kräuterdoktoren‹ die Leichtgläubigkeit der kleinen Leute (wie auch die der ›Großen‹) ausnutzen. Es stimmt aber genauso, daß es einen bedeutenden Prozentsatz kompetenter und fähiger *nganga* gibt. Die Schwierigkeit besteht nur darin, sie ausfindig zu machen, insbesondere in der Stadt, wo die Verwirrung am größten ist. Drei Kriterien helfen, sie zu erkennen: wie lange schon lebt der *nganga* an diesem Ort, woher hat er sein Können, wie lange halten die Heilungen an, die er bewirkt hat? Ein Scharlatan wird nämlich in der Tat sehr oft den Standort wechseln, und zwar immer dann, wenn seine betrogenen Patienten kommen, um sich bei ihm zu beschweren. Ein echter *nganga* hingegen wird länger am gleichen Ort bleiben. Man sollte einen *nganga* auch nur dann ernst nehmen, wenn die Bewohner seines Dorfes die Echtheit seiner Berufung bezeugen können. Dieses zweite Kriterium ist ohne Zweifel das sicherste. Schließlich sollte man durch Erkundigungen sicherstellen, daß er dauerhafte Heilungen bewerkstelligt. Diesen drei Kriterien, über die sich die Interessenten selbst informieren können, pflegt man ein viertes hinzuzufügen: die Kenntnis von den Heilpflanzen und ihre richtige Anwendung. Ohne das kann keiner von sich behaupten, ein guter Volksarzt zu sein. Oft führt man als Beweis für die Scharlatanerie die astronomischen Summen an, die gewisse *nganga* fordern. Dieser Aspekt, mag er für die Patienten auch unangenehm sein, scheint keine Beweiskraft zu haben. Ein *nganga* kann kompetent und dennoch unehrenhaft sein, ebenso wie Kollegen aus der wissenschaftlichen Medizin.

Die heutigen *nganga* besitzen nicht das gleiche Profil wie die früheren, und das ist ohne Zweifel irritierend. Sie entwickeln sich im gleichen Tempo wie die Gesellschaft, die sie trägt. Doch diesen Wandel kann man ihnen kaum vorwerfen, denn wahrscheinlich würden sie ihre Heilkräfte verlieren, wenn sie sich nicht zeitgemäß entwickelten. Die Macht eines *nganga* über seine Patienten (durchaus keine unbedeutende Trumpfkarte bei der Behandlung) hängt stark davon ab, wie er durch seine Vorbildfunktion und seine Kunst die extreme Spannung mindert, die heute zwischen den drei Hauptkomponenten des gesellschaftlichen Lebens besteht: der Tradition, der Moderne und dem Christentum oder Islam.

Der *nganga* unserer Tage kann Französisch oder Englisch lesen und schreiben, denn er hat die Schule besucht. Diese Fähigkeit erlaubt ihm zum Beispiel, in Heften schriftlich niederzulegen, was frühere *nganga* in ihrem Gedächtnis aufbewahrten und nur sparsam weitergaben. Der neue *nganga* übt seinen Beruf nicht mehr heimlich aus, sondern öffentlich. Das Werbeplakat hilft ihm dabei. Seine nächtlichen Behandlungsriten haben etwas Spektakuläres an sich und ziehen eine Menge Schaulustiger an. Diesen theatralischen Aspekt seiner Kunst rechtfertigt er damit, daß seine Patienten ihm nicht mehr das traditionelle Vertrauen entgegenbringen.

Entscheidender aber noch ist der Wandel, der durch die Kranken hervorgerufen wird. Sie selbst sind in ihrer Identität durch die ungeheuren anthropologischen Veränderungen der neuen Zeit verunsichert. Ein Mann oder eine Frau in der Stadt identifiziert sich nicht mehr, wie im Dorf, mit einer einzigen Gemeinschaft. Die Aufspaltung in viele Gemeinschaften (berufliche, ideologische, familiäre, nationale, religiöse), die nicht deckungsgleich sind, zwingt ihn oder sie, einen festen Halt in sich selbst zu finden, also zur Einzelpersönlichkeit zu werden. Und der *nganga* hat auch nicht mehr eine ganze Familie vor sich, die er über ein Familienmitglied behandelt, sondern einen einzelnen, der ihm seine Leiden und Probleme anvertraut. Dieser Prozeß der Individualisierung rückt den Städter, statt ihn vom *nganga* zu entfernen, noch näher an ihn heran, weil er ein Gefühl der Einsamkeit und Angst hervorruft. Mit der Angst kommt die Überzeugung, verhext zu sein. Das ergibt eine breite Kundschaft für die Volksärzte, aber eine andere als in der Vergangenheit.

Ein charakteristisches Merkmal der neuen *nganga* besteht darin, daß sie nicht zögern, sich in aller Offenheit als Christen zu bekennen, und daß sie aus ihrem Glauben sogar Kraft zu heilen gewinnen. Insofern unterscheiden sie sich von ihren Vorgängern, die sich nicht nur aus Furcht vor der Kolonialverwaltung versteckten, sondern sich auch nie auf das Christentum bezogen, um die Patienten nicht abzuschrecken; denn diese suchten ohne Wissen ihrer Priester und Pastoren Heilung bei den *nganga*. Doch ist die öffentliche Hinwendung der neuen *nganga* zum Christentum nicht unproblematisch. Ihre Behandlungsmethode beruht nämlich weiterhin auf der Macht der Ahnen und Geister, das heißt auf der Religion ihrer Väter. Wir wollen zu diesem heiklen Thema einen kamerunischen *nganga* der neuen Generation befragen.

Ein Volksarzt als Modell

Ngea Maka Maka Raymond

Ngea ist um 1940 geboren. Trotz seines Alters weist er die Wesensmerkmale der neuen *nganga* auf. Er gehört zur Volksgruppe der Pongo, deren Sprache sehr stark der ihrer Nachbarn, der Duala, ähnelt. Er praktiziert in Bomono-Gare, einem zentralen Dorf an der großen Landstraße nach Norden, gleich vor den Toren Dualas. Die Schule in der Stadt hat er bis zur fünften Klasse besucht. Daran erinnern die Wälzer, mit denen er sich gerne umgibt, die er aber kaum öffnet: Sie sind eher Symbole als nützliche Gegenstände. Von der Musik begeistert, leitete er das kleine Orchester ›Die sanfte Stimme des Mungo‹, als er im Alter von 18 Jahren plötzlich durch eine Folge von Visionen zum Volksarzt berufen wurde:

> Das ist einfach so passiert. Das ist eine Gabe. In unserer Familie wird man als *nganga* geboren: Mein verstorbener Vater war *nganga*, mein älterer Bruder auch. Nach seinem Tod widerfuhr es mir, wie zuvor ihm. Eines Tages, nach einem musikalischen Auftritt, komme ich nach Hause und erblicke einen Mann im traditionellen Gewand (frz.: *pagne)*. Ich erkenne meinen verstorbenen Vater nicht, aber er ist es. Er löscht das Licht. Ich habe Angst, gehe hinaus, und draußen hält er mich fest. Von allen Leuten da draußen sieht ihn niemand. Nur ich sehe ihn. Er fesselt mich. Stricke umfangen mich,

> und keiner sieht, wer mich fesselt. An einem anderen Tag, eine Frau war gerade gestorben, bringt man einen Sarg und bereitet sich auf die Trauerfeier vor. Wieder hält er mich fest und sagt: ›Nimm etwas Erde und sprich über diese Erde. Nimm etwas Wasser und benetze den Körper dieser Frau. Rufe die Frau bei ihrem Namen, und sie wird aufwachen.‹ Das sagte mein verstorbener Vater.

Seit damals behandelt Ngea Kranke. Auf seiner Lizenz, die ihn als Mitglied der Vereinigung der *nganga* ausweist, sind die Krankheiten aufgeführt, die er behandeln kann: »Wurmerkrankungen, Unfruchtbarkeit der Frau, Erkrankungen der Leber und Erschöpfung, Epilepsie, Geisteskrankheit und Wahnsinn, Impotenz, Lähmungen, Vergiftungen, Gelbfieber [Gelbsucht?], Herzrhythmusstörungen, Cholera, schwere Diarrhöe, Kurzatmigkeit.« Selten trifft man bei ihm weniger als ein gutes Dutzend stationärer Patienten an. Einige von ihnen, Männer und Frauen, bleiben ein ganzes Jahr in seinem kleinen therapeutischen Weiler. Zusätzlich zur Funktion des *nganga*, die ihn zwingt, am Ort zu bleiben, zusätzlich zu der zeitraubenden Fron, im Wald Blätter und Rinden zu sammeln, ist Ngea auch noch Ortssekretär der Partei und Besitzer kleiner Läden und Schankwirtschaften. Zu erwähnen wäre auch noch der Vorsitz der Vereinigung der *nganga* seines Bezirkes – sie zählt 83 Mitglieder. Er ist ein Mann, der sich zu seiner Zeit bekennt, japanische Motorräder und Plattenspieler liebt, aber den Landesbräuchen hohe Achtung zollt. Seine medizinische Praxis läßt spüren, daß er zwei Welten angehört.

Seine Heilverfahren

Das Leben folgt in gemächlichem Rhythmus den dahinfließenden Tagen. Das schreckt die Kranken, diese Städter, bisweilen ab: Zeiten der Wahrsagung, die ganz prosaisch ›Visiten‹ genannt werden; die Einnahme verschiedener Heiltränke, die auf pflanzlicher Grundlage von Gehilfen zusammengebraut werden; Kurzbehandlungen in Form liturgischer Zeremonien. Einmal pro Vierteljahr veranstaltet Ngea eine spektakuläre Sitzung, die eine ganze Nacht dauert.[4] Daran können die Kranken nur ein einziges Mal teilnehmen, sie ist aber von entscheidender Bedeutung. Bei dieser

Gelegenheit trifft man selten weniger als zehn Patienten an, die gleichzeitig behandelt werden. Diese Behandlung ist bis in jede Einzelheit festgelegt, alle ihre Bestandteile sind traditionellen Ursprungs, unterliegen aber einer theatralischen Übersteigerung, die dem Geschmack der heutigen Patienten entgegenkommt.

Die Nacht wird dabei zweigeteilt. Die erste Hälfte dient dazu, die Erkrankten mit Hilfe von Feuerstößen, Wasserdampferuptionen, Massagen, Tieropfern – alles Handlungen mit einer genau festgelegten alten Bedeutung – gegen die Angriffe der Schadenzauberer immun zu machen. Dabei gehen Ngea und seine Gehilfen großzügig zu Werke. Die zweite Hälfte, die bis zum frühen Morgen dauert, weist einen völlig anderen Charakter auf. Hier geht es darum, das lebensnotwendige zweite Ich jener Menschen sicher und heil zurückzubringen, die als Gefangene von Schadenzauberern bei deren unheilvollen Festessen dienen oder auf deren unsichtbaren Feldern arbeiten. Dies geschieht durch einen langen Rundgang durch die Nacht in der Obhut der Ahnen. Am frühen Morgen schließt eine Mahlzeit die beeindruckende Liturgie der Befreiung ab.

Bereitwillig wird anerkannt, daß Kräuter und Baumrinden wirksame Arzneien abgeben. Es stellt sich allerdings die Frage, wie solche Liturgien heilende Wirkung entfalten; um so mehr, als ein Teil der Patienten, von frühester Kindheit an Städter, den Sinn der Riten, die an traditioneller Stelle durchgeführt werden, nicht begreift.

Aber diese Menschen – welchen Bildungsstand oder gesellschaftlichen Rang sie auch immer haben mögen – haben sich nun einmal an Ngea gewandt, weil sie selbst oder ihre Familien ihre Krankheit in einem traditionellen Rahmen erklärten, meistens dem der Schadenzauberei. Einzig eine nächtliche Zeremonie dieser Art, ergreifend und durchdringend, das steht außer Zweifel, kann ihnen echte Befreiung verschaffen, weil sie die Symbole des Lebens in der Gesellschaft zu ihren Gunsten wendet.

Christentum und Heilkunde

Vom sinnvollen Gebrauch der Bibel
Während der kollektiven Behandlung bezieht sich Ngea nie auf das Christentum. Anläßlich der individuellen Kurzbehandlungen versäumt er jedoch nicht, aus der Bibel zu lesen. Es wäre durchaus richtig, ihn zu dieser offensichtlichen Ungleichbehandlung zu befragen, ebenso zum Verhältnis zwischen seinem christlichen Glauben und der Ausübung der Volksmedizin. Er ist Mitglied der Vereinigung der baptistischen Kirchen Kameruns (UEBC) und nimmt am Gottesdienst in einer nahen Kapelle teil, zu deren Errichtung er beigetragen hat. Wie er sagt, hält man ihm dort nicht vor, daß er *nganga* ist, wohl aber, daß er eine Ehe mit zwei Frauen führt.

> *de Rosny:* Bereitet es Ihnen Schwierigkeiten, die Kranken auf diese Art zu behandeln, wo Sie doch Christ sind?
> *Ngea:* Es gibt keine Schwierigkeiten, weil ein Teil meiner Behandlungsmethode von der Bibel ausgeht.

Tatsächlich setzt Ngea während seiner Kurzbehandlungen eine Serie von Psalmen ein (Ps. 6, 17, 20, 31, 35, 116, die ersten neun Verse, 136). Es handelt sich um geeignete Psalmen: Die Angst, die Gewißheit, verfolgt zu werden, die Unschuld, das Vertrauen auf Gott werden in Worten beschrieben, die die Opfer der Schadenzauberei bewegen und beruhigen. Außerdem benutzt Ngea das Buch Jesaja (Kap. 60, Vers 1-10) bei Frauen, die kein Kind zur Welt bringen können: »Deine Söhne kommen von fern, deine Töchter trägt man auf den Armen herbei. Du wirst es sehen, und du wirst strahlen, dein Herz bebt vor Freude und öffnet sich weit.« Und schließlich wird die letzte Kurzbehandlung, die der Heimkehr des Kranken vorausgeht, durch eine Lesung aus der Apokalypse (Kap. 7, Vers 9-13) eröffnet. Dort wird der Triumph der Auserwählten beschrieben. »Und wenn man Ihnen andere Stellen in der Bibel zeigte, würde Sie das interessieren?« – »Sehr«, antwortet Ngea.

Warum hat er Skrupel, diese Psalmen während der großen Behandlung zu benutzen? Ngea antwortet auf Französisch und findet dabei recht glückliche Wendungen:

> Das ist eine Behandlung ›neben‹ der Bibel, denn man betritt ein ganz anderes Gebiet. Bei der Bibel, da muß man sich unterwerfen. Man befindet sich direkt unter den Stiefeln des lieben Gottes. Bei der Bibel, da muß man arbeiten, ohne an irgend etwas anderes zu rühren. Bei der großen Behandlung hingegen muß man Dinge ertasten und anstoßen, die möglicherweise der Bibel zuwiderlaufen, weil es sich um Geister handelt… Sehen Sie, wenn man die Bibel verwendet, braucht man kein Feuer zu entzünden. Es reicht, ganz einfach zu beten, Worte zu sprechen, und man braucht nur [pflanzliche] Produkte einzusetzen. Bei der großen Behandlung ist es anders. Das sieht ganz anders aus.

Müssen Ahnenkult und Bibel einen Gegensatz bilden? Es müßte einen christlichen Weg geben, die Ahnen zu ehren und um ihre Unterstützung zu bitten. Kein aufrichtiger Ausdruck eines religiösen Empfindens dürfte dem Christentum fremd sein.
Ngea ist diesen Argumenten gegenüber nicht empfänglich. »Ich will nicht vermischen. Ich behaupte nicht, daß Gott mir während der großen Behandlung nicht helfen kann. Er wird mir helfen. Aber ich muß den Anweisungen anderer Personen folgen, und das sind die Geister [die Ahnen].«
Und warum bezieht er sich nicht auf Jesus Christus, nicht einmal im Verlauf der kurzen Behandlungen? Darauf antwortet er:

> Jesus Christus hat dabei seinen Sinn… Und überhaupt, ist Jesus Christus darin nicht wie Hefe in einem Teig enthalten? Ich persönlich sehe, daß Jesus Christus dabei seinen Sinn hat, man kann ihn aber nicht in dem Augenblick hervorholen, in dem man gerade behandelt. Das ist wie im Krankenhaus. Wenn man im Krankenhaus behandelt… Gut! Der Arzt operiert Kranke. Er wird dann nicht den Sinn Jesu Christi herausstellen. Aber still bei sich betet er, bevor er jemanden operiert. So ist es bei mir. Bevor ich mich zur Behandlung begebe, muß ich einige Bibelstellen lesen. Und ich muß beten. Ich muß den lieben Gott bitten, mir bei der Heilung des Kranken zu helfen. Jesus Christus hat also seinen Platz im Zentrum unserer Behandlung.

Warum sträubt er sich so sehr dagegen, daß im Verlauf ein und derselben Therapie seine Ahnen und Jesus Christus gemeinsam auftreten, wo er doch beiden anhängt? In dieser Situation übernimmt er schlicht das Verhalten seiner Patienten, die sich unter dem Druck der Angst und der Krankheit in die alten Praktiken versenken, wenn nur ihre Zugehörigkeit zum Christentum nicht in Frage gestellt wird. Keine religiöse Einheit, aber eine friedliche Koexistenz. Würde Ngea seine Rituale vermischen, so würde er riskieren, den Teil seiner Kundschaft zu verlieren, der einem wirklich synkretistischen Kult, wie es ihn anderswo gibt, kritisch gegenübersteht.

Auch aus einem anderen Grund vermeidet Ngea, Bibel und große Behandlung zu vermischen: Die Bibel ist ein Buch, mit allem Ansehen, das ihr dadurch zufließt. Sie stellt aber auch innerhalb Ngeas ursprünglicher Kultur einen Fremdkörper dar. Die Ahnen hingegen stehen ihm ganz nah, er kann sie sozusagen anfassen und sehen. Das ist eine ganz andere Beziehung.

> In der Bibel gibt es Engel, aber wir, wir haben die Engel nie gesehen… Was man nicht sieht, daran kann man nicht glauben, nur an Gott allein, den man nicht sieht. Das Geschriebene aber sieht man. Aber in der Bibel verehrt man die Heiligen: Leute wie David, der nicht Gott ist; Salomon, Moses…!
>
> Aber da wir sie nicht sehen und sie nie zu uns gelangen können, glauben wir nur das, was über sie geschrieben steht, das kann man nämlich sehen.

Die Vermittlerrolle der Schrift macht aus dem Christentum eine Religion unter Einschluß all dessen, was das Wort bezüglich seines Gegenstandes an Abstand duldet und an Glauben erfordert. Der Bezug auf die Ahnen hingegen ist unmittelbar und bedarf keiner besonderen Erwähnung. Bezeichnend ist auch, daß das Wort ›Religion‹ in den Bantusprachen eigentlich gar nicht existiert. Der Ausdruck *ebasi* in der Sprache der Duala, den man heute mit Religion übersetzt, bezeichnet das Christentum und nicht den Ahnenkult. Dafür gibt es einen Grund: *ebasi* ist der Name des Seidentuches, mit dem die Christinnen ihren Kopf bedecken müssen, bevor sie eine Kirche betreten. Dabei folgen sie dem Rat des Heiligen Paulus.

Treue zu einer Kirche

Möglich ist, daß Ngea in einem anderen Land heilender Prophet und Gründer einer christlichen Sekte geworden wäre. Alle Trumpfkarten zum Erfolg hätte er in der Hand gehabt: großes Ansehen weit über die Grenzen seiner Region hinaus, einen lebendigen und starken Glauben, Sinn für Organisation und eine große Vorstellungskraft. Er ist der geborene Führer. Anstatt, wie es die traditionellen *nganga* in ihrer Weisheit taten, die einmal genesenen Kranken von sich fernzuhalten, ermutigt er sie, regelmäßig zu ihm zurückzukehren, um der Liturgie der großen Behandlung beizuwohnen. Andernorts haben *nganga* seines Formats diese Schwelle längst überschritten. So hat sich in der Nähe von Dabu, Elfenbeinküste, ein berühmter Heiler namens Josué Edjro, Mitglied der Methodistenkirche, Schritt für Schritt zum Sektenführer erhoben. Dabei hat er allmählich die Ausübung der Volksmedizin zugunsten der Verwaltung einer christlichen Spaltergemeinde aufgegeben.[5] Dieses Hinübergleiten von der therapeutischen zur religiösen Ebene ist ein jüngeres Phänomen, das einen Unterschied zwischen weltlichen und geistlichen Funktionen vermuten läßt. Ein solcher ist aber in einer integrierten Gesellschaft ohne Daseinsberechtigung.

Wollte Ngea Kirchengründer werden, so könnte er es zweifelsohne nicht, und zwar wegen des starken gesellschaftlichen Widerstandes, dem er begegnen würde. Soziologen und Historiker haben sich gefragt, warum Kamerun, anders als die Mehrheit der katholischen Länder, keine echten unabhängigen Kirchen hervorgebracht hat. Zwar führt D.B. Barret die Native Baptist Church in Duala und die Kamerunische Protestantische Kirche in Bidjoka an.[6] Aber diese beiden Kirchen unterhalten weiterhin Bande zu den Baptisten und den Presbyterianern. Zwei andere Gründungen würden den Kriterien für Unabhängigkeit, wie Barret sie aufstellt, eher entsprechen. Aber er erwähnt sie nicht. Es sind die Kirche des Heiligen Geistes in Duala in den 20er Jahren und der

Fall Thong Likeng im Bassa-Land.[7] Diese beiden Versuche sind ohne Fortsetzung geblieben, zweifellos wegen der besonderen Härte der Behörden ihnen gegenüber, aber auch wegen ihres geringen Erfolges bei der Bevölkerung.

Wenn auch selten – einzig ist der Fall Kameruns nicht. Man kann feststellen, daß keine der ehemaligen deutschen Kolonien religiöse Abspalterbewegungen hervorgebracht hat. Diese Tatsache ist zumindest in Togo, Rwanda und Burundi überprüft worden. Die einleuchtendste Erklärung kann man nicht allein bei der legendären Strenge der deutschen Siedler suchen. Ein anderer Grund dafür ist der Stil der Evangelisation, den die Missionare pflegten. Jungen Katechisten gab man eine lange und gründliche Ausbildung als Seminaristen. Dann sandte man sie aus zu einem Leben inmitten der Bevölkerung oder doch wenigstens in Kontakt mit ihr. Das ließ anderen volkstümlichen religiösen Führern keinen Raum.[8]

Für die jüngere Vergangenheit wird ein anderes Argument vorgebracht. Nach dem Zweiten Weltkrieg entdeckten die Abspalterbewegungen in der Unabhängigkeitsideologie ein mobilisierendes und messianisches Thema, das ihnen zur Selbstbestätigung diente. In Kamerun aber, unter Verwaltung der UNO, hat der Kampf für die Unabhängigkeit nicht gleichermaßen auf die religiöse Ebene übergegriffen. Dieses Ziel wurde bereits auf friedlichem Weg von den Delegationen verfolgt, die Völkerbund und UNO aufsuchten, aber auch mit der Waffe in der Hand im Busch.

Die Wirksamkeit einer Medizinschule hängt nicht nur von ihren technischen Möglichkeiten ab, sondern auch von ihrer Fähigkeit, auf die Anliegen der Kranken einzugehen. Wenn die Volksmedizin auch weit davon entfernt ist, über die Ausrüstung ihrer wissenschaftlichen Partnerin zu verfügen – weder der Heilkräuterkatalog noch die Kunst, die Krankheit zu dramatisieren, werden die Chirurgie ersetzen –, so hat sie wohl doch den Vorzug, zu ihren Patienten eine innige Bindung herzustellen. Ihren fortdauernden Erfolg verdankt sie also dem Zusammentreffen eines allumfassenden Verlangens nach Gesundheit und ihrer Antwort darauf. Wäre sie sonst nicht wie so viele überholte traditionelle Strukturen längst verschwunden?

Immer wieder bringt sie Volksärzte wie Ngea Maka Maka Raymond hervor, die zugleich aufsehenerregende wie auch würdige Persönlichkeiten sind. Sie entwickeln sich mit ihrer Zeit und passen sich der Gesellschaft an. Es ist bedauerlich, daß die Behörden eine so kühle Zurückhaltung an den Tag legen, wenn es um die offizielle Anerkennung ihrer Nützlichkeit geht. Zum einen droht man ihnen, sie wegen illegaler Ausübung der Medizin im Namen eines nicht mehr zeitgemäßen Gesetzes zu verurteilen, zum anderen ist man nicht abgeneigt, ihre Dienste in Anspruch zu nehmen. Diese widersprüchliche Haltung findet man in allen Ländern der Welt, was zumindest beweist, daß die Volksmedizin universal ist.

Anmerkungen

1 Persönliche Mitteilung von F. Renault, Weißer Vater und Professor für Geschichte, Univ. Abidjan.
2 J. Goetz: *Studia Missionalia*, Bd. 15, Rom 1966, p. 51.
3 In der Welt der Bantu, zu denen die Südkameruner zählen, sind die Funktionen des *nganga* und des Schadenzauberers ziemlich klar voneinander getrennt. In Westafrika, z.B. in der Elfenbeinküste, ist das nicht so. Dort besitzen gewisse *nganga* die Kraft zu heilen, aber auch, krank zu machen, und das tun sie auch. Über dieser zwielichtigen Gruppe stehen die Fetischzauberer, die ausschließlich dem Wohl ihrer Patienten dienen.
4 Siehe Kap. 3 dieses Buches: ›Mann gegen Mann in Duala – Wie man den *ekong*-Zauber behandelt‹.
5 Memel Fote: *Un prophète de la Basse-Côte-d'Ivoire: Josué Edjro.* In: Kasa Bya Kasa (Revue de l'Université d'Abidjan) Februar 1976, p. 13f.
6 D.B. Barret: *Schism and Renewal in Africa: an analysis of 6000 contemporary religious movements*, London (Oxford Univ. Press) 1968.
7 Anne Denton: *Chronique de la première Église du Cameroun*, Genève-Afrique, Bd. XXVIII, Nr. 1, 1990, p. 37; P. Titi Nwel: *Thong Likeng J., fondateur de la religion nyambebantu*, Paris (Harmattan) 1986.
8 L. Ngongo: *Histoire des forces religieuses au Cameroun*, Paris (Karthala) 1982, p. 70.

Mann gegen Mann in Duala

Wie man den ekong-Zauber behandelt

»Vielleicht ist es besser, nicht so zu tun, als gäbe es die Geister der Nacht nicht.«

Entre-nous, Nr. 246, Bulletin du Grand Séminaire de Nkol-Bisson (Kamerun)

Neben der Nationalstraße nach Norden, gleich hinter Duala in einer ländlichen Gegend, die von dieser wuchernden Stadt mit ihren mehr als eineinhalb Millionen Einwohnern bereits erreicht wird, liegt der Weiler, den Ngea ohne jeden Anflug von Bescheidenheit sein ›traditionelles Therapiezentrum‹ oder ›traditionelles Privatkrankenhaus‹ nennt. Die Ratsuchenden aus der Stadt finden den Ort dank einer Hinweistafel mit seinem Namen: Ngea Maka Maka Raymond.[1] Wer könnte sonst auch ahnen, daß zwei Schritte vom Asphalt entfernt ein *nganga* praktiziert. Die erste Fassade, die man erblickt, ähnelt eher der Unterkunft eines pensionierten Beamten als der eines Heilers. Besondere Kennzeichen sind ein Wellblechdach, grauer Putz an den Mauern und vor allem diese ausladenden, mennigroten Gitter an den Fenstern als Einbruchsicherung. Um in den Weiler zu gelangen, muß man um das erste Gebäude herumgehen. Dann erreicht man einen Hof, der wie ein kleiner Platz gestaltet ist. Dort, auf Sandboden, der jeden Morgen mit dem Besen glattgefegt wird, laufen Hunde, Hühner, Kinder und Insekten völlig frei herum. Um den Platz stehen niedrige Häuser aus Lehm bzw. Brettern. Auf den Türschwellen plaudern Männer miteinander, Frauen miteinander. Auf den ersten Blick fällt es schwer, die Kranken von den Gesunden zu unterscheiden.

Um zu Ngea zu gelangen, wenn er nicht gerade mit den Männern *Ludo* spielt, muß man den Hof durchschreiten und, nachdem man die Sandalen ausgezogen hat, den Therapiebezirk betreten. Sogar dort, mitten in einer Therapienacht, wenn Ngea seine beschwörenden Gesänge anstimmt, drängt sich die Stadt durch den fernen Lärm einer Bar ins Gedächtnis. Die topographische Lage dieses Anwesens, das sich auf eine Landstraße mit großem Durchgangverkehr öffnet und gleichzeitig im Hinterland verankert ist, entspricht recht gut der gemischten Persönlichkeitsstruktur der Städter, die Ngeas Patienten sind. Er selbst, ein Kind dieser beiden Kulturen, kann sich so ihre Sorgen zu eigen machen und ihre Leiden heilen.

Die offensichtliche Leichtigkeit, mit der ich das Vertrauen der Männer und Frauen erworben habe, scheint erstaunlich. Eine Erklärung ist nötig. Ich suche Ngeas Weiler seit 1973 auf und spreche Duala, die in diesem Milieu gemeinhin benutzte Sprache. Ngea hat eines seiner Kinder nach mir benannt. Dadurch bin ich ein Vertrauter, fast ein Verwandter geworden. Wenn ich ankomme, beachtet man mich kaum noch. Das war nicht immer so. Ngea hat sich gegen ein Gerücht zur Wehr setzen müssen, demzufolge ich mit ihm einen Menschenhandel im *ekong*-Zauber betriebe. Mein Status als Priester, den ich weder hervorkehre noch verstecke, hat anfangs viel Aufsehen erregt. Und die gesamte Bevölkerung ist ja auch christlich, katholisch oder protestantisch. Sie erinnert sich auch noch an die Sanktionen der Missionare gegen die *nganga* und deren Patienten. Nachdem ich diese Klippe umschifft hatte, wurde mir dann jedoch echte Sympathie entgegengebracht. Man vertraut sich mir bereitwillig an. Dieses Mal lege ich mir aber den Status des Befragers zu, der mich, auch wenn ich wohlwollend aufgenommen werde, außerhalb des eigentlichen Geschehens stellt. Diesen Preis muß ich zahlen und finde ihn dann immer belastender. Denn ich würde an diesen Festlichkeiten der Heilung viel lieber als einfacher Beobachter und mit leeren Händen teilnehmen.

Schließlich habe ich auch noch feststellen können, daß sich unabhängig von mir die kleine Welt des *nganga* – Familie, Patienten, Besucher, Gehilfen – ganz spontan und in einfachen Worten über das Gebiet der Zauberei und der Geister im Umfeld dieses

Weilers ausdrückte. Dabei handelt es sich doch ausschließlich um Themen, die im normalen Leben als tabu gelten. Jeder Ort hat also seine Sprache.

Die Opfer des Zaubers

Samstagnachmittag, der 13. August 1983
Die kommende Nacht wird dem Versuch gewidmet, eine Gruppe von zehn Personen zu befreien. Einige von ihnen befinden sich noch im Anfangsstadium der Therapie, für andere ist es die letzte Behandlung. Diese feierliche Veranstaltung nimmt Ngea nur alle drei oder vier Monate vor, wenn sämtliche Voraussetzungen erfüllt sind. Er muß eine ausreichend große Zahl von Patienten zusammenhaben, denn die soziale und kollektive Dimension der Behandlung ist von großer Bedeutung. Auch hängt es von der Dringlichkeit und Schwere der Fälle ab. Das Honorar – der Zahlungsmodus war Anlaß für hartnäckige Verhandlungen – muß schon ganz oder zum größten Teil gezahlt sein. Auch die Frage, ob die Gelegenheit günstig ist, spielt eine Rolle. Das hängt von lokalen Ereignissen ab, die der *nganga* beurteilt, etwa ein Trauerfall, ein Zeichen aus dem Kosmos, der Zwang, der von Menschen in der Umgebung ausgeht. Das alles sind Elemente, die Zwängen unterliegen, die ich selten habe begreifen können. Ein Wirbelsturm oder sintflutartiger Regen haben das Programm jedoch nie beeinflußt. Das habe ich schon auf sehr unangenehme Weise erlebt.

Ich nutze den Nachmittag, um in der Ruhe dieser Vigil die Patienten, die für die Nacht dabehalten wurden, zu treffen. Aus Erfahrung weiß ich, daß dies der günstigste Augenblick für vertrauliche Gespräche ist. Das war schon so bei meinen Waffengefährten im Algerienkrieg, kurz vor einem Gefecht. Da sagt man die Wahrheit! Ich empfange sie einzeln im Wohnzimmer des ersten Hauses, in dem mein Tonbandgerät zum Mobiliar paßt: Fernsehgerät, riesige, golden flitternde Kompaktanlage, made in Nigeria. An der Querwand hängen Bilder von Personen, die in ihrer Würde erstarrt sind. Auch das von Präsident Biya. Niedrige, lackierte

Bücherborde, Polstersessel mit breiten Armlehnen, man versinkt in ihnen... Das Ganze wirkt nur hinlänglich gepflegt und ist mehr symbolisch als für den Gebrauch bestimmt.

Das Unglück einer freien Frau: Pauline Soppo

Pauline ist eine junge Frau, die auf die Dreißig zugeht. In dem Alter nicht verheiratet zu sein, wirft Fragen auf. Wie in der Stadt, so trägt sie auch hier ein Kleid europäischen Zuschnitts, denn die Frauen Kameruns zeigen sich selten im traditionellen Gewand. An der übertriebenen Größe ihrer Brille mit den getönten Gläsern merke ich sofort, daß sie Wert auf ein ›modernes‹ Aussehen legt. Es überrascht mich also nicht zu hören, daß sie als Zollbeamtin im Hafen von Duala arbeitet. Nach Abbruch ihrer Schullaufbahn in der Oberstufe hat sie eine Aufnahmeprüfung für eine Bank gemacht, ist aber schließlich beim Zoll untergekommen. Sie hat also ein regelmäßiges Einkommen. Bis jetzt rechtfertigt nichts ihren Aufenthalt bei einem *nganga.* Aber dann kommt die Kehrseite: Sie ist weder verheiratet, noch hat sie ein Kind. Ohne mehr zu wissen, kenne ich jetzt schon die Gründe für ihr Problem. Diese jungen Frauen, die sich gesellschaftlicher und finanzieller Selbständigkeit erfreuen, sind heutzutage sehr zahlreich in Duala. Ihr Status stimmt nicht mit dem überein, den die Familie traditionsgemäß der Frau zuweist. Unausweichlich ruft das ihnen gegenüber Ablehnung hervor.

Wegen der Fülle und der Qualität ihrer Aussagen wähle ich Pauline. Sie soll mir als Leitfaden bei meinen Überlegungen zur Wirksamkeit der traditionellen Medizin auf moderne Gemüter dienen. Daß ich unser Gespräch auf Band aufzeichne, stört sie nicht. Wir plaudern auf Französisch.[2]

de Rosny: Was ist Ihnen zugestoßen?

Soppo: Ich bin seit fast einem Jahr krank. Nachts träume ich, daß man mir Speisen reicht. Ich esse sie mit ungeheuerem Appetit. Sogar Sachen, die ich am Tag gewöhnlich nicht zu mir nehme, verspeise ich nachts ohne Problem. Manchmal, statt daß man mir zu essen gibt, finde ich mich beim Beischlaf mit einer unbekannten Person. Danach habe ich fürchterliche Bauchschmerzen. Tag für Tag geht das so.

de Rosny: Warum machen Ihnen die Speisen, die Sie im Traum essen, solche Angst?

Soppo: Zuerst hatte ich keine Angst. Anfangs aß ich problemlos... Ich habe meiner Mutter erklärt, wie man mich Nacht für Nacht im Traum essen ließ. Sie hat gesagt: »Aber nein, das ist nicht gut.« Mich störte es aber nicht, weil ich keine Schmerzen hatte. Es machte mir sogar Spaß, davon zu erzählen. Erst als ich Bauchschmerzen bekam, wurde mir klar, daß die nächtlichen Mahlzeiten nicht gut waren. Ich hatte ein Gefühl, als wäre da eine Kugel, die sich bewegte... Das ging so im ganzen Unterleib, und es tat sehr weh!

de Rosny: Haben Sie ein Krankenhaus aufgesucht?

Soppo: Mehrere Male! Nun, man hat ein Magenleiden entdeckt. Also tue ich etwas gegen dieses Magenleiden. Den Grund für die Schmerzen, die ich im Unterleib habe, hat man jedoch nicht ausfindig gemacht. Immer wieder sagt man mir, da sei nichts! Ich bin sogar zweimal geröntgt worden: nur ein Magenleiden.

Ihre Mutter hat sie zu Ngea gebracht. Sie war kraftlos, in einem Zustand äußerster Vernachlässigung, schlaff wie eine sprechende Puppe in den Armen ihrer Träger. Ich kenne diese Symptome. Sie bedeuten, daß der sichtbare Körper nur noch eine leere Hülle und sie selbst sozusagen ohne Lebenswillen ist. Ihre Antriebskraft, ihr anderer Körper hat sich verflüchtigt, ist ›verkauft‹ worden. Man muß kein *nganga* sein, um zu begreifen: Sie ist eine Gefangene des *ekong*-Zaubers!

Soppo: Ehrwürdiger Vater, ich bin wirklich überrascht! Ich bin keine Heilige..., aber ich glaubte nicht an die Geschichten über böse Geister, Unglück, all das! Aber dieses Mal bin ich überrascht worden, obwohl ich mich an die Priester meiner Pfarre gewandt habe. Sie haben es mit einer Messe versucht. Sie sind gekommen und haben mein Zimmer gesegnet. Aber bis heute... Ich habe um eine zweite Messe gebeten, beim Bistum. Man hat eine Messe in der kleinen Bibliothekskapelle für mich gelesen, da oben, Sie kennen sie! Das war stärker als ich, ehrwürdiger Vater, wirklich! Solche Sachen! Jemand wie ich! Ich konnte mir nicht vorstellen, eines Tages einen Zauberer aufzusuchen. Ich dachte, daß alles, was er mir sagen könnte, Unsinn sei. Aber was jetzt! Mir bleibt nichts anderes übrig.

de Rosny: Können Sie mir sagen, was Sie an dieser Sache hinsichtlich ihres christlichen Glaubens stört?

Soppo: Was meinen christlichen Glauben betrifft, was mich an dieser Sache stören kann? Nun… Da Herr Ngea sagte, es handele sich um einen bösen Geist…, in dem Augenblick, als ich um diese Messen und Segnungen gebeten habe, da hätte dieser Teufel sich doch verziehen müssen. Wenn er aber ausharrt, also wahrhaftig, das verstehe ich nicht mehr! Nur das stört mich. Wenn es einem Teufel gelingt, trotz unseres christlichen Glaubens auszuharren, das verwirrt mich, da fühle ich mich in einer Falle!

Dieses Szenarium ist mir wohlbekannt. Es folgt, mit Varianten, einer Logik, die auf drei Gegebenheiten aufbaut: die Medizin der Krankenhäuser, die traditionelle Medizin, die christlichen Rituale. Selten werden bei schweren Krankheitsbildern nicht alle drei Möglichkeiten ausgeschöpft, und zwar so lange, bis Heilung eintritt. Man fürchtet nämlich, im Zustand völliger Erschöpfung im Dorf oder als Streuner in den Straßen der Stadt zu enden, wie diese Verrückten, die sich langsam, verstört und nackt durch die Menge der Passanten bewegen. Und daß es so kommt, kann man nicht ausschließen. Drei Zufluchtsorte, die man nacheinander aufsuchen kann, in beliebiger Reihenfolge oder zur gleichen Zeit. Pauline Soppo, obwohl Christin und eine moderne Frau, fand sich schließlich bei Ngea wieder.

Das Leben der Pauline Soppo in Ngeas Weiler

Zweieinhalb Monate zuvor war Pauline Soppo zu Ngea gebracht worden. Sie hat lernen müssen, in der andersartigen Gemeinschaft des Therapiezentrums zu leben, sich der Medikation mit Pflanzen zu unterwerfen und dem *nganga* zu begegnen. Sie sagt:

Es ist nicht einfach, Menschen zusammenzuführen, die wie wir aus den verschiedensten Ecken des Landes kommen! Jeder hat ja seine Art zu leben. Man versucht also, sich zu arrangieren. Kommen wir nicht miteinander aus, dann kann das nicht gutgehen. Sobald man ankommt, ruft Herr Ngea alle Leute zusammen. Er sagt, wie man im Zusammenwirken mit den Gehilfen und Kranken leben muß. Wenn wir uns nicht verstehen, wird er nicht den Mut aufbringen, uns so zu behandeln, wie es erforderlich ist. Und tatsächlich bleiben die Mißverständnisse nicht aus. Dann sagt man ihm Bescheid, und am Abend kommt er, um die Sache zu bereinigen.

In den ersten Tagen ist Paulines Mutter bei ihr geblieben. Erst dann fuhr sie nach Duala zurück. Ihre Tochter blieb in ungewohnter und bezeichnender Einsamkeit zurück. Für mich ist das ein Ausdruck der neuen, von der Stadt aufgezwungenen Verhaltensweisen. So ersetzt die Gemeinschaft im Therapiezentrum teilweise die Familie, die ein Defizit aufweist.

de Rosny: Wie hat man Sie bisher behandelt? [Sie kann mir nur vage antworten, denn Ngea geizt seinen Patienten gegenüber mit Informationen.]

Soppo: Es gibt Arzneien, die Herr Ngea in Töpfe tut. Ich scheide das aus, morgens und abends. Das ist unterschiedlich: Er verabreicht andere, die nur am Morgen zur Stuhlentleerung führen. Dann gibt er noch Rinden, die er zerstößt und in Flaschen mit Wasser füllt. Davon muß man von Zeit zu Zeit trinken. In anderen Flaschen mischt er Rindenpulver mit ein wenig Whisky. Das muß ich dann auch trinken…[3]

Ich will hier nicht die Betriebsamkeit beschreiben, die Ngea und seine Gehilfen im Verlaufe des Tages entfalten, um den bei ihnen aufgenommenen Patienten – ungefähr 20 – die auf pflanzlicher Basis bereiteten Heiltränke zu verabreichen.[4] Ngea selbst spricht nicht gerne darüber und spart seine Worte für die in seinen Augen viel wichtigere Tätigkeit auf: den Kampf gegen die Zauberei.

Soppo: Als ich hier ankam, konnte ich nicht einmal mehr gehen. Jetzt kann ich schon wieder gehen, und nach der großen Behandlung dieser Nacht bin ich bereit, wieder zu arbeiten. Das ist doch phantastisch. Und diese blödsinnigen Träume habe ich nicht mehr. Ich schlafe gut. Herr Ngea hat mir gesagt, daß es schon besser geht.

Es bleibt jetzt das große Problem, daß sie eine unverheiratete Frau ohne Kind ist, und auch die Schwierigkeit in der Beziehung zu ihrer Familie.

de Rosny: Was sagt Ngea dazu?

Soppo: Herr Ngea hat mir das auf traditionelle Art erklärt. Er sagt, daß man irgendwie einen ›bösen Geist‹ in mich hat einfahren lassen. In meinem Dialekt [der Bakoko-Sprache] nennt man das einen *lemb.* Er sieht diesen ›bösen Geist‹ in Gestalt einer Schlange, wie eine Boa. Auf Duala heißt das *nyungu.* Diese Boa, ein böser Geist, wie er sie nennt, ist immer bei mir und trennt sich nicht von mir. Es scheint so, als ob mich jemand beschützte, sonst würde die Boa mich direkt angreifen. Ich vermute, mein Großvater beschützt mich, denn von Zeit zu Zeit träume ich von ihm, und er sagt mir Dinge, die dann eintreten. Um diese Boa zu entfernen, glaube ich, hat Herr Ngea mir so viele Abführmittel verabreicht.

Ich persönlich glaube, daß diese Abführmittel auch zur Behandlung der Unfruchtbarkeit dienen. Es ist bezeichnend, daß Pauline Soppo mit einer gewissen Unbefangenheit, wenn auch präzise, über den *nyungu*, über die Tradition spricht. Sie ist das wesentliche Hilfsmittel der Zauberei und der mächtige und gefürchtete Gastgeber der Träume und Trugbilder.[5] Durch die vorangegangenen Kommentare von Pauline Soppo werde ich immer eine passende und ziemlich genaue Übersetzung der traditionellen Darstellung der Zauberei ins Französische finden. Das zeigt, daß sie versteht, was ihr widerfährt. Und das ist auch der Hauptgrund dafür, daß diese moderne junge Frau vom alten Ritual noch zutiefst betroffen ist.

Wer will Pauline Soppo schaden?

Ganz unvermeidlich drängt es einen schließlich, nach den Gründen für ihr Leiden zu fragen. Für sie ist klar, daß die Familie ihr vorwirft, unverheiratet zu sein und ihr Gehalt für x-beliebige Personen auszugeben. Sie zögert aber, wenn es um die Identität der Person geht, die sie verhext hat, um sie zu bestrafen. Ihre Mutmaßungen erscheinen im Vergleich zu denen ihrer Mitpatienten, wie wir noch sehen werden, lächerlich zu sein.

Soppo: Ich habe einen kleinen Verdacht, ich weiß aber nicht, ob der ernst zu nehmen ist. Zum Beispiel die Frau, die mich aufgezogen hat... Eines Morgens arbeitete ich in sitzender Haltung auf der

Veranda, ich glaube, ich schälte Makaboknollen. Meine Ziehmutter saß hinter mir. Sie ergriff das Wort und sagte mir, daß sie mich sehr liebe. Sie liebe mich so sehr, daß sie nicht einmal wisse, ob sie ein eigenes Kind genauso wie mich lieben könnte. Es quält sie, daß ich nicht heiraten will! Die Ehemänner, die sie für mich ausfindig macht, mag ich nicht. Aber natürlich will sie mich nicht umbringen. Sie ist einfach verärgert! Das hat sie einem meiner Cousins erzählt, der es mir wiedergegeben hat. Mein Cousin weiß nicht, ob sie nur gekommen ist, um ihm solchen Unsinn zu erzählen… Solche Sachen machen mich sehr nachdenklich.

Der Typ, den sie für mich ausgesucht hat, ist ein Bulu… Zunächst einmal kann ich dieses Volk, die Bulu, nicht leiden. Und dann ist das auch noch ein unbeständiger Knabe, ein Flattergeist. Es stimmt zwar, daß er arbeitet und ein bißchen Geld hat, aber ein eigenes Zimmer will er nicht nehmen. Sehen Sie, der ist so: heute schläft er bei einem Freund, morgen ist er anderswo! Da habe ich meiner Ziehmutter gesagt: »Wo wird der seine Frau unterbringen, wo er doch selbst kein Zimmer zum Schlafen hat?« Man soll nicht für andere einen Ehemann suchen! Man muß es der Person selber überlassen, eine Wahl zu treffen. So ist das heute.

Und da ist noch mein Papa! Mein Papa ist nicht bösartig, er tötet nicht, er hat auch nichts mit Zauberei zu tun, von diesen Sachen versteht er nichts, aber er mag mich nicht. Sein Körper ist nicht gut zu mir [heißt: unsere Beziehungen sind gestört]. Aber mir Böses zufügen, das täte er nicht… Ich weiß nicht!

de Rosny: Haben Sie Ngea gefragt?

Soppo: Bis jetzt hat er sich noch nicht geäußert!

Später habe ich dann Ngea gefragt:

Ngea: Ihre Feinde kommen aus ihrer eigenen väterlichen Familie. Dieses Mädchen ist zu intelligent, und man hat sie um jeden Preis ausschalten wollen. Da sie arbeitet, könnte sie ihre Familie viel stärker unterstützen. Andererseits hat man für sie ›essen‹ wollen. Und da keine schnelle Heirat erfolgte…

de Rosny: Man hat für sie ›essen‹ wollen? Was wollen Sie damit sagen?

Ngea: Sie wissen, daß, wenn Sie bei uns eine Tochter haben, die Notwendigkeit besteht, sie zu verheiraten, und Sie erwarten dann etwas zurück. Die Familie muß ›essen‹. Das heißt, daß die Familie des Schwiegersohnes Sachen und Geld gibt, mit denen Sie dann ›essen‹.

Bei uns Küstenbewohnern kann es vorkommen, daß man eine Tochter tötet, wenn sie nicht schnell verheiratet wird. Man tötet sie durch Zauberei. Deswegen hat sie so schwierige Lebensbedingungen gehabt.

de Rosny: Werden Sie ihr sagen, wer ihre Feinde sind?

Ngea: Nein, denn sie ist eine Person, die zu Heftigkeit neigt. Da es eine Auseinandersetzung mit ihrer engsten Familie ist, würde es Probleme auslösen. Diese Sache geht ihr zu sehr unter die Haut. Es bestünde die Gefahr, daß sie die Beziehungen abbricht!

Bei anderer Gelegenheit, als ich Ngea wieder einmal die Gefahren vor Augen hielt, die darin liegen, jemandem die Schuld zu geben, sagte er mir:

Der Afrikaner ist nun einmal wie er ist. Immer wird er Sie dazu zwingen, damit herauszurücken, wer sein Feind ist. Das führt natürlich zu Auseinandersetzungen und langen Diskussionen. Aber es ist ein Teil der Heilung für die, die schwach sind, gegenüber denen, die stark sind!

Bevor ich das Gespräch mit Pauline beendete, habe ich versucht, ihr Problem zu entschärfen:

de Rosny: Finden Sie nicht, daß es heutzutage schwerer fällt, diejenigen jungen Frauen, die wie Sie einen Beruf haben, zu verheiraten? Die Männer haben Angst vor einer Ehefrau, die tut, was sie will, weil sie ihren Lebensunterhalt verdient!

Soppo: Das spielt mit! Es gibt Männer, die so denken, andere hingegen beeinflußt das nicht… Die sagen vielmehr: »Ich brauche um jeden Preis eine Frau, die arbeitet, denn mit meinem Gehalt kommen wir nicht aus!« Aber ich hatte einen Verlobten, noch bevor ich arbeitete. Also wirklich, als er zu mir kam, um mir zu ›singen‹, daß er mich heiraten wolle, hat der junge Mann ganz einfach gesagt, daß er es wolle, weil ich später ganz gut Geld haben würde! Ich habe ihn gefragt: »Liebst du mich nicht?« – »Was heißt denn ›lieben‹? Ich werde dich lieben, wenn du Geld hast!« – »Und morgen, wenn ich nicht das Glück habe, arbeiten zu können, wirst du mich dann zurückstoßen?«

de Rosny: Rührt das Problem nicht daher, daß es Ihnen schwerfällt, den passenden Ehemann zu finden?

Soppo: Das eigentlich nicht. Zur Zeit habe ich einen Freund, mit dem ich zusammenlebe. Wenn Gott will, werden wir vielleicht irgendwann heiraten können. Für den Augenblick leben wir erstmal so zusammen. An erster Stelle kommt aber die Gesundheit!

Während des Gesprächs wird mir klar, daß man die tiefe Angst dieser Städterin durch Appelle an die Vernunft nicht vertreiben kann. Nicht einmal lindern kann man sie, solange man mit ihr nur beim Thema ihrer delikaten Situation hinsichtlich Familie und Heirat bleibt. Gewiß ist ihre bittere Lage noch schwerwiegender, sonst hätte sie zur Zeit ihrer Ankunft bei Ngea nicht so extreme Symptome aufgewiesen. Welche untergründigen Verwerfungen bringen ihr Nervensystem aus dem Gleichgewicht? Ich habe nicht die Mittel, es zu erfahren, es sei denn, ich brächte sie dazu, über ihre frühe Vergangenheit zu sprechen. Die Umstände dafür sind jedoch nicht günstig. Ich räume aber ein, daß sie ihr Heil finden kann, wenn sie aufrichtig ihre Rolle in der spektakulären Inszenierung spielt, die Ngea für diese Nacht vorbereitet.

Das Drama einer Schülerin, die schon Mutter ist: Florence Ebame

Florence ist Schülerin einer Haushaltsschule in Duala. Sie dürfte fast 20 sein. Auf meine Fragen antwortet sie nicht so spontan wie ihre Vorgängerin, deren Platz im Sessel sie eingenommen hat. Warum, verstehe ich schnell: Ihre tragische Geschichte wirft auf mehrere Personen des Umfeldes und der Nachbarschaft Ngeas einen Schatten. In diesem Wohnzimmer mit mehreren Türen achtet sie darauf, die Stimme nicht zu heben. Wir sprechen französisch.

de Rosny: Können Sie mir bitte erzählen, wie ihre Krankheit angefangen hat?

Ebame: Meine Krankheit hat mit der Geburt meines Kindes angefangen.

de Rosny: Wie lange ist das her?

Ebame: So ungefähr acht Monate. Es fing mit Bauchschmerzen an. Wenn es losgeht, tut es mir sehr weh, so daß sich ein Bein wie abgestorben anfühlt. Die Kraft der Krankheit geht bis ins Bein. Das setzt sich hier fest [sie zeigt auf die rechte Leistengegend]. Ich bekomme auch Herzklopfen. Und es kommt vor, daß ich mehrere Minuten bewußtlos bin.

de Rosny: Haben Sie ein Krankenhaus aufgesucht?

Ebame: Man hat mir gesagt, man könne mich operieren, aber meine Familie wollte nicht [ihre Familie sah darin eine andere Form des Leidens].

de Rosny: Was hat die Familie dann unternommen?

Ebame: Man hat mich auf hiesige Art behandelt.

de Rosny: In welchem Monat ist das Kind zur Welt gekommen?

Ebame: Im September 1982 – es war eine Totgeburt.

Ich werde nun versuchen, ihre Tragödie auf der Grundlage verschiedener Gespräche zu rekonstruieren: Gespräche mit ihr, die lieber lacht, als auf meine zu direkten Fragen zu antworten, sowie Gespräche mit ihren Mitpatienten und mit Ngea selbst. Dann auch mit ihrem Vater, Daniel Ebame, der schwere Maschinen im Hafen fährt.

Zum Verständnis muß ich auf den Großvater von Florence zurückgreifen, einen *nganga*, der in unmittelbarer Nachbarschaft praktiziert. Er hat seinen Sohn Daniel beschuldigt, ihm eine seiner Frauen wegzunehmen, und ihn aus Rache krank gemacht. Daniel hatte die gleichen Symptome wie Florence. Ngea hat diesen Mann behandelt und ihn dann sogar zu einem seiner Gehilfen bei der großen Behandlung gemacht. Daniel Ebame meint: »Was mich veranlaßt zu glauben, daß es der Großvater ist, das sind die bösen Worte gegen uns, die aus seinem Mund kommen. Früher hat er diese Worte nicht gebraucht.« Ngea glaubt, daß die Frauengeschichte ein Vorwand und der Greis ein Schadenzauberer ist, gefangen im Räderwerk des Mordes. »Sie wissen ja, daß man bei uns bisweilen Böses tut, ohne daß es den geringsten Grund gibt. Wenn einer Schadenzauberer ist, so ist er dazu geboren, Unheil anzurichten, und er versucht es mit allen Mitteln.«

Da ich Verwunderung äußere, daß ei*ng nganga* trotz des mit seiner Funktion verknüpften Verbotes zu töten versucht, erwidert

Ngea: »Er verfügt nicht über die gleiche Kraft wie wir! Er hat den Beruf von einem Ausländer, einem Nigerianer, gelernt. Er hat seine Lehrzeit nicht beendet, denn diese Person ist gestorben. Er hat auch nicht die Berufung. Das ist der Unterschied. Ich kann nicht wagen, jemanden zu töten, denn ich weiß, daß damit für mich alles beendet wäre. Nicht nur werden mich meine Kräfte verlassen, sondern ich selbst werde ein anderer Mensch.« Eine die Phantasie anregende Bemerkung, die viel über die Schwierigkeiten benachbarter *nganga* aussagt und, weit mehr noch, über ihre Probleme, sich in einen offiziellen Verband einzugliedern.

Der Großvater von Florence, wutentbrannt, daß seine Beute ihm entkommt, überträgt sein Rachebedürfnis auf die Enkelin – so sagt man mir. Und Pauline Soppo weiß es genau, denn sie hat es während der langen Abendunterhaltungen mitbekommen: »Ihr Großvater hat ihr so ein ›Ding‹ in den Bauch gesetzt. Er will nicht, daß seine Enkelin Kinder bekommt. Aber warum hat man sie verheiratet, um dann andere Menschen unschuldig leiden zu lassen?« Tatsächlich hat der Verlobte von Florence, als er feststellte, daß sie schwanger war, bei einem dritten *nganga* Erkundigungen eingezogen und die Machenschaften des Großvaters aufgedeckt. Ohne Verzug bringt er ihm die Verlobte zurück. Florence kommt also beim Großvater nieder, und das Kind überlebt nicht! Das ist die traurige Geschichte der Florence. Wenn ich das maskenhafte Gesicht betrachte, das sie zur Schau stellt, wie sie so kerzengerade vor mir sitzt, dann glaube ich, daß sie dieser Interpretation ihres Unglücks zustimmt. Die wirkliche Seelennot, das ist meine Erfahrung, findet ihren Ausdruck nicht in gequälten Gesichtszügen, sondern in einer gewissen Erstarrung des Gesichts.

Die Gruppe der an den ekong Verkauften

Jedes der acht anderen Opfer, die Ngea in dieser Nacht zu befreien versucht, wäre es wert, daß sein Fall vorgestellt würde, so wie ich es mit Pauline und Florence versucht habe. Aber wie soll ich das bewerkstelligen, ohne den Leser zu langweilen? Jede Unterredung führt mich in eine andere Welt, in einen Mikrokosmos, in dem ich ein Netz komplexer Beziehungen entdecke. Nicht immer gelingt es mir, sie zu ergründen. Bisweilen wird mir das Gespräch sogar verweigert. So kann ich zum Beispiel nichts über jene Frau aussagen, die Direktionssekretärin im Erziehungsministerium in Jaunde ist. Sie ist mit ihrem jüngeren Bruder gekommen, um gegen die Aggressionen einer Rivalin im Amt Schutz zu suchen. Sie verweigert ein Treffen mit mir und verlangt, daß kein Foto von ihr oder ihrem Bruder gemacht wird. Selbstverständlich verspreche ich das.

Für die Nacht bereiten sich vor: ein früherer Patient, Lastwagenfahrer bei einer Brauerei, der an der großen Behandlung noch nicht teilgenommen hat; eine Witwe, deren Familie sich über die Hinterlassenschaft ihres Mannes zerstritten hat; eine ältere Frau, die extra aus Jaunde gekommen ist. Sie wird von ihrem Mann terrorisiert, weil er sie, wie sie sagt, für den Tod ihres ersten Sohnes verantwortlich macht. Allen diesen Personen mit so verschiedenen Lebenswegen ist eines gemein: die Überzeugung, verhext zu sein, das Gefühl, daß das Krankenhaus für sie nichts mehr tun kann (nach einer überflüssigen Röntgenuntersuchung), und die Hoffnung, im Zuge der großen Behandlung dieser Nacht befreit, also geheilt zu werden.

Ich muß aber auch noch die Herren Jean-Baptiste Tientcheu und Paul Bitcheck, die beiden letzten auf der nächtlichen Liste aufgeführten Patienten, vorstellen. Im Unterschied zu den meisten anderen, deren Spur ich nach der Behandlung nicht mehr verfolgen werde, kenne ich ihren Aufenthaltsort in Duala. Ich habe sie also danach besuchen können. Man zögert übrigens, den Weg eines jeden noch längere Zeit nach der Behandlung zu verfolgen, denn das führt zu Überschneidungen, zu einem Belauern, zu endlosen Spuren, die man nicht weiter erforschen kann, ohne Weggefährte zu werden. Das ist eine verwirrende und wenig erfolgversprechende Situation, wenn es sich, wie an diesem Abend, um eine große Gruppe handelt. Ich muß mich meistens mit dem zufriedengeben, was die intensiven, aber nur kurzen Begegnungen anläßlich des Ereignisses einer großen Behandlung hergeben.

Bei dieser Gelegenheit sagt man mir aber auch alles, wenn ich nur zuzuhören weiß, zeigt man mir alles, wenn ich nur zu sehen weiß.

Jean-Baptiste Tientcheu ist als Beamter des Gesundheitsamtes der Stadt Duala aus ›gesundheitlichen Gründen‹ vorzeitig in den Ruhestand versetzt worden. Er ist 55 Jahre alt. Am rechten Bein und Fuß leidet er an Elefantiasis. Das ist eine Krankheit, die meines Wissens weder die Krankenhausärzte noch die *nganga* eindämmen können, wenn sie zu spät erkannt wird. Auf französisch sagt er mir: »Ich habe in den Büchern gelesen, daß es sich um Mikroben handelt. Unsere hiesige Erklärung lautet, daß es von etwas kommt, das man mir im Dorf verabreicht hat.« Sein eigentliches Drama ist aber, daß seine Tochter, bereits Mutter zweier Kinder, ihr drittes erwartet, das nicht von ihrem Mann ist. Untreue wird in Bamileke-Familien, die die bäuerlichen Sitten des westlichen Landesteiles hüten, streng bestraft. Die von Panik ergriffene junge Frau hat eine Überdosis Resochin eingenommen, um eine Fehlgeburt auszulösen, und ist daran gestorben. Ihr Ehemann beschloß dann, sich von ihrer Familie zu distanzieren, und überließ die beiden Kinder der Fürsorge des Großvaters. Der hatte nun ein doppeltes Motiv – das angeschwollene Bein und die tiefe Angst –, Ngea aufzusuchen und sich auf heimische Weise behandeln zu lassen.

Paul Bitcheck, zehn Jahre älter als er, ist Wachmann bei Chococam, der Schokoladenfabrik in Duala. Es ist nicht leicht, seine Nöte nur auf der Grundlage seiner Angaben zu beschreiben: »Ein Schmerz, der oben im Körper seinen Anfang nimmt und sich bis zu den Nieren hinabzieht; Krämpfe in Beinen und Armen, Schmerzen in der Brust!« Ngea sagt, daß er rheumatisch und tuberkulös ist. Deswegen hat er auch ein Einzelzimmer: »Die Krankheit, die man ihm angezaubert hat, ist ein starker Husten. Wenn ich nicht eingreife, wird er Blut spucken und ›die Reise antreten‹ [sterben]!« Die Tragödie dieses schon alten Mannes (in den einfachen Stadtvierteln Dualas stirbt man im Durchschnitt mit 50) erschöpft sich nicht in diesen Krankheiten, die für ihn nur Symptome sind. Auf ihm lastet, daß seine Familie ihn beschuldigt, durch Zauberei einen schweren Autounfall ausgelöst zu haben, der seinen 20jährigen Sohn ein Bein gekostet hat. Eine fürchterliche Anschuldigung, die er mir auf duala anvertraut: »Zum Schluß hat Ngea mir gesagt, daß man mir ein rotes Gewand anziehen will. Dann wird man, wenn man mich sieht, gleich sagen, daß ich ein Schadenzauberer bin. Hören Sie, man will mir eine Missetat aufhalsen, an der ich keine Schuld habe.«

Ngea erklärt mir den Fall in der Terminologie des *ndimsi*, dieser Welt der Realitäten, die dem gewöhnlichen Auge verborgen sind: »Man kann Ihnen ein blutrotes Gewand umhängen oder ein rotes Bananenblatt«, sagt er mir auf französisch, »damit Sie so den Mantel der Schadenzauberei tragen. Wenn in der Familie irgend etwas schiefgeht, wird man es Ihnen anlasten, dabei haben Sie es vielleicht überhaupt nicht getan. Sie selbst verstehen womöglich gar nichts von Zauberei. Aber der, der Bescheid weiß, ist in Ihrer Nähe und hat Ihnen seinen Mantel angezogen! Was nun uns betrifft, so müssen wir, wenn wir solche Kranke aufnehmen, mit den Geistern [den Ahnen] zusammenarbeiten, um diesen Mantel völlig zu zerreißen und den Verdacht von Ihnen abzuwenden!« Paul Bitcheck hat diese Strategie gut verstanden, als er mir sagt:

»Die drei Stücke Stoff, die zu kaufen Ngea mich gebeten hat, das rote, das weiße und das blaue, die sollen das blutige Stück Stoff, in das man mich hüllen will, fernhalten!«

Die große Behandlung des ekong-Zaubers

Erster Akt: nganga gegen Schadenzauberer

> »Morgens und selbst tagsüber scheinen die willensmäßigen Kräfte der Menschen sich noch in höchster Energie gegen den Versuch der Aufzwingung eines fremden Willens und einer fremden Meinung zu sträuben. Abends dagegen unterliegen sie leichter der beherrschenden Kraft eines stärkeren Wollens.
>
> Denn wahrlich stellt jede solche Versammlung einen Ringkampf zweier entgegengesetzter Kräfte dar. Der überragenden Redekunst einer beherrschenden Apostelnatur wird es nun leichter gelingen, Menschen dem neuen Wollen zu gewinnen, die selbst bereits eine Schwächung ihrer Widerstandskraft in natürlichster Weise erfahren haben.«
>
> Adolf Hitler, 1939; zitiert aus Erich Fromm: *Anatomie der menschlichen Destruktivität*, Deutsche Verlagsanstalt, ^{2}1974, p. 368f.

Ich nehme mir das Recht, die Behandlung in Akte und Szenen zu unterteilen. Ich tue dies nicht nur, um dem Leser zu ermöglichen, der Haupthandlung zu folgen, ohne sich im Labyrinth der Rituale zu verlieren, sondern auch, um Ngeas unermüdliche Sorgfalt zu betonen, den streng geregelten Ablauf der Handlung sicherzustellen und auf dem Therapieplatz eine vollkommene Ordnung zu gewährleisten. Hinter dieser Regie, oder durch sie, entfaltet sich eine echte Gefechtsstrategie.

Er und Ngila, ein benachbarter *nganga*, den Ngea für dieses Vorhaben um Beistand gebeten hat (denn auch unter Eingeweihten gibt es Bündnisse), sind (mit mir) die einzigen vor Ort, die jenen doppelten Blick besitzen, der es erlaubt, die Taktik des Feindes vorauszusehen und ihr entgegenzutreten. Alle anderen – Gehilfen, Patienten, Familienmitglieder, Dorfbewohner – bleiben

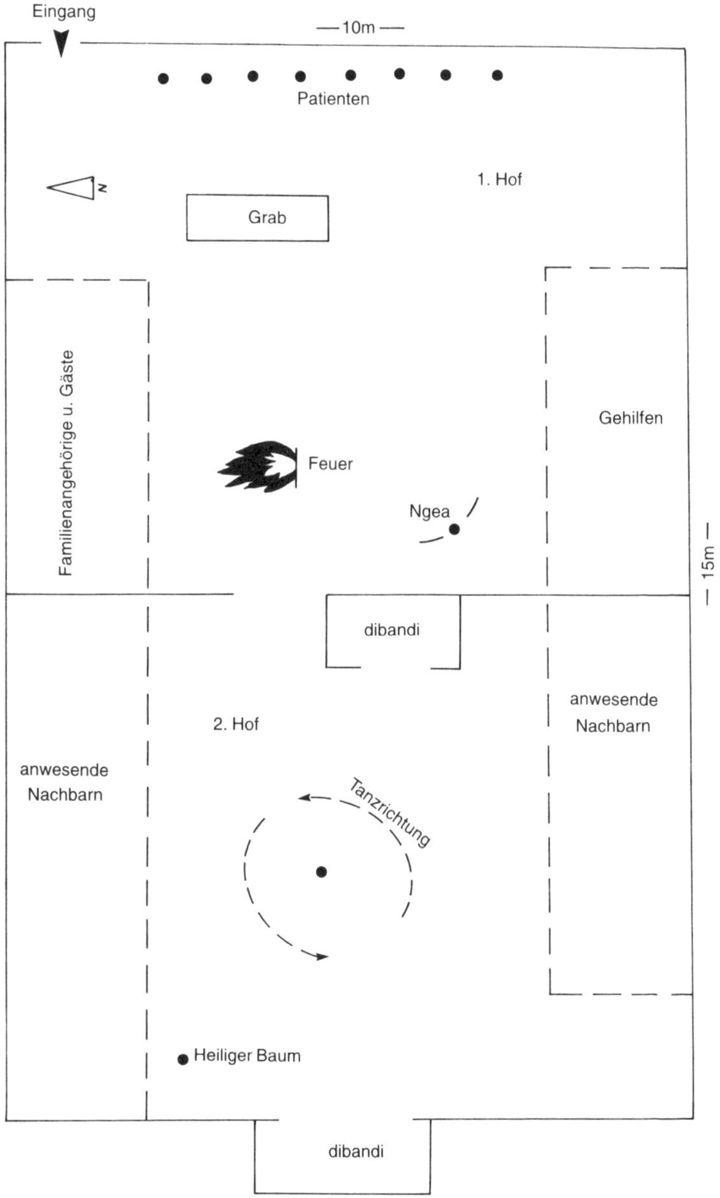

Planskizze des Behandlungsplatzes

einer ungeschickten Geste ausgeliefert, wie Blinde es wären. Jemandem, der sich ohne Erlaubnis von seiner Bank erhebt, ruft Etia, Hauptgehilfe und Bruder Ngeas, folgenden warnenden Befehl zu: »Bleib sitzen! Die Schläge, willst du sie auf dich nehmen, hm?«

Mehr noch als das totale Theater, wie man es in den 70er Jahren in Frankreich erfand, um eine engere Bindung zwischen Zuschauern und dramatischer Handlung herzustellen, mehr noch als ein Psychodrama handelt es sich hier um eine liturgische Zeremonie, die eher auf Überzeugungen als auf Konventionen beruht. Das persönliche Engagement hat einen anderen Rang, und dadurch wird der therapeutische Effekt verstärkt. Wie kann man ohne diese Voraussetzung – nur schwer vorstellbar oder gar begreiflich für denjenigen, der dem System der Zauberei und Gegenzauberei nicht anhängt – die Atmosphäre der Ernsthaftigkeit erklären, die auf dem Behandlungsplatz herrscht?

Die Stätte des Kampfes ist ein eingefriedeter Platz unter freiem Himmel von zehn mal fünfzehn Metern. Sie ist zweigeteilt, den beiden Akten der Zeremonie entsprechend. Wir lassen uns also im ersten Abschnitt der Einfriedung nieder. Die Familienangehörigen und die Gäste, zu denen ich gehöre – ungefähr 20 Personen –, nehmen entlang der belaubten Seitenwand nach Norden Platz. Wir dürfen uns von dort nicht fortbewegen. Die südliche Seitenwand ist den Gehilfen des *nganga* vorbehalten. Sie sind sechs an der Zahl und tragen eine rotweiße Uniform. Florence Vater ist einer von ihnen. Sie stehen nur auf ausdrücklichen Befehl Ngeas auf, um dann einzugreifen. Ngea nimmt mit Ngila im westlichen Teil Aufstellung. Beide tragen eine Mütze, ein Polohemd und rotweiße Shorts, den Farben des Blutes und des Todes. Ihnen gegenüber, entlang der letzten Seitenwand, also der Ostwand, sitzen aufgereiht und mit entblößtem Oberkörper die Opfer der Zauberei auf Knüppelhölzern. In der Mitte schließlich befinden sich eine ständig genährte Feuersglut und ein Grab, letzteres reserviert für das Opfer, das Ngea für das verwundbarste hält. Pauline Soppo nimmt dort Platz. »Mein Fall war der schwerste«, wird sie mir sagen. Sie aus dem Grab zu holen heißt, sie heilen.

Wenn man den Ort genauer in Augenschein nimmt, bemerkt man eine Vielzahl von Werkzeugen und Gerätschaften: neue und gebrauchte Macheten, je nach Verwendungszweck, Schüsseln unterschiedlicher Größe, Kalebassen, Steine, Stoffe … und Lianen, Pflanzenstengel und Kräuter, die voller Absicht hingelegt wurden, wie dieser ›Stab der Toten‹ (*mukoke mwa bedimo*), ein langer Pflanzenstengel, wie man ihn in ganz Kamerun verwendet, um sich zu schützen. Mit diesen augenscheinlich ganz unverfänglichen ›Dingen‹ spielt Ngea, um seine Taktik abzuwandeln: »Während des ersten Teiles glauben die Kranken, die nur mit zwei Augen sehen, daß die Behandlung für alle die gleiche ist. Es gibt aber große Unterschiede.«

Szene 1: die Abschirmung der Körper

Von 22 Uhr an. Auf eine Geste von Ngea hin nehmen die Gehilfen Zweige mit Blattwerk auf, tauchen sie in geräumige Schüsseln, in denen Rinden eingelegt sind, und bespritzen damit die Opfer.[6] Dann massieren sie mit der ganzen Hand. Ngea liefert mir später den Kommentar dazu auf französisch: »Denn früher wurden die Leute zu schmutzig dabei: Man rieb sie mit sehr viel Öl ein, und sie konnten dann neun oder zehn Tage so bleiben, ohne sich zu waschen. Heute müssen wir sie zwangsläufig ›auf moderne Art‹ behandeln.« Pauline Soppo erinnert sich mit gemischten Gefühlen an diesen Ritus: »Die Massage tut wirklich weh. Aber diese kleine Hitze tut auch gut, denn es ist einem sehr kalt. Die Massage hilft, den Gebrauch der eigenen Glieder nicht zu verlernen. Damit man nicht erstarrt. Diese Massage tut da weh, wo der böse Geist sitzt. Wenn er Sie an irgendeiner Stelle angefahren hat (wie ein Auto einen anfährt), dann massiert man Sie an der Stelle.« Die Gehilfen versetzen den Patienten Schläge mit der Hand, während sie sie massieren. Die Opfer niesen heftig unter der Einwirkung der Pflanzen. Klatschende Geräusche und Niesen erfüllen den Behandlungsplatz. Ich verstehe das als Taktik der Abschirmung gegen die Zauberei, aber auch als spektakuläre Maßnahme, die der Wiedererstarkung des Körpers dient. Denn diese Körper wurden durch die Wirkung des *ekong*-Zaubers ihrer Lebenskraft beraubt.

Szene 2: das Sperrfeuer

Ungefähr 22 Uhr 30. Ngea gibt seiner Hilfstruppe den Befehl, das Feuer zu entzünden. Die Gehilfen gehorchen unter dem eisernen Geklirr der Macheten. Sie setzen die Klinge dem Feuer aus, ergreifen eine Flasche, die eine Mischung aus Petroleum und verdünntem Kräutersaft enthält, füllen sich den Mund mit einem Schluck dieser Flüssigkeit und übersprühen damit die Körper der Opfer, und zwar entlang der Schneide der glühenden Machete: Feuer! Sintflutartig erleuchtet das Feuer den Behandlungsplatz. Diesen Beschuß dirigiert Ngea, indem er jene Opfer, die gerade Zielscheibe sein sollen, mit einer Nummer benennt. Dabei spricht er Pidgin, diese englische Mischsprache der Küste, die jeder versteht. *One back seven* heißt ›eine Bombe auf den Rücken von Florence‹! Ihr Vater ist für sie zuständig und übertrifft sich auf die Befehle Ngeas hin. Sie ist in einen Schwall von Flammen und Rauch getaucht! Wundersamerweise bin ich bei Ngea nie Zeuge eines Unfalls geworden. An anderer Stelle erlitt jemand vor meinen Augen schwere Verbrennungen. Der *nganga* zog sich damit aus der Affäre, daß er diese unglückliche Patientin, nun zweimal Opfer, der Komplizenschaft mit ihrem Schadenzauberer anklagte! Und niemand erhob Einspruch!

Das Feuer ist das Licht in der Finsternis, ein uraltes Symbol des Kampfes gegen die Kräfte des Bösen. Ich zweifle nicht daran, daß dieser kollektive Ritus eine tiefe Wirkung auf das Seelenleben dieser Angsterfüllten ausübt. Bis zu diesem Augenblick haben sie in der Finsternis ihrer Vereinsamung gelebt. Warum aber ein Beschuß, der sich über eine Viertelstunde erstreckt? Ich habe *nganga* gesehen, denen ein oder zwei Feuerstöße genügten! Überschreitet Ngea nicht die Grenzen des Symbolischen, und unterliegt er damit nicht der Versuchung, realistisch und banal zu sein, wobei er Gefahr läuft, die therapeutische Wirkung des Ritus abzuschwächen? Ich habe Ngea zu diesem Punkt befragt:

de Rosny: Übertreiben Sie nicht die spektakuläre Seite der Behandlung?

Ngea: Heute glauben die Leute ›viel weniger‹, weil wir diesen Fortschritt haben. Sogar an die Krankenhäuser glauben die Menschen

> nicht mehr so wie früher! Heute will einer das mit seinen beiden Augen sehen, bevor er glaubt! In früheren Zeiten war das nicht der Fall!

Plötzlich stört ein Vorfall den glatten Ablauf des Beschusses. Ngea verläßt seinen Platz hinter der Feuersglut und nähert sich unserer kleinen Gruppe von Geladenen und Verwandten. Er gibt einem meiner Nachbarn, einem etwa 30 Jahre alten Mann, ein gebieterisches Zeichen. Dieser erhebt sich schnell und verläßt den Ort unverzüglich! Den Vorfall wird Ngea am frühen Morgen auf duala kommentieren: »Wir hatten es hier mit einem Mann zu tun, der seinen Zauber [*ewusu*] mitgebracht hatte. Er hatte diesen Zauber im Leib. Genau hier! Er hat ihn von seiner Mutter bekommen, als sie ihm Abführmittel gab, als er klein war. Wir haben ihn fortgejagt!« Tatsächlich hatte ich am Nachmittag einen Mann bemerkt, der ein nervöses Benehmen an den Tag legte. Er war der Verwandte eines der Opfer, über das ich nichts Näheres erfuhr. Bevor Ngea eingriff, hatte ich ihn neben mir bemerkt, ganz in sich gekauert und offensichtlich verwirrt. Dieser plötzliche Abgang löste bei den Versammelten Heiterkeit aus, denn der Mann ließ große Gummistiefel zurück. Er ist übrigens nie erschienen, um sie zurückzufordern.

Augenblicke der Anspannung, der Entspannung, der Untätigkeit und sogar des Dösens folgen aufeinander während dieser Behandlungen, die eine ganze Nacht dauern.

Szene 3: die Widerstandskraft des Feindes auf die Probe stellen
Kurz vor Mitternacht. Auf jeden Kopf setzt man ein weißes Huhn. Bei Kahlköpfigen können es auch die Hände sein, zum Beispiel bei Paul Bitcheck. Das verstörte und triefende Tier – man hat es zuvor nämlich durch eine mit zweckdienlichem Kräutersaft gefüllte Schüssel gezogen – krallt sich verzweifelt im Haarschopf des Opfers fest, mit dem sein Schicksal verbunden ist. Und daran tut es gut, denn die Gehilfen beginnen nun, eine Flut brennend heißen Wasserdampfes über das Tier auszuschütten. Sie verwenden dabei die gleiche Technik wie für die Feuerstöße. Beim Anblick dieser Szene flüsterte mir einmal ein Kon-

frater, der mich begleitete und wie ich Jesuit ist, zu: »Wenn diese Leute ohne zu lachen Hühnervieh auf ihrem Kopf aushalten, dann geschieht da etwas, das mir entgeht!«

Die Bedeutung des Rituals? Es stellt eine Möglichkeit dar, die Familie des Opfers über die Schwere der Erkrankung ihres Verwandten zu unterrichten, ohne ein Wort zu sagen. Wenn das Huhn, von den Dampfwolken ermattet, auffliegt, dann heißt das, daß die Zauberei ihren Griff lockert und Ngea sich zutraut, diese Person zu befreien. Will das Tier aber nichts davon wissen und klammert sich fest – wie ich es bei anderen Gelegenheiten beobachten konnte –, dann bleibt der Familie nur, ihr Kind zurückzunehmen. Denn dann wird sich Ngea weigern, es zu behandeln. Diesmal leisten zwei Hühner hartnäckigen Widerstand, das von Florence und das von Pauline. Erst der gemeinsamen Anstrengung mehrerer Dampfspucker gelingt es, die Tiere zu vertreiben. Welche Erleichterung!

Natürlich habe ich den Trick durchschaut! Die beiden unglückseligen Hühner sind länger als die anderen in die Schüssel mit den Kräutern getaucht worden, bevor man sie auf diese beiden Hinterköpfe gesetzt hat. Aber ist das nicht ein geheimer Code? Bringt Ngea nicht so zum Ausdruck, daß er diese beiden jungen Frauen für kränker als die anderen hält? Später habe ich mit Pauline Soppo darüber gesprochen: »Dieses Huhn wollte also nicht von Ihrem Kopf herunter?« Sie erklärte dazu: »Es ist hinunter, aber es hat viel Zeit dafür gebraucht. Und die ganze Zeit über sagte mir Herr Ngea: ›Denk nicht an Dein Herz! Denk nur an die Behandlung!‹ Er hat nur zu mir gesprochen, auf englisch [pidgin].«

Was den Wasserdampf angeht, so habe ich mehrere Jahre benötigt, um seine Bedeutung zu begreifen. Ngea scheint sie selbst nicht zu kennen. Ein *nganga* aus der näheren Umgebung, der seine Tätigkeit schon länger als er ausübt, hat mir den Schlüssel geliefert. Das Opfer mit Wasser zu bespucken, das ist so, als würde man sich über ihm erbrechen: Die heilige Nahrung des *nganga* wirkt abstoßend auf den Appetit des Schadenzauberers! Nicht ein Patient, davon bin ich überzeugt, hat den Sinn dieses zuletzt beschriebenen Rituals begriffen, auch nicht den Bezug zur verschlingenden Zauberei und sicher auch nicht die Bedeutung vieler anderer Handlungen. So habe ich zum Beispiel von einer Patientin dieser Nacht am nächsten Morgen nur folgende Überlegung mitgeteilt bekommen: »Mir war sehr kalt, ich zitterte. Ich war nicht einmal sicher, ob ich die Behandlung bis zum Ende durchhalten könnte! Und die Gehilfen sind sogar gekommen, um mich zu fragen, warum ich so sehr zittere!« Ich denke, daß für einige Patienten, wenigstens für die mit geringen intellektuellen Ansprüchen, das Vertrauen in die Kompetenz des *nganga* bis zu einem gewissen Punkt das moderne Bedürfnis nach Erklärungen ersetzt.

Szene 4: die Kriegslist

Gegen 1 Uhr morgens. Ein Gehilfe zerschlägt auf der Stirn eines jeden Opfers ein Ei. Dann verstreicht er sorgfältig Eiweiß und Eigelb auf dem ganzen Körper der Person, damit sie, so gut das geht, mit einem dünnen Film überzogen ist. Zuvor hat er ihr mit dem Ei drei leichte Schläge auf die Stirn, den Sitz des ›Glücks‹ (*musima*), gegeben. Später frage ich Ngea: »Warum gerade ein Ei?« – »Nun, das Ei, das sind tausend Hühner!«

Der Sinn des Rituals wird klarer, wenn man die Opferung eines größeren Tiers beschreibt: der Ziege. Es gibt keinen Unterschied zwischen einem zerbrochenen Ei und einer geopferten Ziege, es sei denn die unterschiedliche Schwere des Falls. So wie Pauline Soppo das beunruhigende Privileg des Grabes zuteil wurde, so ist sie auch die einzige, der man eine Ziege zukommen läßt.

Schon lange hat Ngea mich wissen lassen, was er bei diesem Ritual, sicherlich dem feierlichsten des ersten Aktes, fühlt: »Die Ziege töten heißt, einen Blutaustausch mit der Person vornehmen, die eigentlich sterben sollte.« Ob Eigelb oder Tierblut, immer handelt es sich um eine lebendige Substanz, die statt des Blutes eines Menschen vergossen wird. Das ist eine Form der Stellvertretung des Tieres für den Menschen. Sie stellt eine rituelle Verfahrensweise dar, die den meisten Religionen gemeinsam ist. In unserem Fall liegt die Ursprünglichkeit des Ritus im Drehbuch. Der, dem das Tierblut angeboten wird, ist nicht Gott, sonst wäre es ja ein echtes religiöses Opfer, er ist der Feind, der Schadenzauberer, der ein Mensch ist. Es handelt sich also nicht um ein religiöses Opfer, sondern um eine subtile Kriegslist. Sie selbst sollen das beurteilen!

Die Gehilfen schleppen eine Ziege herbei und senken sie in das Grab, in dem Pauline Soppo immer noch sitzt. Nun bringt man Pauline mit Hilfe eines Pulvers, dessen Grundbestandteil ein starkes Gewürz, das *bolondo*, ist, zum Niesen. Sie niest im gleichen Augenblick, in dem die Ziege blökt. Sie begreift den Sinn dieser rituellen Ersatzhandlung:

> Vor Ankunft der Ziege hat man mir eine Prise in die Nasenlöcher gestopft. Ich habe dreimal geniest. Als die Ziege dann kam, hat sie, sagen wir mal, auch dreimal Laut gegeben. Das entsprach dem Niesen. Gut! Sagen wir also, daß das mein letzter Schrei ist, wenn ich denn sterben sollte: ich weinte, ich rief jemanden. Dreimal, ganz einfach, um mein letztes Wort zu sagen. Deswegen hat auch die Ziege dreimal geweint.

Ngea bindet nun den Strick der Ziege um Paulines Körper, aber so, daß diese das Tier, ihren Doppelgänger, nicht von Angesicht zu Angesicht sehen kann. Die Ziege springt aus dem Grab und versucht zu fliehen. Pauline:

> Die Ziege? Herr Ngea hat gesagt, daß die Leute, die mich gefangenhalten, mich um jeden Preis töten wollten. Nun, in diesem Fall muß man den Austausch bewerkstelligen. Das heißt, es ist nötig, daß er mich durch eine Ziege ersetzt. Er läßt die Ziege bei ihnen, und damit entreißt er mich ihnen. Sie glauben, es sei immer noch ich, es ist jedoch ein Tier. Deswegen hat er den Strick der Ziege genommen, hat ihn fest um meinen Körper geschlungen und mir die Arznei gleichzeitig mit der Ziege gegeben. Die Ziege zog an mir. Sie wollte fliehen, um mich in die Hände dieser Feinde zu geben.

Jetzt ergreifen Ngea und seine Gehilfen die Ziege und halten sie waagerecht in der Schwebe über Paulines Kopf. Dabei hält einer von ihnen mit beiden Händen dem Tier das Maul zu, um es zu hindern, jämmerlich zu blöken. Das soll vermeiden helfen, daß der Argwohn der Schadenzauberer hinsichtlich des sich vollziehenden Austausches ihres Opfers geweckt wird. Ngea schneidet dem Tier die Kehle durch, lenkt den Blutstrom über Paulines Schultern und beschließt die Maßnahme damit, daß er ihren Körper von Kopf bis Fuß mit diesem roten Blutschleier überzieht. Das ist das Ende des ersten Aktes.

Ich habe Ngila, diesen von Ngea für die Nacht hinzugezogenen *nganga*, in der Sprache der Duala befragt. Seine Erklärung beschränkt sich auf allgemeine Redensarten, Zeichen der Verschwiegenheit eines Eingeweihten:

> Während der Zeremonie der Ziege befand ich mich in voller Konzentration. Ich hörte und sah Dinge, die ich Ihnen unglücklicherweise nicht erzählen kann. Wahrhaftig, ich kann Ihnen keine genauen Einzelheiten mitteilen, denn unser Beruf verbietet es uns. Ngea Maka Maka kann darüber sprechen, denn er nahm die Behandlung vor. Er leitete die Zeremonie, und ich war nur als Beistand da, um bei dem, was er tat, eine zusätzliche Kraft [*nginya*] einzubringen… Die Ziege? Wenn einer der ihrigen zum Beispiel im Gefängnis festgehalten wird und Sie seine Befreiung erreichen wollen, dann bieten Sie im Austausch für seine Freiheit etwas an, zum Beispiel Wein. Das ist ungefähr das, was die Ziege bei uns darstellt, also ein vereinbarter Austausch, um die Person zu befreien.

Zweiter Akt: Ahnen gegen Schadenzauberer

Wir werden gebeten, uns in Richtung des zweiten Teiles der Einfriedung zu begeben. Dort erwarten uns Frauen, die gemeinsam an der Nordseite sitzen, und Männer, die an der Südseite sitzen. Sie haben sich dort in der für das Dorf angestammten Rangfolge niedergelassen. Es sind Nachbarn. Tatsächlich kann, wer immer will, den Riten des zweiten Aktes beiwohnen, denn die Geister der Ahnen (*bedimo*), und nicht mehr Ngea, übernehmen die Kontrolle über den reibungslosen Ablauf der Behandlung. Man braucht nicht mehr so große Vorsicht walten zu lassen, um die Teilnehmer auszusondern. Sogar an Ngeas Verhalten merkt man das: So sehr er sich während des ersten Aktes, als er der Regisseur war und von gleich zu gleich mit den Schadenzauberern kämpfte, gebieterisch und bisweilen sogar arrogant aufführte, so bescheiden gibt er sich während des zweiten. Nun sind die Ahnen gefordert!

Das Bühnenbild ist jetzt ein ganz anderes. Im Gegensatz zum vorangegangenen Lichterfest ist nun völlige Finsternis geboten. Wenn überhaupt, dann kann man die zehn Patienten, die in der Mitte eine Gruppe bilden, nur so eben wahrnehmen. Sie bilden einen einzigen Block, wie Trauben um einen kleinen heiligen Baum herum erstarrt. Entlang der östlichen und westlichen Seitenwände kann ich Ngeas zwei *dibandi* ausmachen, jene reservierten Stellen, an denen er seine energiegeladenen Utensilien (*mianga*) zusammenträgt. Es wäre falsch, sie seine ›Fetische‹ zu nennen, denn eine figürliche Abbildung ist nicht dabei.[7]

Szene 1: die Rückkehr der Verschleppten

Ngea, Ngila und ihre Gehilfen bleiben jedoch nicht untätig: Mit schaukelnden Bewegungen, die sowohl dem Marschschritt wie dem Tanzschritt nahekommen, umkreisen sie langsam die Gruppe. Das setzen sie stundenlang fort. Es begleiten sie dabei die Anwesenden, die die beschwörenden Refrains aufnehmen und mit ihren Rasseln aus feinen Bambusplättchen untermalen. Der Rhythmus wird immer fiebernder. Diese Gesänge entstammen dem traditionellen Repertoire, das *ngoso* (Papagei) genannt wird, oder dem *Djeki la Njambe*, einer epischen Erzählung, die den nächtlichen Feierstunden vorbehalten ist.[8] Es kommt vor, daß Ngea die Gruppe verläßt und ganz allein den Sprechgesang im Busch fortsetzt, während wir schweigen. Man hört ihn in der Dunkelheit umherstreifen. Seine Stimme ist rauh und kraftvoll. Ich verspüre in solchen Augenblicken ein echtes ästhetisches Vergnügen.

Was kommt dann? Auf den Wegen des *ndimsi* begeben sie sich zu den Hängen des Mont Kupe. Das ist ein steil abfallender Berg im Norden, 100 Kilometer von dem Ort entfernt, an dem wir uns befinden. Er liegt an der Grenze des Gebietes, das man traditionellerweise zur Küste zählt, mit anderen Worten: auf fremdem Gebiet. Es wird erzählt, daß an den Hängen dieses Berges, auf unsichtbaren Pflanzungen, die an den *ekong* Verkauften als Sklaven arbeiten. Wenn unsere Opfer dieser Nacht so erschöpft waren, als sie bei Ngea eintrafen, dann muß man diesen Zustand der Arbeit zuschreiben, die sie dort zum Nutzen derer leisten, die sie gekauft hatten. Es dürfte sicher sein, daß dieser protokollarisch geregelte Ablauf von Erkrankung und Heilung seinen Ursprung – oder doch wenigstens seine Fortentwicklung – in der Sklaverei hat. Sie hat diese Bevölkerung jahrhundertelang traumatisiert und tiefe Spuren in der gemeinsamen Erinnerung und Vorstellungswelt hinterlassen.[9]

Pauline Soppo erzählt auf ihre Art von dieser Reise. Sie versteht nicht viel von den traditionellen Fachbegriffen, findet aber die richtigen französischen Worte, um das Erlebnis kundzutun:

> *Soppo:* Herr Ngea hat uns gesagt, daß wir in dieser Dunkelheit dort nicht wirklich anwesend waren… Wir alle haben den Ort gewechselt. Und er wechselte den Ort zur gleichen Zeit wie wir, um uns von dort, wo wir waren, zurückzubringen.
>
> *de Rosny:* Wo waren Sie?
>
> *Soppo:* Ich wußte, daß ich hier war. Ich war an der Stelle, die man mir zugewiesen hatte. Aber er hat gesagt, wir seien sehr weit weg gewesen. Er ist aufgebrochen, um uns dort abzuholen. Man muß sehr stark sein, um uns von dort zurückzubringen! Denn wenn einer zurückbleibt, um so schlimmer für ihn!
>
> *de Rosny:* Wo zurückbleibt?
>
> *Soppo:* Da, wo er uns abholt, ich weiß nicht…
>
> *de Rosny:* Gehen sie deswegen im Kreis?
>
> *Soppo:* Sie gehen, um uns zurückzubringen. Aber zunächst sind zwei Personen dort geblieben. Da ist er noch einmal losgegangen, um sie zu holen. Diese beiden Personen, das waren ich und die kleine Florence. Und er hat uns zurückgebracht.

Richtig! Plötzlich unterbricht Ngea den langen Marsch, um in völliger Finsternis die Situation auf den Punkt zu bringen:

> Zwei Kranke [Pauline und Florence] sind nicht mit den anderen zurückgekommen. Wir müssen uns anstrengen, um sie zurückzu-

> bringen. Gehen wir also schnell, denn sie hindern uns daran, die Behandlung abzuschließen. Auf unserem Weg halten sie uns auf. Es waren zehn Kranke. Acht sind schon zurückgekommen. Zwei fehlen noch. Wollt ihr, daß sie unterwegs sterben, wo wir doch eigentlich ihre Heilung wünschen? Bemühen wir uns also, daß sie schnell geheilt werden. Laßt uns zusammenarbeiten.

Manchmal schließe ich mich der Runde an, weil ich den Wunsch habe, an der Reise zur Befreiung dieser Menschen, die mir ihr Leid anvertraut haben, teilzunehmen. Während ich mich an ihre Widerstandskraft und Ausdauer erinnere – eine ganze Nacht waren sie einer derartigen Schocktherapie ausgesetzt –, werde ich Pauline Soppo sagen:

> Es muß unangenehm sein, stundenlang in der Finsternis zu stehen! Sie wird mir eine gelungene Antwort geben: Ja, man bleibt unter der Palme stehen. Sie hatten das da wie einen Weihnachtsbaum hergerichtet! Später durften wir in dem Häuschen [*dibandi*] sitzen.

Die zehn entkommenen Gefangenen finden sich dann tatsächlich im östlichen *dibandi* wieder zusammen. Dieser Schlußteil der Reise findet bisweilen unter der Führung eines beliebigen Anwesenden statt, von dem ganz plötzlich ein Ahne Besitz ergreift. Im Zustand der Trance kommt er dann und ergreift jeden Patienten an den Hüften, um ihn in Richtung *dibandi* zu schubsen. Dieses Mal aber, weil ein sichtbares Eingreifen der Ahnen ausbleibt, muß es genügen, sie an der Hand dorthin zu führen.

Der Körper und sein Doppel – Reflexionen

Unabhängig von den historischen Hintergründen verweist der Bezug auf den Zauber der Verkauften, den man *ekong* nennt, auf anthropologische Gegebenheiten, die ein Bindeglied zum menschlichen Wesen an sich darstellen. Die von den griechischen Philosophen übernommene Unterscheidung zwischen Geist (Seele) und Körper, durch die der Westen sich über das, was der Mensch eigentlich ist, Klarheit zu verschaffen sucht, hat auch der Medizin ihren Stempel aufgedrückt… und das bis nach Duala.

Obwohl die modernen Philosophen diese Problematik in Frage stellen, ist sie der Aufgliederung der medizinischen Fachrichtungen in den Krankenhäusern nicht unbekannt: der Psychiater für die Erkrankungen der Seele, der Kardiologe für die des Herzens und so fort. Die Hinweistafeln, die die Kranken Dualas in die verschiedenen Richtungen weisen, je nachdem zu welchem Spezialisten sie wollen, machen das deutlich. Der Erfolg dieser Medizin drängt sich in Kamerun wie überall auf der Welt auf. Diese Medizin geht aber nicht auf den weltanschaulichen Unterbau ein, mit dem die Kranken vertraut sind. Das System der Zauberei und Gegenzauberei hingegen, in dessen Netz die Heilung ausgehandelt wird, beruht auf einer anderen Konzeption des menschlichen Wesens: dem doppelten Körper oder, wenn man eindeutiger formulieren will, dem Menschen, der in seiner Gänze sichtbar ist, und dem, der in seiner Gänze unsichtbar ist. Auch hier gibt es eine Zäsur wie bei den Griechen, sie wird aber nicht zwischen einem psychischen und einem stofflichen Element vorgenommen. Rückkehr zur Gesundheit heißt, die beiden ungerechtfertigterweise getrennten Körper wieder in einem zu vereinen.[10]

Ein ehemaliger Patient, der sich unter den Gästen bei der großen Behandlung dieser Nacht befand, hatte mir von seinem Gesundheitszustand zu der Zeit, als er von Ngea behandelt wurde, berichtet. Dabei benutzte er Ausdrücke, die sich eindeutig auf diese Konzeption des Menschen stützten. Auf duala sagte er mir:

> Am Tag meiner Ankunft hier hatte ich körperlich ein Gefühl der Leere. Nach zwei Tagen aber begann ich zu fühlen, wie ich zu mir kam. Das heißt, es gelang mir zu verstehen, wie mein Körper war. Dann habe ich die große Behandlung mitgemacht. Dabei hat Ngea gesagt, daß die Behandlung mein Doppel [*edi*] zurückholen müsse, damit ich mir dann darüber klar würde, daß mein Körper zurückgekommen ist. Dann, nachdem mein Doppel zurückgekehrt war, habe ich angefangen, mein Leben zu verstehen, wie es funktioniert. Aber meine Lunge ist auch jetzt noch nicht in Ordnung.

Das hebräische Denken kommt der afrikanischen Vorstellung vom Menschen näher als das griechische. Erklärt diese Nähe das

Schwärmen der Afrikaner für die Bibel nicht wenigstens teilweise? Paul Beauchamp schreibt: »Die Heilige Schrift unterscheidet nicht nur zwischen Seele und Körper (Mt. 10,28), sondern zwischen Geist, Seele und Körper (1. Th. 5,23) oder zwischen seelischem und geistigem Körper (1. Ko. 15,44).«

Paul Beauchamp kommentiert diese letzte Unterscheidung in bezug auf Krankheit und Heilung in den Psalmen auf für unseren Zweck so einleuchtende Art, daß ich einen Auszug daraus wiedergebe:

> Um die Sprache der Psalmen zu interpretieren, werde ich ein Bild wagen... Alles spielt sich so ab, als hätte jeder Mensch zwei Körper. Der erste, dem bloßen Auge sichtbar, kann gesund oder krank sein, er hält dennoch immer einen gewissen Abstand zum Kampf zwischen Leben und Tod, wenn er auch dessen Rückwirkungen über sich ergehen lassen muß. Der zweite Körper, dem bloßen Auge nicht sichtbar, befindet sich dagegen im Handgemenge, im direkten Kontakt mit dem Kampf zwischen Leben und Tod. Er ist unmittelbar inbegriffen in diese beiden ungleichen Absoluta. Dieser zweite Körper hat weder Glieder noch losgelöste Teile, deswegen kann er sehen, wenn der erste blind ist, gehen, wenn der erste festgesetzt ist. Das Befinden des zweiten Körpers hat einen großen Einfluß auf das Befinden des ersten Körpers, er ist aber weit davon entfernt, ihm bedingungslos zu befehlen...
>
> Dieser ›zweite Körper‹, der ›symbolische Körper‹, ist gleichsam eine Abbildung des ersten. Aber diese Abbildung ist tiefer und wirklicher als der erste. Die Tradition nennt ihn auch ›Form‹, substantielle, bewegende, harte, lebendige und geheime Form. Da er geistig ist, kann der zweite Körper nicht leben, ohne eine Beziehung einzugehen. Seine Nahrung ist der liebevolle Blick und das lebenspendende Wort eines anderen. Dieser zweite Körper ist der Sitz des eigentlichen Lebens, das seine Nahrung in der Liebe und Gemeinschaft findet. Aus den Klagen des Kranken muß man seinen Schrei nach Hilfe heraushören.
>
> Ich bin dem Gedächtnis entschwunden wie ein Toter,
> bin geworden wie ein zerbrochenes Gefäß. (Ps. 31,13)
>
> Freunde und Gefährten bleiben mir fern in meinem Unglück,
> und meine nächsten meiden mich. (Ps. 38,12)

> Diese Verlassenheit kann töten… Das Leben des ›zweiten Körpers‹ hängt davon ab, ob man ihm Solidarität und gegenseitiges Füreinanderdasein gewährt oder verweigert.[11]

Im gleichen Kapitel stellt Paul Beauchamp diese biblische Sprache bezüglich des Körpers jener gegenüber, die den Traditionen des Fernen Ostens geläufig ist. Ich wäre auch geneigt, sie mit der praktischen Philosophie zu vergleichen, die in Europa in der Volkssprache in Umlauf ist. Die Arbeiten über die Zauberei im ländlichen Milieu sind in dieser Hinsicht aussagekräftig.[12] Ich erinnere mich an Bemerkungen, die in Frankreich praktizierende Psychiater machten, nachdem sie mir zugehört hatten: Die Trennung der Person in zwei Körper ist Bestandteil der üblichen Phantasma ihrer Patienten. Gibt es demnach zu diesem Thema nicht einen gewissen Konsens quer durch die Kulturen? Bei den Duala schließlich ist der stärkste und häufigste Ausdruck, um diese Krankheit zu bezeichnen, *mbeu'a nyolo*, und das heißt wörtlich ›der Verlust des Körpers‹. Häufig übersetzen wir ihn im Französischen mit ›Unglück‹ (*malchance*), eine ziemlich unzutreffende Übersetzung. Ein befreundeter *nganga* gebraucht es im tieferen Wortsinn, um mir seine guten Wünsche zukommen zu lassen, wenn ich auf Reise gehe: »Achte auf Deinen Körper [*nyolo*]!«

Szene 2: die Empfehlungen

Fünf Uhr morgens. Während sich die vom *ekong* Erretteten und körperlich Wiederhergestellten zur Ruhe begeben, sucht Ngea den westlichen *dibandi* allein auf. Von dort richtet er an die Anwesenden eine lange Ansprache auf duala, die einer seiner Gehilfen ins Pidgin übersetzt, Satz für Satz, damit ein jeder versteht. Insbesondere wendet Ngea sich an die Familien, deren Mitglieder in dieser Nacht befreit wurden und jetzt ruhen. Während des Tages müssen sich diese Befreiten weiterhin an die Heilkraft der Pflanzen und die Gebete aus den Psalmen halten. Florence gehört zu ihnen. Ihr Vater, ihre Brüder und Schwestern verfolgen die Instruktionen mit großer Aufmerksamkeit. Natürlich nicht der Großvater, der Hauptverdächtige, der der Behandlung nicht beigewohnt hat. Seine Abwesenheit wird als Geständnis angesehen. Ngea versäumt nicht, ihn namentlich und öffentlich zu nennen. Ich halte das für einen Verstoß gegen die Tradition, für eine Aufblähung der Anschuldigung, die für gewöhnlich nur angedeutet wird. So wird dem Drang unserer Tage nach hautnaher Darstellung ein Opfer gebracht. Mit lauter Stimme bekräftigt Ngea: »Die ganze Kraft ihrer Krankheit kommt von ihrem Großvater, und das ist nicht gut!«

Er beschreibt die Krankheit des Mädchens in Ausdrücken, die die volkstümliche Vorstellung von der Wanderung des Leidens im Körper wiedergeben, eines nahezu ›Tier gewordenen‹ Leidens, das das Verhalten einer Schlange zeigt:

> Diese Krankheit hat in ihrem Leib bereits ein totes Ei hervorgebracht. Das zeigt, daß sie durch ihren ganzen Körper wandert. Sie geht durch die Nieren und dann bis in die Füße. Sie steigt hinauf in ihre Wirbelsäule. Sie erfaßt ihre Nerven und ihre Rippen. Deswegen bleibt ihr Herz manchmal stehen. Das kommt von dem Zauber, den man ihr zugefügt hat. Als sie hier ankam, war ihr Körper wie tot. Heute nacht haben wir ihr Doppel [*edi*] zu ihr zurückgebracht.

Nun folgt die Liste der einzunehmenden Medikamente und die der Nahrungsmittel, die tabu sind:

> Hinsichtlich der Ernährung ist alles gut … ausgenommen das, was du nicht essen darfst. Meine Schwester, du darfst keinen dibanga [kleiner, getrockneter Fisch, häufig als Zutat in Saucen] essen, keinen Fisch mit Gräten. Im Gegensatz dazu ein Ja zum geräucherten Fisch, ein Nein zum Reis…

Diese Kurzfassung einer langen Ansprache verschafft eine Vorstellung von der Behandlungsform, deren wesentliche Heilkraft zweifelsohne darin liegt, daß der *nganga* die globale Verantwortung für die jeweilige Person übernimmt. Und dies tut er in allen Bereichen, dem körperlichen, dem der Wahnvorstellungen und im sozialen Bereich. Dabei kann man sehr häufig die Trennlinien zwischen diesen Bereichen nicht einmal erkennen.

Szene 3: die Siegesfeier
Bei Morgengrauen. Die Mahlzeit, die wir jetzt zusammen einnehmen werden, ist an den beiden Vorabenden von allen Frauen, auch den Patientinnen, soweit ihre Kräfte dies zuließen, zubereitet worden. Die Ehefrau Ngeas, die Gebieterin des Hauses, hat bei der Zubereitung die Anordnungen gegeben. Denn wenn Ngea auch ein *nganga* ist, so ist er als ihr Ehemann auch nur ein Mann. Es handelt sich um gute, festtägliche Nahrungsmittel, deren Hauptbestandteile Fleisch, Fisch, Gemüsebananen, Maniok und eßbare Blätter sind, die das Land im Überfluß anbietet und die auf einheimische Weise zubereitet werden (was nicht übersetzt werden kann). Das Ganze wird mit großen Mengen des vielgepriesenen spanischen Rotweins und mit kamerunischem Palmwein hinuntergespült. Diese Produkte sind von den Familien der Kranken oder den Kranken selbst zur Verfügung gestellt worden. Ich liste nun Pauline Soppos Anteil an der Lieferung auf, wobei die gelieferten Produkte in keinem erkennbaren Zusammenhang stehen:

> Für die große Behandlung bat man mich um: 20 Liter Rotwein; 1 Liter einheimischen Gin [aus Palmen gewonnener Alkohol]; 21 Kerzen; 2 Liter Petroleum. Sie haben mich gebeten, Nahrung zuzubereiten: Fisch und Fleisch. Sie haben mich gebeten, zwei Kuchen zu backen [*ikoki*]. Auch um Holz für das Feuer haben sie mich gebeten und um Geld für das Bier und die süßen Getränke, um zwei Päckchen Zigaretten und um Streichhölzer. Natürlich auch um eine Machete. Um bongolo und ähnliches: Es gibt zwei Sorten, neun von jeder Sorte. Auch um Bananenblätter hat man mich gebeten und dann um rote Erde aus dem Grab einer Frau...

Man hat außerdem die Summe von 100 000 F CFA (ca. DM 600.-) von ihr verlangt. »Mein Vater hat nur 5000 F CFA gegeben«, sagt sie mir im Vertrauen und mit Bitterkeit. Hat Pauline Soppos Fähigkeit, dank ihres Gehaltes einen solchen finanziellen Beitrag zu leisten, nicht irgendwie eine Rolle gespielt, als man sie in der Gruppe zu der am schwersten Erkrankten und am besten Betreuten machte? Wie in unseren Kliniken mit ihren verschiedenen Klassen.

Die Ziege wird in Stücke zerlegt und gebraten. Danach wird sie in kleine Würfel geschnitten, damit jeder seinen Teil bekommt. Die Bedeutung dieser Austeilung entgeht mir nicht, und ich enthalte mich. Die Ziege, das ist bekannt, ist für die Schadenzauberer bestimmt, und so drängen die Gehilfen von Ngea die Gäste nicht ohne Hintersinn, ihr Stück zu nehmen… Sind keine Schadenzauberer unter uns? Ngea rührt dieses Fleisch nicht an, und dies tun die in der Nacht Entzauberten – das ist nur logisch – auch nicht.

Bevor wir mit der Mahlzeit anfangen, schüttet Ngea eine kleine Portion aus jedem Topf auf den Boden, um zuerst die Ahnen zu bedienen. Beim Essen sitzen wir auf der Erde, immer mehrere um eine große, reichlich mit Beilagen versehene Schüssel herum. Wir essen mit beiden Händen gleichzeitig. Nicht ein Stückchen der zugeteilten Nahrung darf in der Schüssel bleiben, denn es handelt sich um ein rituelles Gemeinschaftsmahl. Es heißt *dindo* und muß aufgegessen werden.

Vom Anfang bis zum Ende der Behandlung, im Verlaufe des ersten Aktes wie des zweiten, ist das Bezugsmodell, bei der Krankheit wie bei der Heilung, der *ekong*-Zauber, d.h. Verkauf-und-Befreiung, gewesen. In diesem Rahmen – und nur darin – ist alles miteinander verknüpft und dann aufgeknüpft worden. Er bot sich bei der Vorstellung, daß der kranke Körper sein Doppel verliert (der Verkauf) und sein Wohlbefinden nur dann wiederfindet, wenn er seinen alten Platz wieder einnimmt, als zweckmäßig an. Erstaunlich ist aber, daß der verschlingenden oder kannibalischen Zauberei in diesem Drehbuch nur wenig Platz eingeräumt wurde. Die symbolischen Elemente, die diesem anderen Modell eigen sind, waren jedoch zur Stelle: der *nyungu*, dieser kriechende Menschenfresser, der ausgespiene Wasserdampf, Ei und Ziege, die eßbar sind, das *dindo* genannte Mahl und eine Menge Ausdrücke, die zum Wortfeld der Nahrung gehören. Ngea hat sozusagen ihre Bedeutung zum Nutzen des Modells von Verkauf-und-Befreiung abgewandelt. Er hat damit seinerseits eine echte Wahl getroffen, denn er muß um die Existenz der großen traditionellen Behandlungen wissen, die im Küstengebiet noch vorgenommen werden und die sich hauptsächlich auf die Phantasma des Aufgefressenwerdens beziehen, z.B. die des Wassers, die *ngando* (Krokodil) heißt.[13]

Diese Wahl hat sich Ngea aufgedrängt. In Hinblick auf das, was er selbst die ›Entwicklung‹ der Mentalität der Städter nennt, ist sie die zweckmäßigste. Seine eigene Sensibilität, die der seiner Patienten so nahe ist, hat ihn dazu geradezu eingeladen. In Duala hat das Geld von den Köpfen der Menschen Besitz ergriffen und ist zur Besessenheit geworden, zweifellos weil es sich in den zwischenmenschlichen Beziehungen breitmacht und weil es fehlt. Und die Phantasma des Aufgefressenwerdens, von denen man weiß, daß sie beim Menschen auf der Ebene der Sehnsüchte tief verankert sind, dienen denen des Kaufs und Verkaufs.[14] Ich kann dafür ein anschauliches Beispiel beibringen. Um die Oberen zu brandmarken, die sich auf Kosten des Volkes die Taschen füllen, indem sie zu ihrem Nutzen die Vermögenswerte des Staates ›verkaufen‹, sagt man in den Stadtvierteln der einfachen Leute: »Das sind tchop-blew-pot«, ein Begriff aus dem Pidgin, der wörtlich übertragen ›fressen-furzen-Topf‹ lautet. »Sie schlingen den Inhalt des [nationalen] Topfs in sich hinein, bis er zerspringt!« Jean François Bayart schließt sich dem Urteil des Volkes an, wenn er seinem Buch ›Der Staat in Afrika‹, dessen Ernsthaftigkeit man nicht anzweifeln kann, den Untertitel ›Die Politik des Bauches‹ gibt.[15]

Der Krieg ist vorbei: die Rückkehr in die Stadt

In der darauffolgenden Woche besuche ich die Herren Jean-Baptiste Tientcheu und Paul Bitcheck. Und auch Pauline Soppo. Sie sind die einzigen, deren Adresse in Duala ich kenne und die zur gleichen Zeit wie ich Ngeas Dorf verlassen haben. Florence hingegen muß noch einige Zeit dort bleiben. Tientcheu treffe ich zu Hause an, im Kreise seiner Frau und der beiden Kinder, die seine Tochter ihm nach ihrem Tod hinterlassen hat.

de Rosny: Wie fühlen Sie sich?

Tientcheu: Noch hat sich nicht allzuviel getan, wenigstens was Bein und Fuß anbelangt. Er hat mir mit dem Rasiermesser Schnitte beigebracht. Er hat Blut abgenommen, und der Fuß fühlt sich ein bißchen leichter an. Aber die Behandlung hat mir gutgetan. Er hat die fünf Krankheiten der Nacht weggenommen. Vorher dachte ich des Nachts an die bösen Geister. Seit ich wieder zu Hause bin, ist das vorbei: All das hat er ausgetrieben!

Mir fällt dabei eine Bemerkung ein, die Etia, ein Gehilfe Ngeas, über ihn machte: »Das Bein? Glauben Sie, daß er deswegen gekommen ist?«

Tientcheu, der aus den Bergen im Westen stammt, scheint den Sinn eines großen Teils der Riten, denen er unterzogen wurde, nicht begriffen zu haben. Die Erklärung, die er mir gibt, ist von ausgesprochener Oberflächlichkeit. Sie besteht darin, daß er die einzelnen Vorgänge aufzählt. Duala verstand er nicht, und die Verfahrensweise der *nganga* der Küste noch weniger. Das Ganze kommt mir wie ein Fehlschlag vor.

Als ich einen Monat später bei ihm vorbeikomme, finde ich zu meiner Überraschung eine verschlossene Tür und ein leeres Haus vor. Ich erkundige mich bei einem Nachbarn. Er teilt mir mit, daß Tientcheu kürzlich verstorben ist und daß sein Leichnam für die Bestattung in sein Heimatdorf überführt wurde. Der Nachbar läßt eine Bemerkung fallen, auf die sofort einzugehen ich nicht den Mut habe: »Herr Tientcheu dachte zuviel nach!«

Paul Bitcheck war nicht zu Hause, als ich bei ihm anklopfte. Aber der Sohn war da, arbeitete an der Nähmaschine, eine Krükke in Reichweite. Mir war gleich klar, daß es sich um den Jungen mit dem Unfall handelte, dem man das rechte Bein hatte amputieren müssen. Und sein Vater, der den ›roten Mantel‹ der Anschuldigungen auf seinen Schultern spürte, hatte sich zu Ngea begeben, um die Wahrheit herauszubekommen. Seitdem habe ich mit dem Behinderten Freundschaft geschlossen und ihn schon oft besucht. Sein Vater, tagsüber Wächter in einem Betrieb, war selten anwesend bei diesen Gesprächen. Einmal habe ich Mut gefaßt und den jungen Mann gefragt, ob er an die Schuld seines Vaters glaube. Ich gebe nun seine Antwort wieder. Er erlaubte mir, wie bei anderen Passagen unserer Unterhaltung, sie mit dem Tonband aufzunehmen:

> Mein Vater sagte mir einmal, aber nur einmal: »Du, mein Junge, wirst im Leben nicht viel leisten! Du wirst immer hier bleiben, und deine Mutter wird dich durchfüttern!« Daran habe ich mich erinnert. Das ist mir in den Sinn gekommen: ein Fluch! Man kann also sagen, daß mein Vater mich verflucht hat. Ich habe aber gleich gezögert, so zu denken. Ich habe versucht, diese Erklärung für meinen Unfall von mir zu weisen. Ich habe mir gesagt: »Gut! Immer will man erklären, daß dieser dies und jener jenes verursacht hat! Wir sind jedoch eher die Opfer von … ich weiß nicht genau … überhöhter Geschwindigkeit. Es ist ein Autounfall. Eine andere Erklärung habe ich nicht dafür.« Das habe ich mir gesagt: daß es das war und nichts anderes.

Wenn sie mit kühlem Kopf darüber nachdenken, gelangen eine ganze Reihe Städter, die persönlich von Zauberei betroffen sind, zu dieser Schlußfolgerung: Nicht jedes Unglück kann man mit der Boshaftigkeit von irgend jemand erklären! Schon eine Kleinigkeit jedoch kann dem Urteil eine andere Richtung geben. Wie sagt Pater M. Hebga, Verfasser von Büchern zu diesem Thema, so richtig: »Die Zauberei? Keiner glaubt daran, aber alle leiden darunter.«[16]

Pauline Soppos Wunsch, gesund zu werden

Ab und zu sehe ich Pauline Soppo. Gleich am Tag nach der Behandlung hat sie ihre Arbeit beim Zoll wieder aufgenommen. Um ihre Abwesenheit von 75 Tagen zu rechtfertigen, hat sie ihrem Dienstvorgesetzten einen Krankenbericht in der üblichen Form vorgelegt. Ngea Maka Maka Raymond hat ihn angefertigt. Dieses Dokument mit übertrieben vielen Stempeln und Unterschriften weist auch die Nummer der Lizenz auf, die am 11. August 1962 von der Präfektur erteilt wurde. Im Kopf steht: »Privates Volkskrankenhaus«. Die ärztliche Anwendung ist eine »Behandlung mit Feuer von 20 Uhr bis zum Morgengrauen, um die bösen Geister zu vertreiben«. Folgende Krankheiten wurden diagnostiziert: 1. Schwere Leibschmerzen. 2. Aufgeblähter Bauch.

3.Herzklopfen. 4. Kugeln und Würmer in den Eingeweiden. 5. Nieren, Kopf, Träume in Verbindung mit Zauberei. 6. Kurzatmigkeit. Ngea hat nichts versäumt, um zu erreichen, daß seine Praxis mit den Erfordernissen des modernen Berufslebens Schritt halten kann, und das ist ihm gelungen.

Als ich eines Tages gerade in ihrem Viertel bin, gehe ich bei Pauline vorbei, um ihr guten Tag zu sagen. Ich treffe ihre Mutter an. Erinnern wir uns daran, daß sie selbst Pauline zu Ngea gebracht hatte, als die Symptome der Zauberei so deutlich zu Tage getreten waren. Dann aber hatte sie sie alleine gelassen. Ihre Abwesenheit bei der großen Behandlung war mir aufgefallen. Ich halte es für richtig, ihr die Fotos zu zeigen, die ich gemacht habe. »Gefallen Ihnen diese Fotos?« Ihre Antwort ist zurückhaltend. »Ein bißchen«, begnügt sie sich zu sagen. Als ich das Pauline erzähle, die das Album sehr schätzt, rechtfertigt sie ihre Mutter so:

> Sie verstehen doch! Sein Kind rein und unbefleckt auf die Welt zu bringen und dann als Mutter zu sehen, was mit ihm geschieht! Wir sind eine christliche Familie. Zum ersten Mal ist jetzt einer von uns zu einem Heiler gegangen. Aber gesund werden muß man ja!

Das alles und alle beherrschende Wort ist: gesund werden! Die unbefriedigenden familiären Verhältnisse, die Einwendungen seitens des christlichen Glaubens, die Anforderungen des Berufslebens sind, wie mir scheint, untergeordnete Probleme im Vergleich mit einer übergeordneten Notwendigkeit: zuerst einmal gesund werden! In den folgenden zwei Jahren kam das für sie an erster Stelle. Suchen ihre Alpträume sie noch heim? Sie geht wieder zu Ngea. Jede Woche holt sie sich eine Flasche eines grünen und bitteren Tranks, den er für sie zubereitet. Das ist sehr mühselig für sie, um so mehr, als Ngea keinen Terminkalender hat und sie stundenlang warten läßt.

Gleichzeitig konsultiert sie aber einen Gynäkologen, der ihr die in ihrem Fall angebrachte Medizin verabreicht. Über die Medikamente Ngeas informiert sie ihn nicht und setzt sich so der Gefahr mißbräuchlicher Einnahme aus. Und schließlich beschreitet sie in ihrem verbissenen Eifer, gesund zu werden, auch noch den dritten Weg, nämlich den des Gebetes. Sie sagt: »Wenn die Gebete der Priester die Alpträume vertreiben, dann brauche ich Ngea nicht mehr aufzusuchen!«

Und endlich findet dieser lange Kampf um Gesundheit ein Ende, zumindest ein vorläufiges. Sie selbst läßt mich die gute Neuigkeit wissen: sie erwartet ein Kind. Als es dann soweit ist, suche ich ihre Mutter auf, um das schöne Baby, einen Jungen, anzuschauen. In diesem familiären Rahmen wage ich nicht zu fragen, wer der Vater ist, denn ein Interview hat Grenzen. Ich freue mich aber über die Geburt, denn eine Zeitlang wird sie diese Familie zufriedenstellen; vor einem Kind nämlich streckt die Familie immer die Waffen, und wahrscheinlich verschwinden so auch Soppos Alpträume. Da ich aber unverbesserlich bin, stelle ich ihr dennoch die Frage, die mir auf der Zunge brennt: »Wer, Pauline, glauben Sie, hat Ihnen die richtige Behandlung zukommen lassen? Ngea oder der Gynäkologe?« Ganz spontan und zu meiner großen Verwirrung antwortet sie: »Aber mein Vater, Gott natürlich!«

Anmerkungen

1 Siehe vorheriges Kapitel: Ngea als Modell des modernen *nganga*.
2 Die Fotografien zu diesem Kapitel erscheinen mit Zustimmung von Ngea und Pauline Soppo. Soppos Name – wie der mehrerer anderer Personen – wurde geändert.
3 Tägliche Medikation für Pauline Soppo, nach den Angaben von Ngea: gegen die Unfruchtbarkeit: ein Abführmittel auf Kräuterbasis: *mwiso musadi*, Triplotapis stellulifera (Asteraceae-Compositen); *ewuda wanga*, Dissoti rotundifolia (Melastomaceae); *ewuda ma bongo*; *nyangala*, Mamordica charantia (Cucurbitaceae) – auf Körnerbasis: *pebe*, Monodera myristica (Annonaceae) – auf pflanzlicher Basis: *ekolo*, Xylopia aethiopica (Annonaceae) – auf Früchtebasis: *njansang*, Ricinodendrum heudelotii (Euphorbiaceae); *esese*, Tetrapleura tetraptera (Mimosaceae) – auf Basis von Wurzeln: *bobimbi*, Scorodophloeus zenkeri (Caesalpiniaceae). Gegen den ›Blähleib‹: in Wasser gelöste geriebene Rinden: *bonjabi*, Mimusops congolensis (jeden Morgen ein halbes Glas). Zur Erleichterung des Gehirns: *enumba bobe*, als Prise durch die Nase (einmal wöchentlich).

4 Siehe *Les cahiers du Male ma Makom*, der traditionelle Heilkräuterkatalog der Duala (unveröffentlicht 1987). Eine Gruppe von Forschern in Duala – Dr. J. Esso, G. Lobe, B. Nkongo, É. de Rosny – haben in einem Band 1300 Rezepturen gesammelt, die auf ca. 400 verschiedenen Pflanzen basieren. Der Band ist ins Französische übersetzt, enthält einen Index und die wissenschaftliche Benennung eines großen Teils der Pflanzen (Bäume, Sträucher, Stauden, Kräuter, Früchte, Körner, Knollen). Um das zu bewerkstelligen, haben die Forscher sich auf sieben Hefte gestützt, die von einer Gruppe protestantischer Pastoren in Duala von 1928 bis 1939 stammen. Diese Pastoren hatten einen ›Freundeskreis‹ gebildet, auf Duala *Male ma Makom*.

5 É. de Rosny: *Les yeux de ma chèvre*, op. cit., p. 53: ›Famille contre nganga‹.

6 Ein Beispiel für die handwerkliche Genauigkeit: die Namen der Pflanzen, die in dieser Schüssel schwimmen: *ewuda wanga*, *mwiso musadi*, *ngweban*, *ewuda ngondo*, *nyangala*, *bolondo*.

7 Die Reaktion von Bewohnern der Elfenbeinküste, als sie die Fotos von Ngea bei einer traditionellen Behandlung betrachten: »Haben die Kameruner keine Fetische?« Die ›Fetische‹ (portugiesisch: *feitiço*) sind durch den Einfluß der Kirchen in Südkamerun verschwunden.

8 P.C. Tiki a Koulle: *Les merveilleux exploits de Djeki La Njambe*, Duala (Edition Collège Libermann) 1987.

9 A. Mbembe, in: *Pâques africaines aujourd'hui*, J. Doré und R. Luneau, Desclée 1989, pp. 125f.; É. de Rosny: *Les yeux de ma chèvre*, p. 89: ›La sorcellerie de l'ekong‹.

10 Grundbegriffe auf duala: *edi*: Doppel des Körpers; *edimo*: Ahne, Geist; *edinge*: doppelter Blick, Wahrsagung; *edingedinge*: Schatten, Bild.

11 P. Beauchamp: *Psaumes nuit et jour*, Seuil 1980, p. 54: ›La prière du corps‹; dt. Titel: *Ich rufe zu dir bei Tag und bei Nacht. Die Psalmen als Gebete der Christen*, Aachen (Patmos Verlag) 1983.

12 C. Ginzburg: *Les batailles nocturnes, sorcellerie et rituel agraires en Frioul, XVe-XVIe siècle*, Verdier (Lagrasse) 1980, pp. 41, 91.

13 É. de Rosny, op. cit.: ›Retour à l'ordre‹, p. 260.

14 Bemerkungen von Dr. O. Marc und V. Marc, Psychoanalytiker in Paris: Beim kleinen Kind kommt nach der Angst, gefressen zu werden, die Angst, im Stich gelassen zu werden.

15 J.-F. Bayart: *L'État en Afrique, la politique du ventre*, Fayard 1989.

16 M. Hebga: *Sorcellerie, chimère dangereuse… ?*, Abidjan (Edition Inades) 1979; *Sorcellerie et prière de délivrance*, Paris (Edition Inades/Présence Africaine) 1982.

Die Schadenzauberei und wie man sie abwehrt

> As meigas nao existen, mas haverlas, haylas!
> Schadenzauberer existieren nicht, aber dennoch gibt es welche!
>
> Galizisches Sprichwort

»Sie haben Zauberei gesagt?« Während eines Treffens von Afrikakennern schlägt Georges Balandier, auf diesem Gebiet einer der führenden Leute Frankreichs, vor, man solle den Begriff durch einen anderen ersetzen, der weniger mit Schande beladen ist. Weder er noch seine Gesprächspartner wurden fündig. ›Zauberei‹ (›Hexerei‹) als Wort mißfällt allen, besonders aber den Afrikanern. Man dreht sich gleich nach ihnen um, wenn in der Öffentlichkeit die Rede davon ist. Bei ihnen spricht man davon nur in verschlüsselten Worten. E.E. Evans-Pritchard, ein anderer anerkannter Afrikakenner, bringt ein Beispiel von den Azende, einem Volk in Ostafrika. Er weist darauf hin, daß man bei ihnen mit ebenso großer Vorsicht von der Zauberei wie vom Ehebruch spricht.

Ich wiederum erfahre häufig den mehrdeutigen oder besser eindeutigen Charakter des Ausdrucks, wenn ich das Thema der Zauberei in den Medien französischer Sprache erörtern muß. Der Moderator der Sendung, in dieser Hinsicht stellvertretend für das breite Publikum, begreift unter Zauberei (Hexerei) gewöhnlich eine Summe von perversen, geheimen und zerstörerischen Praktiken. Es gelingt mir nur mit Mühe, ihn dazu zu bringen, einen Unterschied zu machen zwischen Schadenzauberer (Hexer), der – das gestehe ich ihm zu – ein bösartiges Wesen ist, und Gegenzauberer oder ›Antihexer‹, dessen Praktiken im Gegensatz dazu darauf zielen, die Rückkehr zur Ordnung und die Wiederherstellung der Gesundheit zu bewirken.[1] Diese Verquikkung offenbart, daß die Zauberei in der Geschichte immer schon diskreditiert war. Das liegt nicht nur am Vokabular, sondern auch am System insgesamt.

Das Hin und Her der Ethnologie

Dank ihrer Ausbreitung seit dem Zweiten Weltkrieg und ihrer adäquaten Untersuchungsmethoden hat die Ethnologie eine gewisse Ehrenrettung der Zauberei in den Augen der öffentlichen Meinung bewirkt. Man bemängelt ihren Anspruch auf wissenschaftliche Objektivität, und zwar in bezug auf die Art, wie sie eine ethnische Gruppe als Studienobjekt betrachtet. Aber eben diese Distanz, die der Betrachter gegenüber seinem Beobachtungsgegenstand einnimmt, hat eine vernünftigere Annäherung an diese Phänomene erlaubt. Sie ist nicht mehr so sehr von Emotionen geprägt, wie dies in der Vergangenheit der Fall war. Welch ein Unterschied in der Methode im Vergleich zu früheren Jahrhunderten, als aufgeklärte Geister, Kleriker und Richter in Ermangelung eines ausreichenden kulturellen (und politischen) Rückzugsraumes die Konfusion von Zauberei, Dämonologie und Ketzerei in der westlichen Welt hervorriefen![2] Die Zauberei als gesellschaftlicher Kampfplatz der Emotionalität.

Der entscheidende Beitrag der Ethnologie zu unserem Thema fällt mit ihrer Rückbesinnung auf ihr Ursprungsland zusammen; und zwar als sie sich daranmacht, ihre Forschungsmethoden bei uns daheim anzuwenden, in Europa und den Vereinigten Staaten, wo die Zauberei ebenfalls am Werk ist.[3] Man konnte nun nicht mehr behaupten, sie sei allein das Erbe der ›primitiven‹ Völker, vielmehr entdeckte man sie jetzt beim einfachen Volk schlechthin.[4] Dadurch erlangte das System der Zauberei eine quasi weltweite Anerkennung. Auf ihrem neuen Beobachtungsgebiet, zu dem der Zugang schwieriger ist als zum irrationalen Bereich anderer Völker, hat die Ethnologie eine Verbündete gefunden: die Ratio selbst. Von der Philosophie Hegels und den Humanwissenschaften beflügelt, neigt die Ratio mehr und mehr dazu, die Grenzen, die sie früher für gesichert hielt, zu überschreiten. Auch schreckt sie nicht mehr davor zurück, das ihr Entgegengesetzte, ihren Widerpart, ihre eigene verborgene Seite, methodisch zu erforschen. Folgt man einem Paradoxon, das Georges Morel so sehr liebt, »so ist das Irrationale rational«.

Ein Netzwerk

Was ist Zauberei als System betrachtet? Sie ist keine Theorie, sondern ein zusammengehöriges logisches Ganzes von Verhaltensweisen und Praktiken, die einer bestimmten Gesellschaft erlauben, die Spannungen, die in ihrem Schoße von Aggressoren hervorgerufen werden, zu steuern. Es leuchtet ein, daß ein so benanntes System sowohl bösartige Wesen, man nennt sie Schadenzauberer (Hexer), als auch Gegenzauberer aufweist, die die Schläge der ersteren abwehren. Eine Gesellschaft, die Schadenzauberer, aber keine Gegenzauberer – und umgekehrt – besitzt, ist nicht bekannt. Wie Zauberei dabei vor sich geht, kann sehr unterschiedlich sein, je nach Zeitalter und Gegend. In Afrika hat die Zauberei eine mehr kollektive Funktionsweise als auf dem französischen Land, das durch die Abschottung der bäuerlichen Gesellschaft geprägt wird. Einige Systeme sind ausgeklügelt, andere auf Elementares beschränkt.[5] Ein ganz kleiner gemeinsamer Nenner schält sich aber doch heraus und kann auf folgenden Szenenentwurf reduziert werden: ein Unglück tritt ein; die Opfer und ihre Umgebung suchen nach dem Schuldigen (dem Schadenzauberer); sie suchen bei einer dritten Person (dem Gegenzauberer) um Hilfe nach; seine Funktion besteht darin, die zu ergreifende Maßnahme den jeweiligen Umständen anzupassen. Sind die Schuldigen entdeckt, schreitet man zu ihrer Bestrafung und zur Versöhnung. Im besten aller Fälle heißt dies: provisorische Rückkehr zur Ordnung und Wiederherstellung der Gesundheit.

Es wäre faszinierend, die Bedingungen, unter denen ein System der Zauberei entsteht, zerfällt und neu entsteht, zu studieren und seine Konstanten herauszuarbeiten. Ein solches Unterfangen kann nur interdisziplinär sein. Wie soll man zum Beispiel erklären, daß 1692 in einer Anwandlung von kollektiver Hysterie, wie es sie zuvor in diesem Gebiet Nordamerikas nie gegeben hatte, in der Kolonie Massachusetts 400 Personen der Zauberei angeklagt wurden und 19 von ihnen allein im Verlauf jenes Jahres gehängt wurden?[6] Würden gleiche Ursachen zu einer anderen Zeit und an einem anderen Ort die gleichen Wirkungen erzielen? Die Zauberei steht in einer Reihe mit anderen Systemen, die die tödlichen Neigungen der Menschen regulieren. Sie ist aber vielleicht das älteste System. Die großen Religionen haben ihr System, die Ideologien ebenso und auch die Medizinwissenschaften. Die Zahl dieser Systeme ist jedoch nicht unbegrenzt.

Die Zauberei im Vergleich

Ich kann dieser Untersuchung über die Verbreitung der Zauberei dank Zeugnissen, die mir sowohl aus Frankreich wie auch aus Südkamerun zugeflossen sind, einen kleinen Beitrag hinzufügen. Nachdem mein Buch über die traditionelle afrikanische Medizin herausgekommen war und nach der begleitenden Werbekampagne, konnte ich eine umfangreiche Korrespondenz sammeln, die auf die Zauberei Bezug nimmt. Zunächst einmal aus Frankreich. Eine nicht geringe Zahl dieser Briefe sind echte Bitten um Intervention. Die, die mir schreiben, erkennen in meiner Darstellung eine Situation, die mit der ihren verwandt ist. Ich meinerseits entdecke in ihrem Vorgehen ein Muster, an das zahlreiche Vertrauensbeweise in Afrika mich gewöhnt haben. Die meisten dieser Briefe kommen von Franzosen. Gleichwohl erhalte ich ähnliche Schreiben von Schwarzafrikanern oder Nordafrikanern, die in Frankreich leben. Mehrheitlich handelt es sich dabei um Frauen. Die eine oder andere ist Ehefrau eines Afrikaners. Man schreibt mir, weil man sich selbst oder ein geliebtes Familienmitglied für verhext hält. Ungefähr 50 dieser Briefe habe ich ausgewählt – solche, die mir besonders aussagekräftig erschienen –, um das Netzwerk der Zauberei offenzulegen. Diese Briefe kommen aus allen sozialen Schichten, überwiegend aber aus der Stadt.

Sehr oft können die Briefe, die über mehrere Seiten gehen, auf folgende angstgepeinigte Aussage reduziert werden: »Das Unglück, das mir oder einem der Meinen widerfährt, ist kein gewöhnliches Unglück.« Dabei geht es um die zentralen Lebensbereiche: Gesundheit, Studium, Arbeit. Vor allem aber beklagt man sich über das Nachlassen der affektiven und sexuellen Beziehungen. Es kommt auch vor, daß sämtliche Katastrophen gemeinsam auftreten.

Der Beweis. Was beweist nun, daß diese Unglücksfälle aus dem Rahmen des Üblichen herausfallen? Zuerst die Tatsache, daß sie wiederholt auftreten und miteinander verkettet sind: »Seit meiner Geburt am 5. August 1914 habe ich im Leben nichts anderes als eine höllische Folge von Schlägen aller Art erfahren!« Im Brief folgt dann ein minuziöser und chronologischer Bericht über die Unglücksfälle des Schreibers. Zum Schluß heißt es: »Mein einziger Trost ist zu wissen, daß die Leute, die mir schaden wollen, ihr Ziel nicht erreicht haben!« Ein anderer Beweis: Die, die eine Diagnose liefern sollen, Ärzte, Psychiater, Exorzisten und Heiler, geben auf oder wissen nicht weiter. »Ich denke nicht, daß das ›psychisch‹ ist, wie man so sagt. Ich habe nämlich eine ganze Armee von Ärzten [die Anzahl ist bestürzend] aufgesucht, und keiner hat bis heute die wirklichen Gründe für diese Leiden gefunden!« – »Angesichts dieser grauenhaften, mysteriösen Begebenheiten und ihrer Gefährlichkeit hat man mich mit dem Pater Exorzist in Kontakt gebracht. Er hat ein Gebet zur Austreibung gesprochen, ist in meine Wohnung gekommen, um sie zu segnen, und all das ohne große Wirkung. Um jede Möglichkeit auszuschöpfen, habe ich mit dem Arzt über diese Schmerzen gesprochen. Er veranlaßte die modernsten Untersuchungsmethoden, die heute möglich sind: Röntgenaufnahmen, Elektrogramme, Computertomographie! Nichts! Ärztliche Bilanz: Der Fall von Frau X beunruhigt uns sehr…!«

In keinem der Briefe tauchen Schuldgefühle auf. Bei dem Opfer handelt es sich um ein Familienmitglied, nie weist man ihm die Schuld zu. Die Argumentation wird bisweilen mit einer solchen Logik entwickelt, daß mir überhaupt keine Alternative bleibt und es mir in meiner Verärgerung unterlaufen ist, zu antworten: »Sie erwarten nichts anderes von mir, als Sie darin zu bestärken, sich für verhext halten zu können!«

Die Denunziation. Der Schuldige wird diskret, nur andeutungsweise angeklagt. Die Anschuldigung fehlt aber nie, sie ist zwischen den Zeilen vorhanden. Sie kann jedoch auch offen zutage treten: »Mein Sohn ist eine Liebesheirat mit einer gleichaltrigen, freien Frau eingegangen. Das Glück schien ihnen vorbestimmt. Wir hatten aber nicht mit der Boshaftigkeit der Großmutter meiner Schwiegertochter gerechnet. Diese Frau ist eine echte Schadenzauberin, sie tut alles, um sie zu entzweien… Ich lege Ihnen ein Foto des Paares bei. Es zeigt sie am Tag der Taufe ihres letzten Kindes. Sehen Sie, wie traurig sie aussehen! Sie scheinen weit weg und voller Sorge zu sein! Sie können es behalten und sogar zerschneiden, wenn es für Ihre Arbeit nötig ist … [es folgt eine lange Aufzählung der Unglücksfälle]. Ich schicke Ihnen auch einen Brief, den die Großmutter geschrieben hat. Was sagen Sie zu diesem einfachen Satz: ›Wenn mich etwas quält, strahle ich das Böse aus!‹ Denkt dieser alte Mensch also an nichts anderes, mein Vater?« Das Foto und den Brief der Großmutter liefert man mir als Beweisstücke.

Und der einzige, der diese endlose Folge von Unglücksfällen unterbrechen kann, bin ich! – »Da ich nicht mehr weiß, welchem Heiligen ich mich weihen soll [sic], wende ich mich etwas beschämt, aber mit großer Hoffnung an Sie.« – »Es scheint, als wären Sie derjenige, der mich und die Meinen endlich aus den Klauen reißen kann, die unsere Familie ruinieren und zerbrechen.« – »Ich schreibe Ihnen, um Sie um Hilfe übersinnlicher Art zu bitten. Ich weiß nicht mit welchen Mitteln, vielleicht durch inbrünstig und gemeinschaftlich gesprochene Gebete oder durch andere individuelle oder kollektive Mittel, die man aus der Entfernung anwenden kann, so wie Sie sie aus Ihrer Kenntnis und Inspiration vorschlagen.« Oft folgt dann eine Bitte um ein Treffen, selbst wenn sie nach Duala kommen müssen. Einmal hat dies jemand getan, ohne meine Antwort abzuwarten … Welch beeindruckende Macht der Angst!

Diese Briefe aus Frankreich haben den gleichen Tonfall wie die der afrikanischen Hörer meiner Montagsmorgen-Sendungen bei Radio Duala. Allerdings räumen letztere dem Bericht ihrer Träume mehr Raum ein. Einige Ausdrücke lassen auch auf eine unterschiedliche Konzeption vom menschlichen Wesen schließen: man fühlt sich ›gefesselt‹, ›seines Doppels verlustig gegangen‹; das Böse zirkuliert im Körper wie ein Eindringling. Solche Bilder können jedoch auch französischen Bauern über die Lippen kommen. Die Logik der Verfolgung aber, die diesen Briefen zugrunde liegt, ist immer die gleiche. Die Unterschiede zwischen den beiden Briefgruppen finden sich eher im sozialen Status der Zauberei, die heutzutage in Frankreich eine Randerscheinung, in Südkamerun aber von zentraler Bedeutung ist. In dieser Hinsicht sind bestimmte Klagen bezeichnend, die in den Briefen aus Frankreich nicht erscheinen: »Mein neuestes Problem ist, daß ich von Hellsichtigkeit bedroht werde!« Oder: »Ich möchte Sie um Hilfe bitten. Als ich anläßlich des Todes meines Vaters im Dorf war, haben alle Leute mit dem Finger auf mich gezeigt. Sie sagen, ich sei die Schuldige!«

Über die Berechtigung der Anschuldigung

Das System der Zauberei beruht auf folgender Überzeugung: Nicht nur will Ihnen jemand Böses, sondern es widerfährt Ihnen Böses durch ihn! Nun hat die Gesamtheit der ernsthaften Beobachter, die die Phänomene der Zauberei untersuchen – aus welchem Gesichtswinkel auch immer (Ethnologie, Psychologie, Politikwissenschaften, Geschichte) – die Tendenz, die wirkliche Existenz dieser Person zu leugnen: »Es ist sehr unwahrscheinlich, daß es Schadenzauberer gibt, die tatsächlich andere behexen, man darf aber annehmen, daß dies überhaupt nicht notwendig ist, damit das System funktioniert.«[7] René Girard ist der Ansicht, daß das System der Abwendung von Gewalt – das nämlich ist in seinen Augen die Zauberei – dann besser funktioniert, wenn der mutmaßliche Schadenzauberer in Wirklichkeit unschuldig ist.

Voller Mitgefühl sagt Robert Jaulin: »Bemitleidenswerte Hexe, die Gesellschaft braucht sie, um an das Leben zu glauben und sich davon zu überzeugen, daß der Tod ein Unfall ist.«[8] Was die Psychiater angeht, so verleitet sie ihr klinischer Gesichtspunkt nicht dazu, Stellung zu der Frage zu beziehen, ob es den Angreifer ihres Patienten gibt oder nicht: sie widmen sich vor allem seiner Klage. Die Historiker schließlich sind es zufrieden, das schwankende Urteil aufgeklärter Köpfe bezüglich der Existenz von Schadenzauberern über die Jahrhunderte hinweg zu beschreiben, ohne Partei zu ergreifen.[9]

Im Briefkontakt, vor allem aber im unmittelbaren und ständigen Kontakt mit den Opfern in Duala, manchmal auch mit den Angeschuldigten, bin ich zu der Auffassung gelangt, daß es leibhaftige Schadenzauberer gibt. Ihre Zahl ist zweifelsohne erheblich kleiner, als meine verwirrten Brief- und Gesprächspartner behaupten, aber es gibt sie wirklich. Dabei handelt es sich entweder um Personen, die zu ihrem Nutzen die Gutgläubigkeit anderer (bis hin zum Gebrauch von Gift) steuern, oder um solche Menschen, die sich ihrer Gemeinheit nicht bewußt sind. Aus eben diesem Grunde sind letztere schwerer zu enttarnen, und vor allem fällt es schwer, sie von ihrer Schuld zu überzeugen. Gibt es nicht überall in der Gesellschaft – sogar da, wo man es überhaupt nicht erwartet, zum Beispiel unter Ordensbrüdern und -schwestern – perverse Menschen, die ihre Nächsten krank machen, sie ihrer Lebenskraft und Persönlichkeit berauben, ohne es auch nur zu ahnen? Mit anderen Worten solche, die andere ›auffressen‹?[10]

Im Verlauf einer Behandlung in Duala, die sie von Behexung befreien sollte, hat eine Patientin mir erklärt: »Die Schadenzauberei? Das ist wie wir zwei, wir verstehen uns gut, aber Sie wissen nicht, daß ich an Ihrem Fuß nage. Das liegt daran, daß ich eine Schadenzauberin [*ewusu*] bin. Wir verstehen uns gut, wir lachen, dabei habe ich schlechte Gedanken in bezug auf Sie. Mein Herz ist ohne Frieden. Ich denke nur an Böses, und ich tue Ihnen sogar Böses an. Sie wissen es nicht, und wir sind fröhlich und essen aus der gleichen Schüssel. Aber ich fresse Sie auf, also ich nage an Ihnen, weil man mich zur Schadenzauberin gemacht hat. Sowas kann sogar in der Nacht passieren. Ich komme und verfolge Sie im Schlaf.« (aus der Sprache der Duala übersetzt).

Monsignore E. Kombo, ein kongolesischer Bischof, hat, um willkürlichen Anschuldigungen entgegenzutreten, in seinem Diözesanbrief geschrieben: »Wir sind alle Schadenzauberer! Aber einige von uns sind es mehr als andere!«

Unmittelbare Abwehrmethoden

Solchen Seelenängsten muß man unverzüglich entgegentreten. Wenn die Umstände entsprechend sind, wendet man sich natürlich an den, der Teil des Systems ist, also den Gegenzauberer. Dem Beobachter gelingt es jedoch selten, den Ablauf des Angriffs und seiner Abwehr von Anfang bis Ende zu verfolgen. Ich schildere nun einen Fall, bei dem ich Zeuge war. Der Ort: eine kleine Stadt im Süden Kameruns, an der Atlantikküste. Das Umfeld: eine Familie, die sich aus Vater, Mutter, fünf Kindern und dem Onkel väterlicherseits zusammensetzt. Letzterer ist Junggeselle geblieben, hat keine Nachkommen und ist ein Mann, der zynische Reden führt. Auf den gesellschaftlichen Erfolg seines Bruders ist er eifersüchtig. Eines der kleinen Mädchen, sie heißt Elise, ist, wie ich weiß, nervlich nicht belastbar. Ich bin ein Vertrauter der Familie: man beachtet mich kaum noch.

Während des Mittagessens äußert der Onkel gesprächsweise und mit Unschuldsmiene: »Wie kommt es, daß die Gräten des Fisches, den wir gestern abend gegessen haben, nicht mehr auf dem Abfallhaufen liegen?« Zunächst greift keiner den Satz auf. Am gleichen Abend aber noch stürzt Elise zu Boden, von Krämpfen gepackt. Man trägt das kleine Mädchen zu Papa Jambé, einem bekannten *nganga.* Große nächtliche Parade in beiden Bedeutungen des Wortes: Spektakel und Abwehrkampf. Mit Hilfe einer umfassenden symbolischen Handlung, die aus Feuer, Blut und Wasserdampf besteht (im Hintergrund das Rauschen der Wogen), läßt der *nganga* die sichtbare und die unsichtbare Welt der Familie an aller Augen vorbeiziehen, um das Kind, das verloren zu gehen droht, in diese Welt zurückzuholen. Am frühen Morgen schwingt er dann im Tanz eine lange Fischgräte. Und Elise ist wieder zu Kräften gekommen. Der Schlüssel: Nahrung oder einen Rest Nahrung verschwinden lassen heißt, jemandem nach dem Leben trachten, denn »der Teil enthält das Ganze«. Ihn wiedererlangen heißt, das Leben zurückgeben. Nachspiel: Der Onkel muß seine einzige Ziege opfern. Die Kosten der Behandlung, umgerechnet ungefähr DM 30, muß der Familienvater aufbringen. Die Nutzanwendung: »Man muß mit seinem Schadenzauberer weiterleben!« (eine Lebensregel der Duala). Und jetzt versuchen Sie einmal herauszubekommen, welche Anteile hier dem Beruf (des *nganga*), der Boshaftigkeit und dem Spiel des Unbewußten zuzuordnen sind!

In einem anderen sozialen Umfeld – der bäuerlichen Welt in Europa – sind geduldige Forscher Zeuge von Befreiungszeremonien geworden, die nach dem gleichen strategischen Muster abliefen: »Bei einem Bauern, dessen Ernteerträge wiederholt von Unglücksfällen betroffen sind, vermutet man, daß ein Schadenzauberer ihm seine Kräfte geraubt hat... Die Aufgabe besteht nun im Prinzip darin, den Zauberspruch gegen den Schadenzauberer zu wenden. Das heißt, man muß ein Ritual vornehmen... Was sogleich in Erstaunen versetzt, wenn man solchen Sitzungen beiwohnt, ist ihr ungeheuer kraftspendender Charakter. Die Verhexten treffen in einem verwirrten, deprimierten und willenlosen Zustand ein. Ab der ersten Sitzung schon erheben sie das Haupt...«[11]

Die Ähnlichkeit der Rituale der Gegenzauberei ist, ganz ohne Zweifel, das beste Indiz für die Existenz eines Systems, das man ›Zauberei‹ nennt.[12] Es ist ein in sich geschlossenes System, in dem die Handelnden, obwohl sie Gegner sind, sich paradoxerweise gegenseitig ihren Wohlstand verdanken. »Unter dem Himmel eines Pariser Vorortes, mein Vater, habe ich erlebt und erlebe ich seit März 1975 ein dem Ihren ähnliches Abenteuer, einschließlich der Ziege!« (aus meiner Korrespondenz).

Es gibt andere direkte Abwehrmethoden. Die beiden wichtigsten in meinem Arbeitsbereich kommen aus der Anwendung des

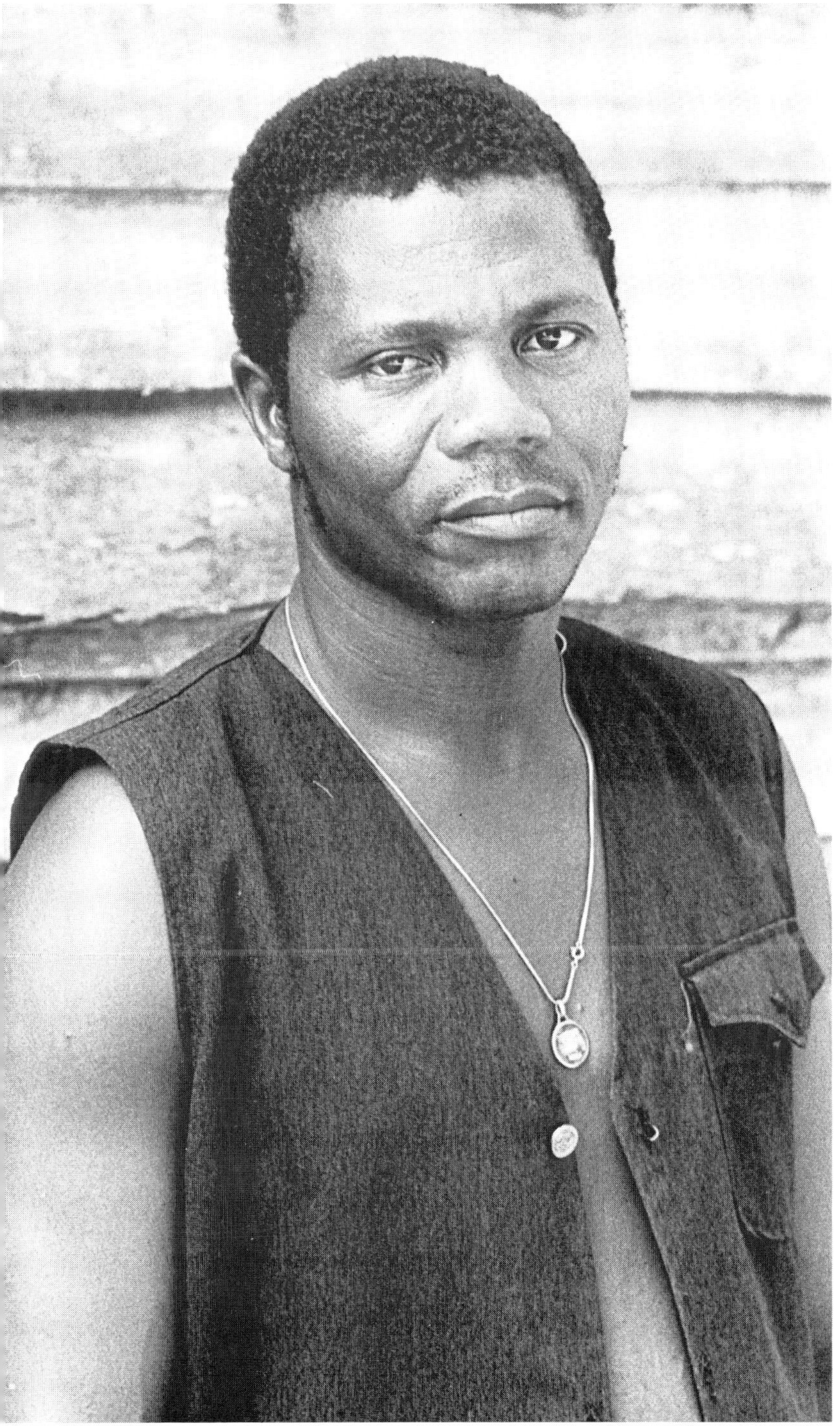

\Ngea Maka Maka Raymond. Photo G. Dupuy.

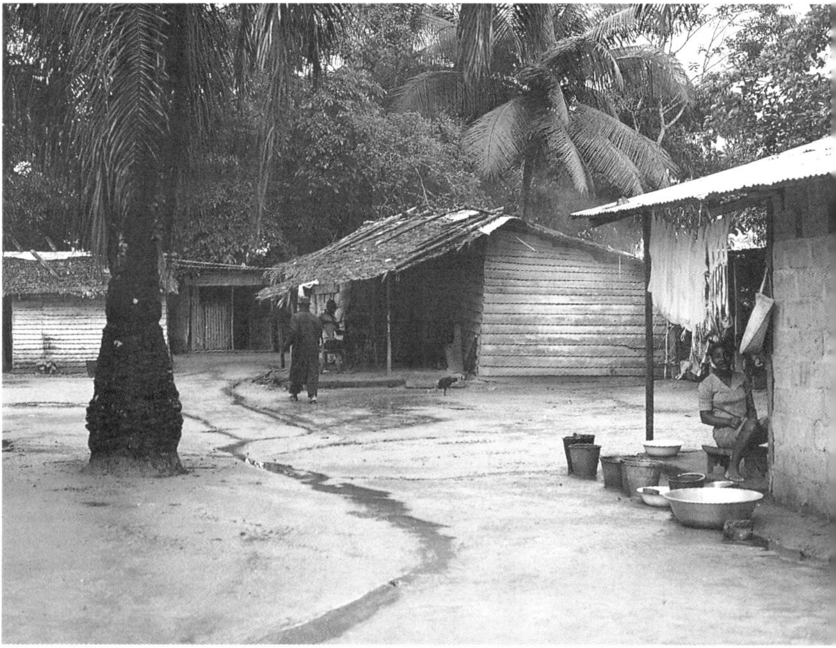

Um ins Dorf zu gelangen, muß man um das erste Gebäude herumgehen …

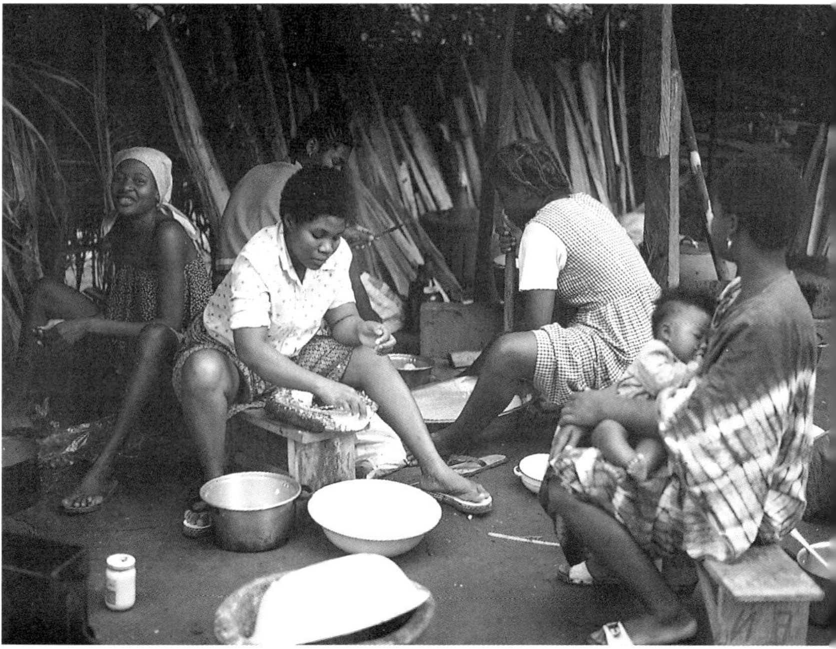

Alle Frauen bereiten das traditionelle Mahl, den ›dindo‹, zu.

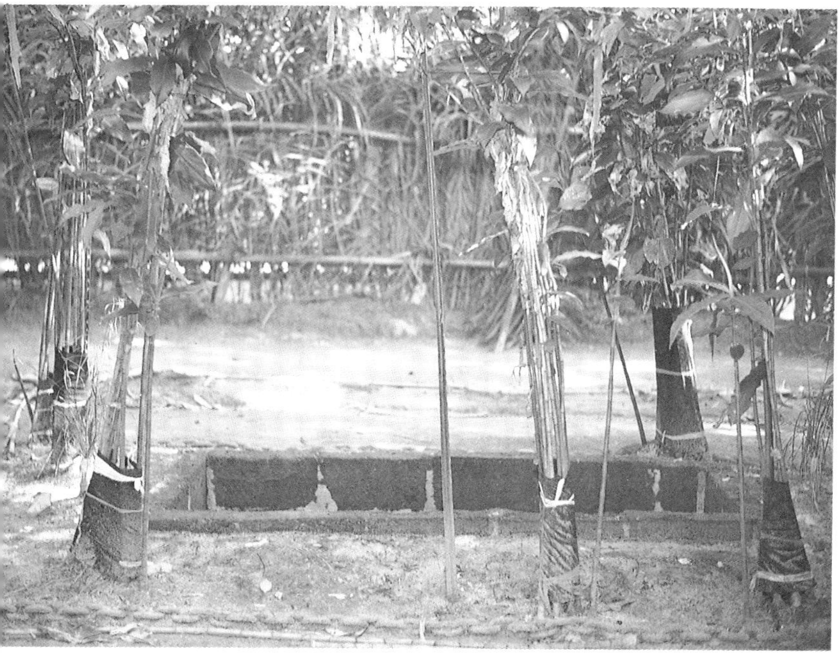

Der Ort der Behandlung, das Grab.

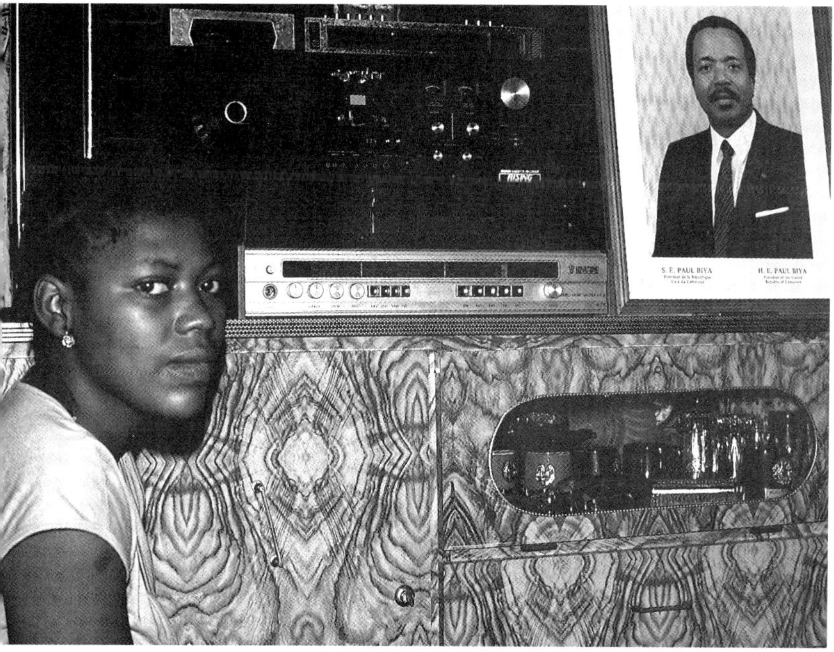

Florence, in Ngeas Wohnzimmer.

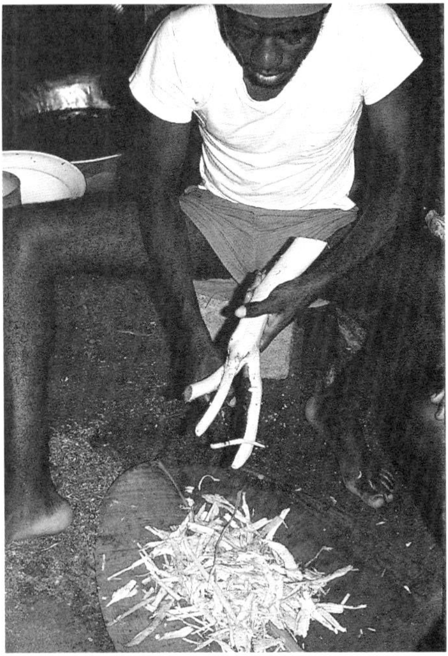

Die Zubereitung der Arzneien für den jeweiligen Tag.

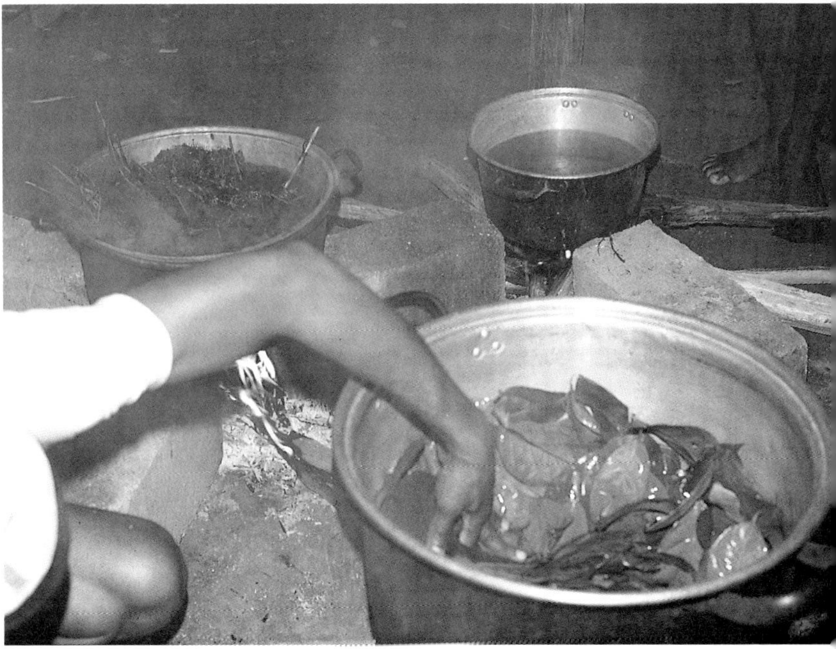

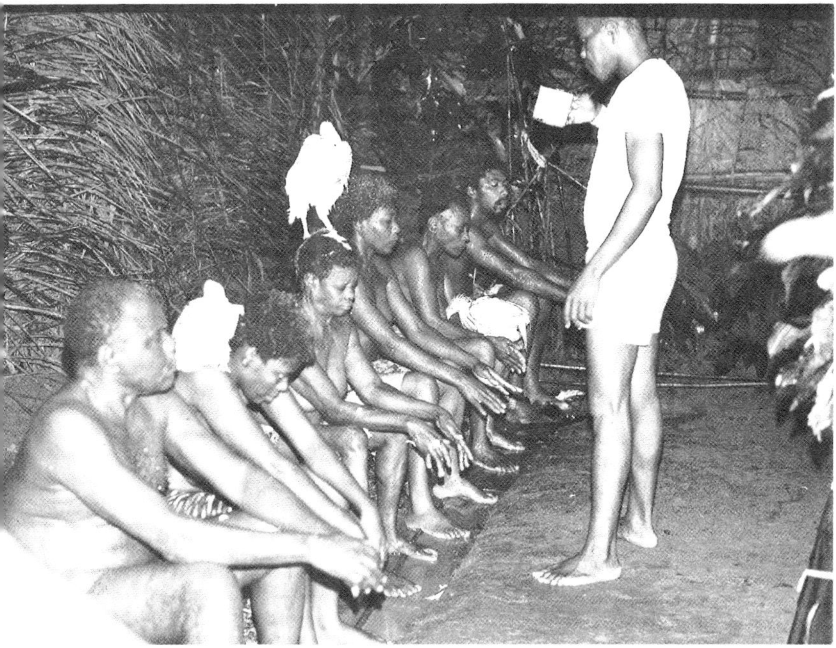

Die Diagnose durch die Hühner. Tientcheu, Florence u.a.

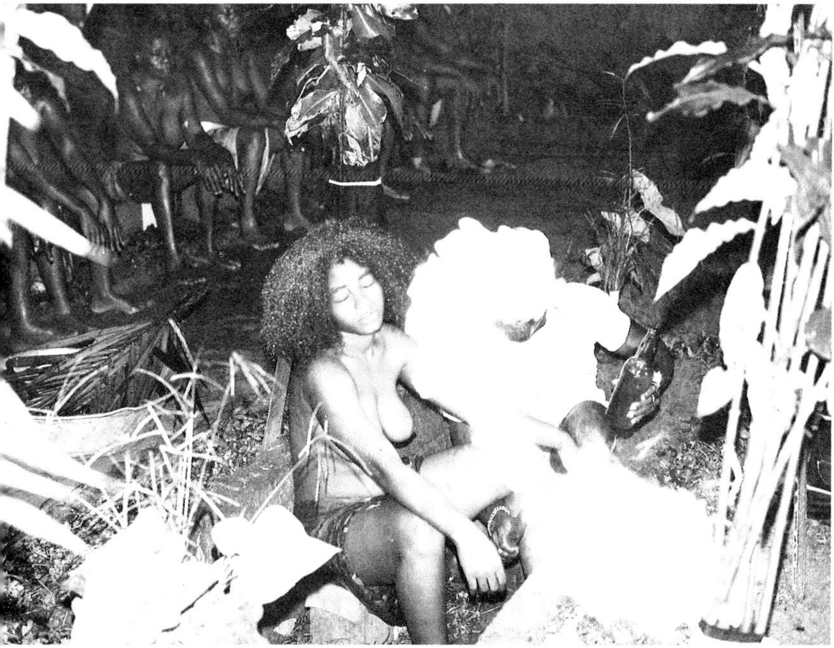

Pauline Soppo in ihrer Grube.

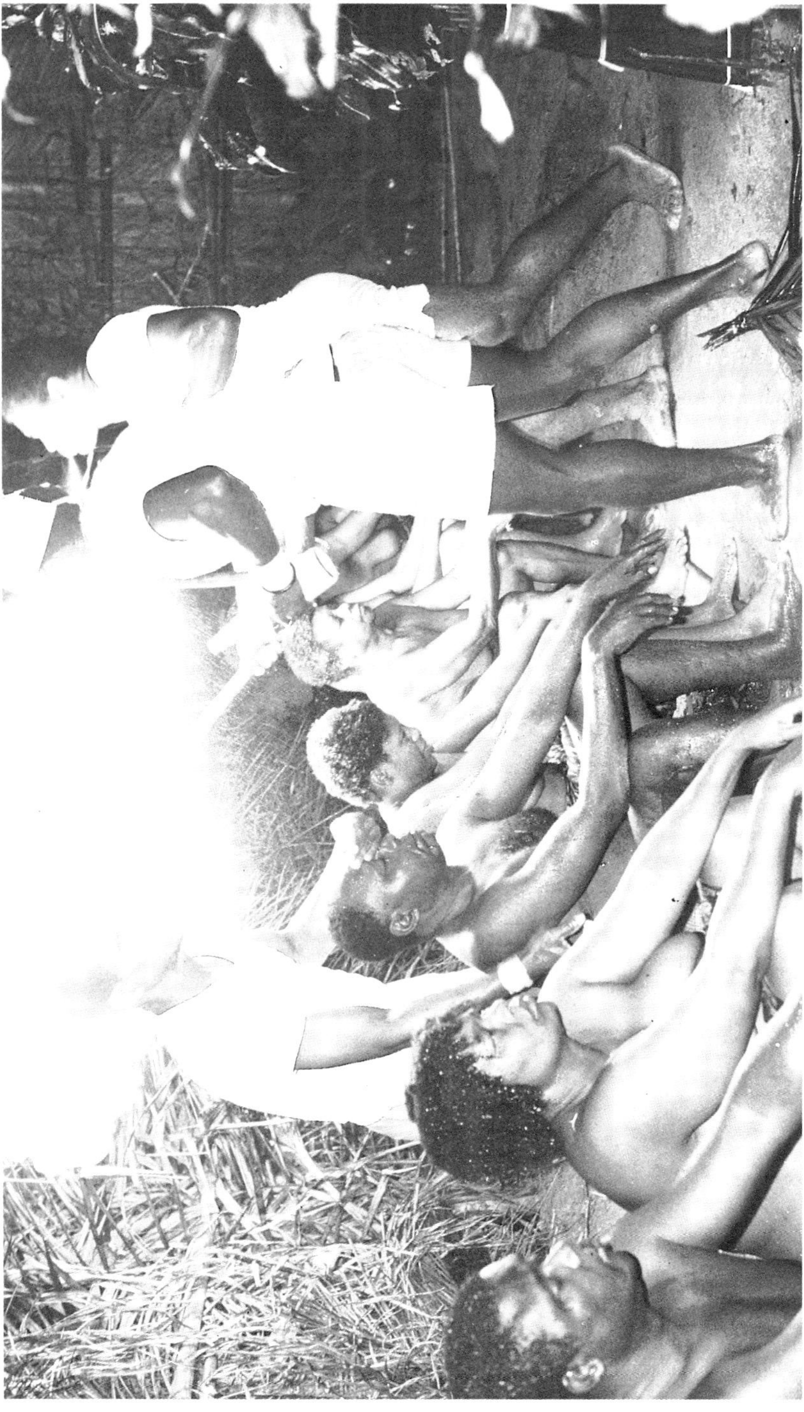

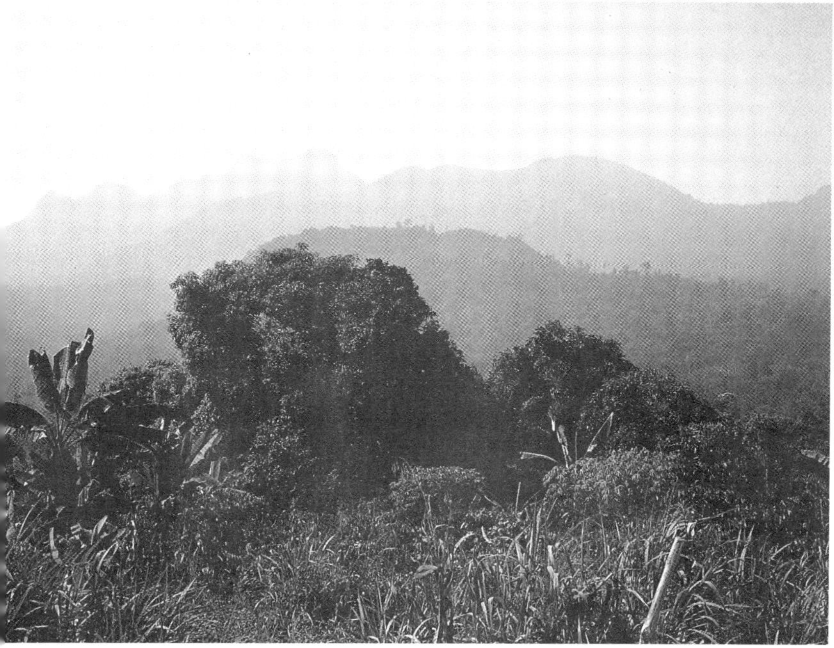

Der Mont Kupé, 100 km vom Ort der Behandlung entfernt.

Sperrfeuer. Sitzend: der Brauereifahrer, die Dame aus Jaunde, Tientcheu, Florence u.a. Stehend: Etia, ein Helfer und der Vater von Florence.

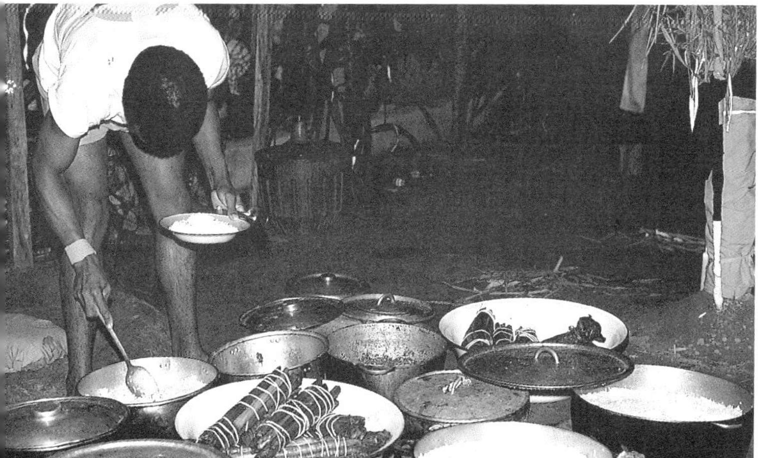

Das ›dindo‹ genannte traditionelle Mahl.

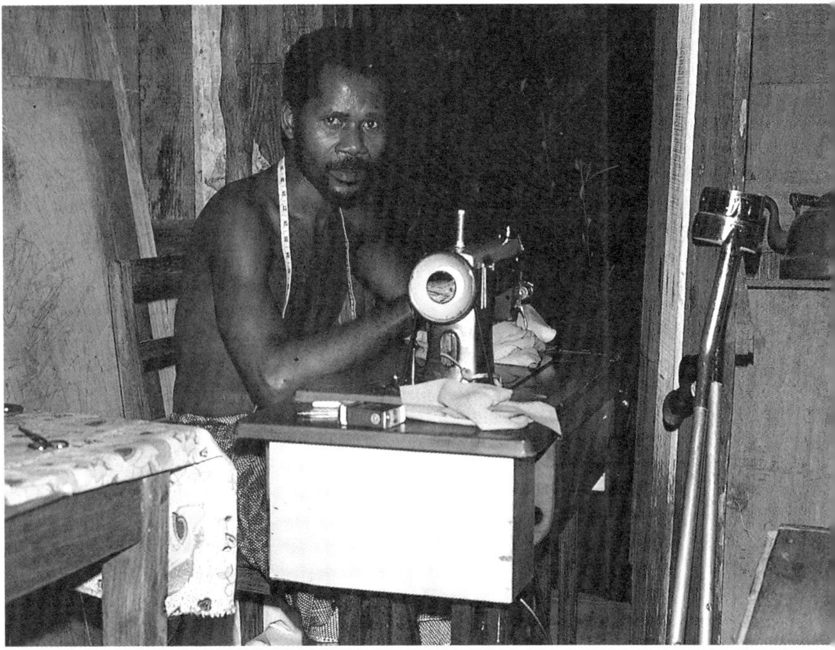

Der beinamputierte Sohn Bitchecks.

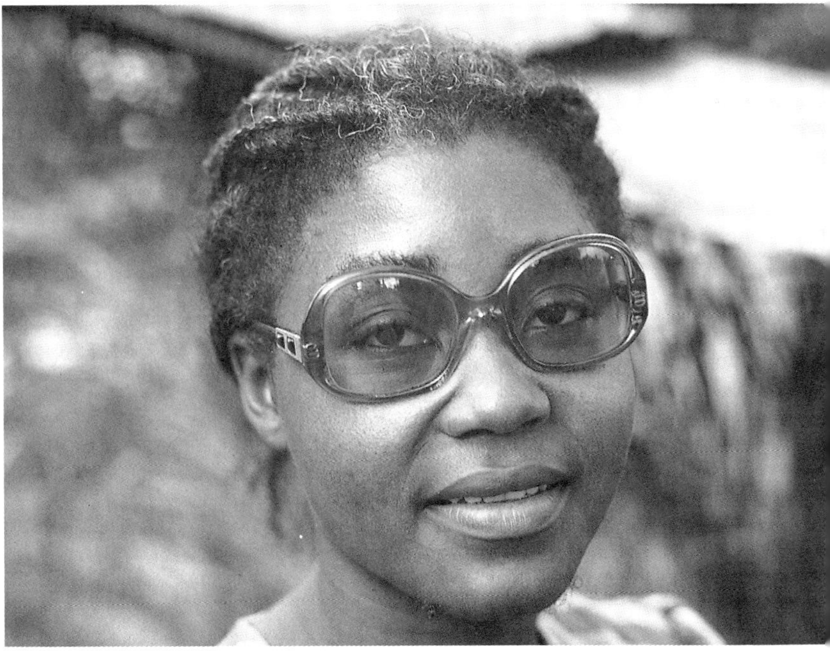

Pauline Soppo.

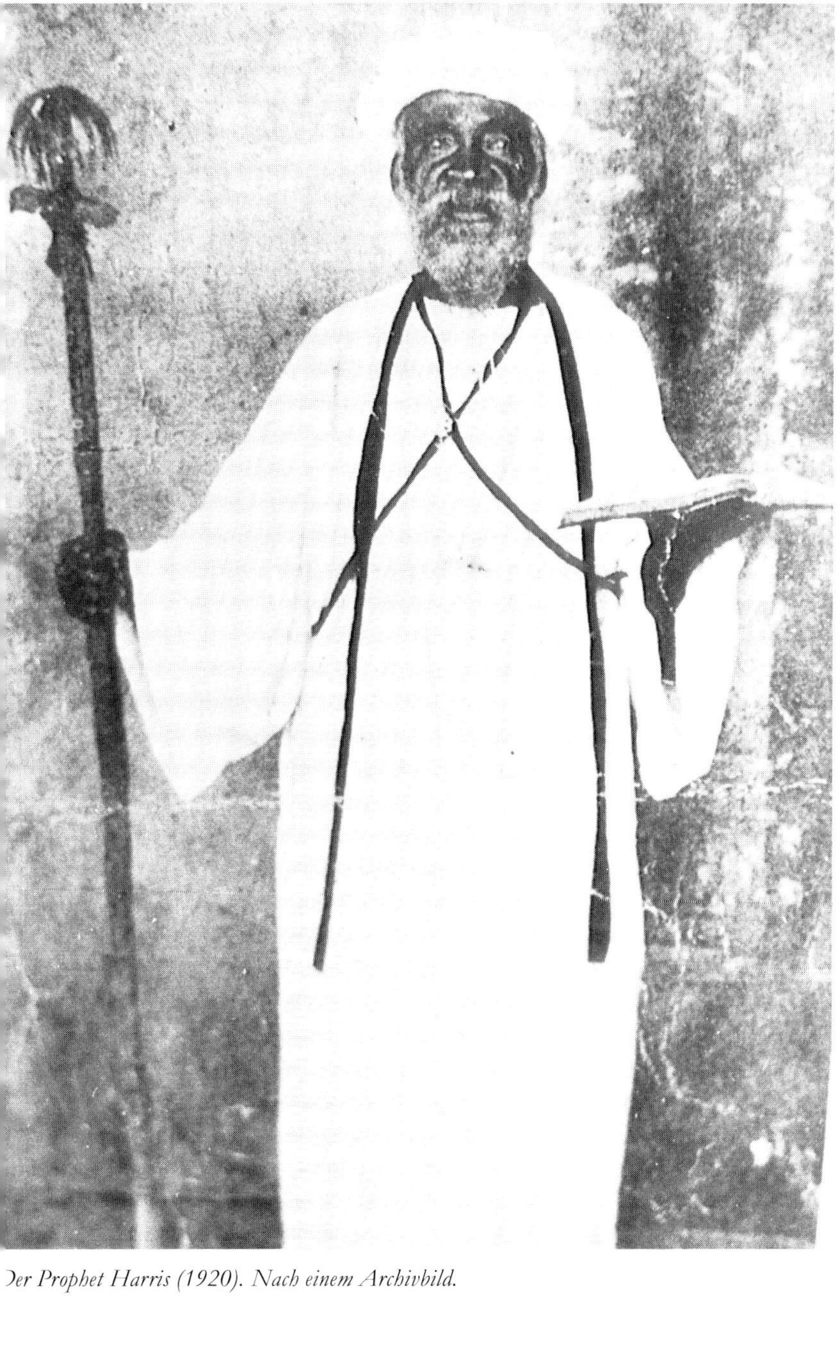

Der Prophet Harris (1920). Nach einem Archivbild.

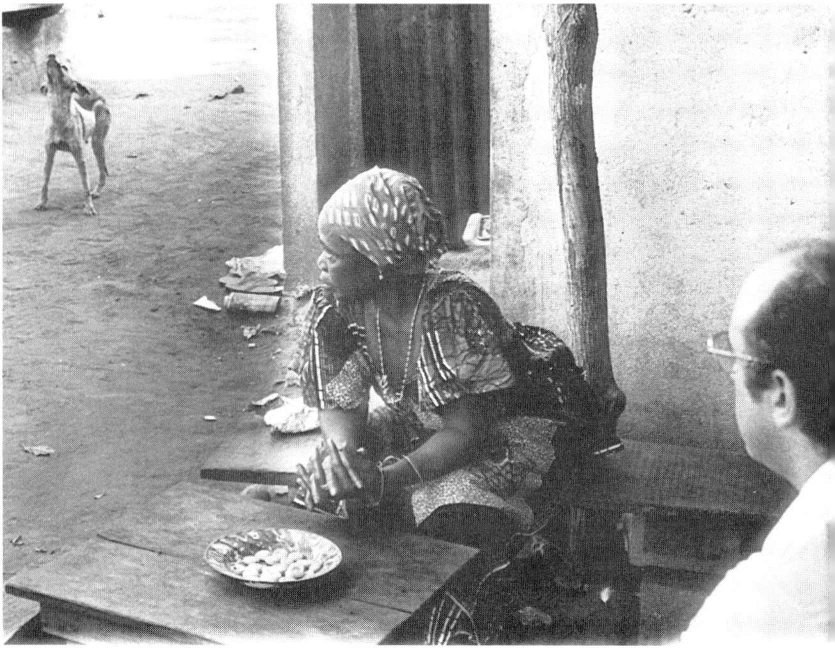

Die Wahrsagerin Madeleine Apo und Eric de Rosny in Abidjan.
Photos G. Dupuy.

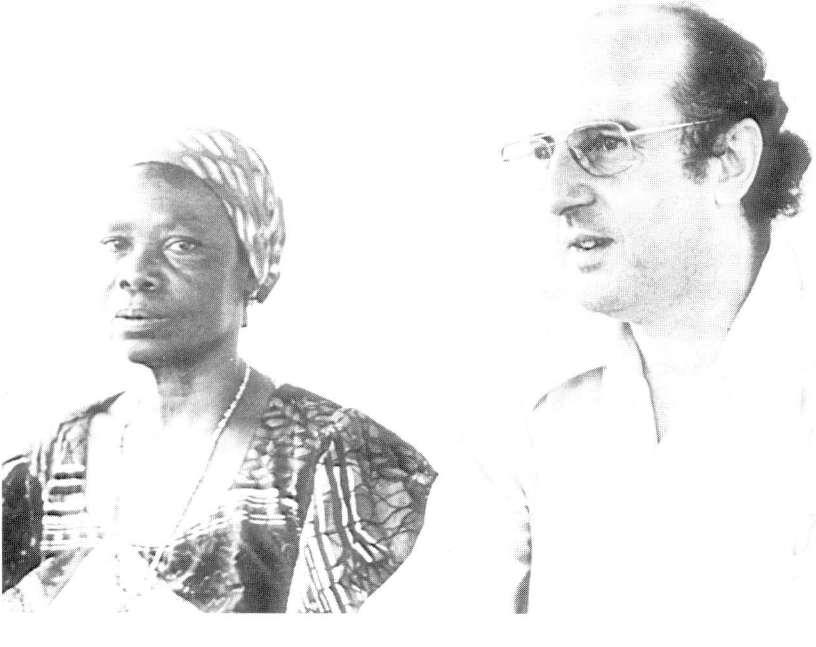

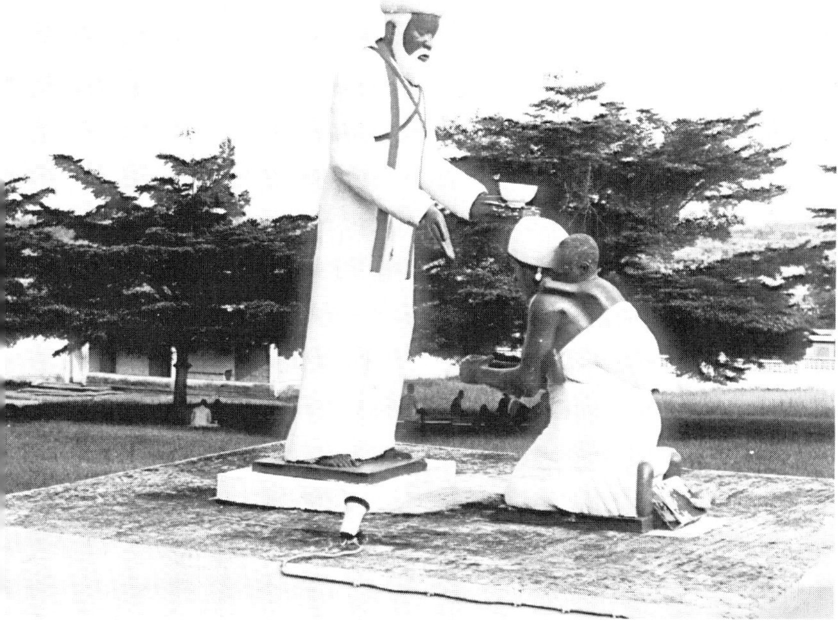

Die Statue zeigt den Propheten Harris bei der Taufe einer Frau, Bingerville (Elfenbeinküste). Photo Y. Morel.

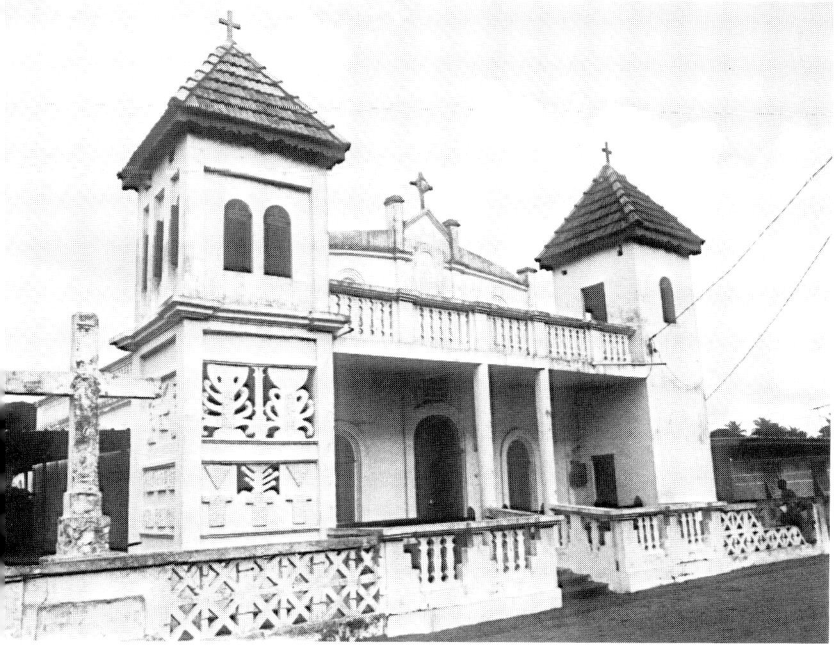

Harristische Kirche in Grand-Bassam (Elfenbeinküste). Photo Y. Morel.

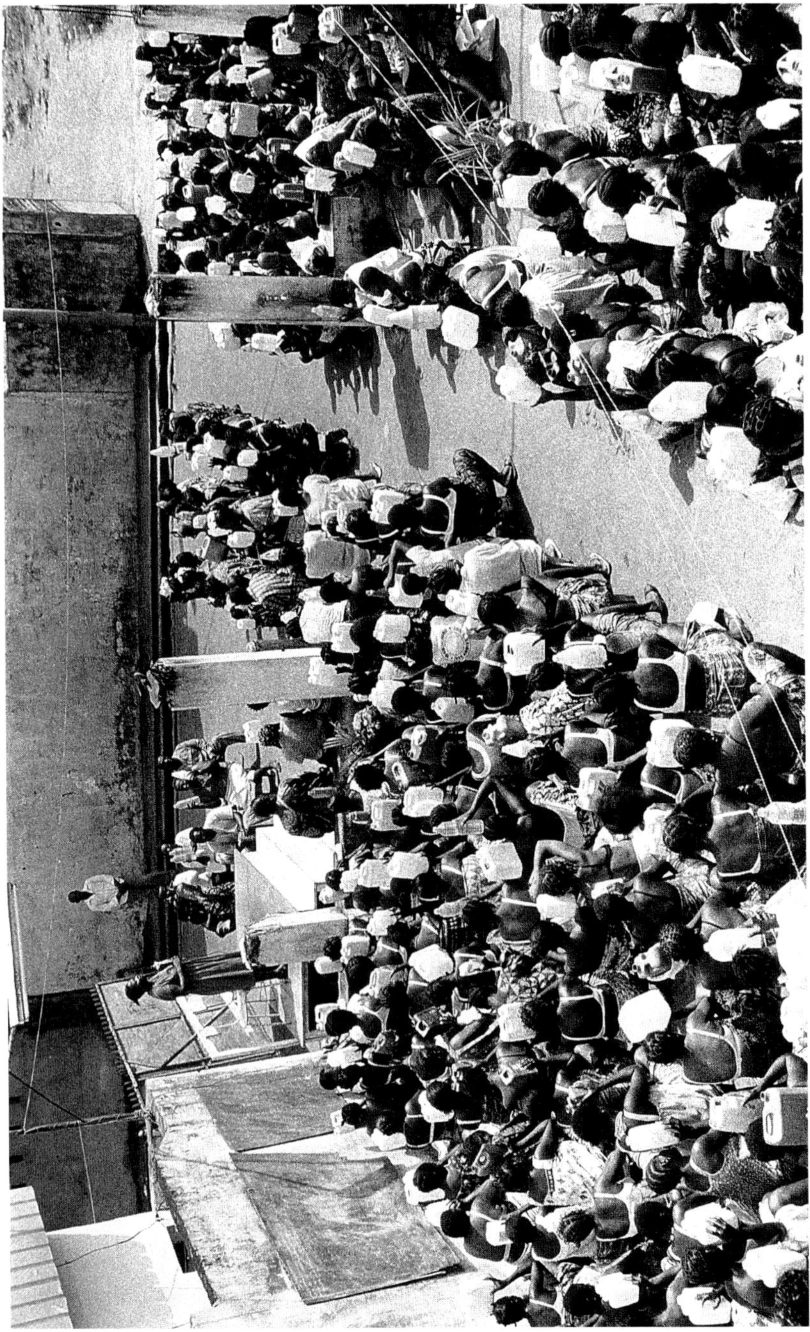

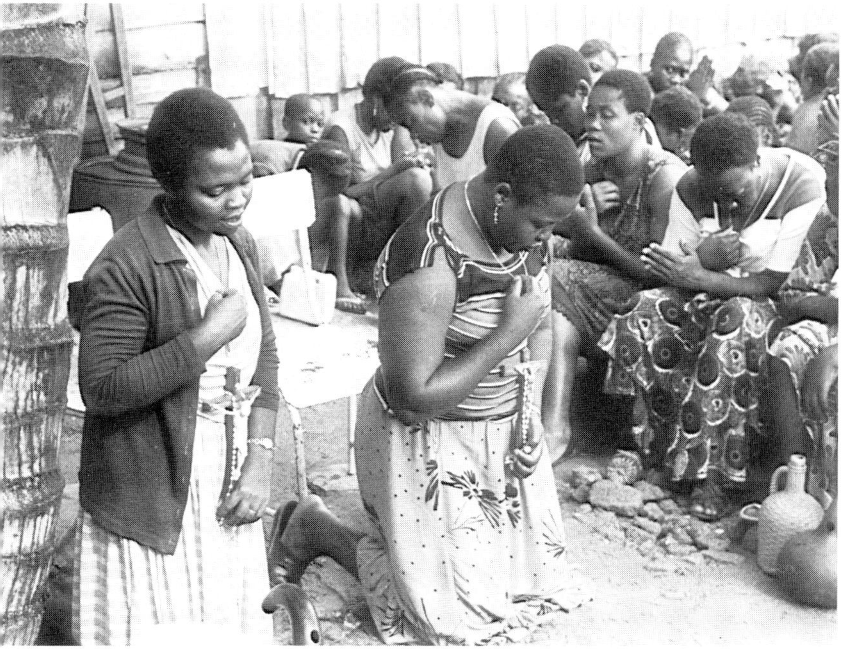

Das Büro Lumière in Duala: Mallah und Marie-Lumière.

◂ *Teilansicht einer Gruppe. Mallah oben links. Photo Ch. Agbessi.*

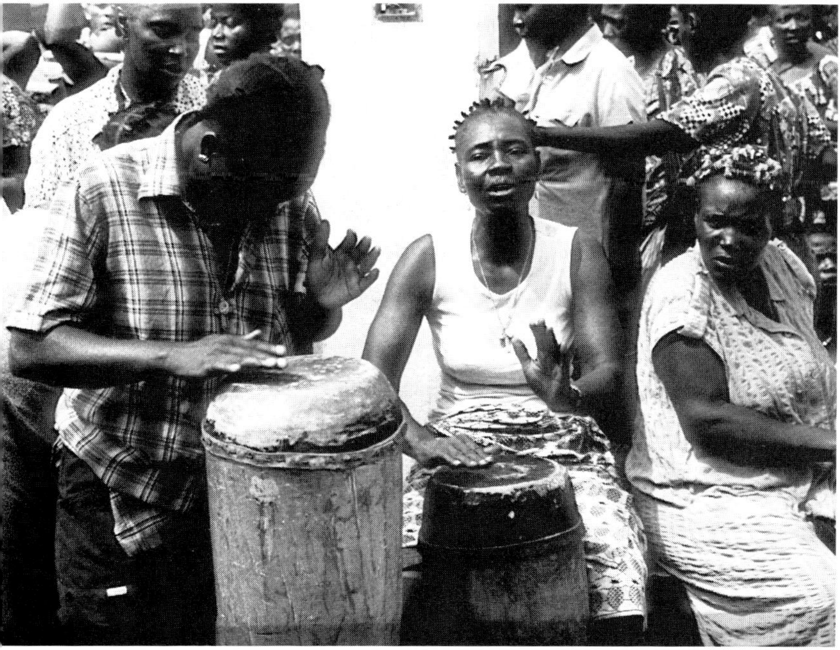

Das Büro Lumière: die rhythmische Begleitung der Gesänge.

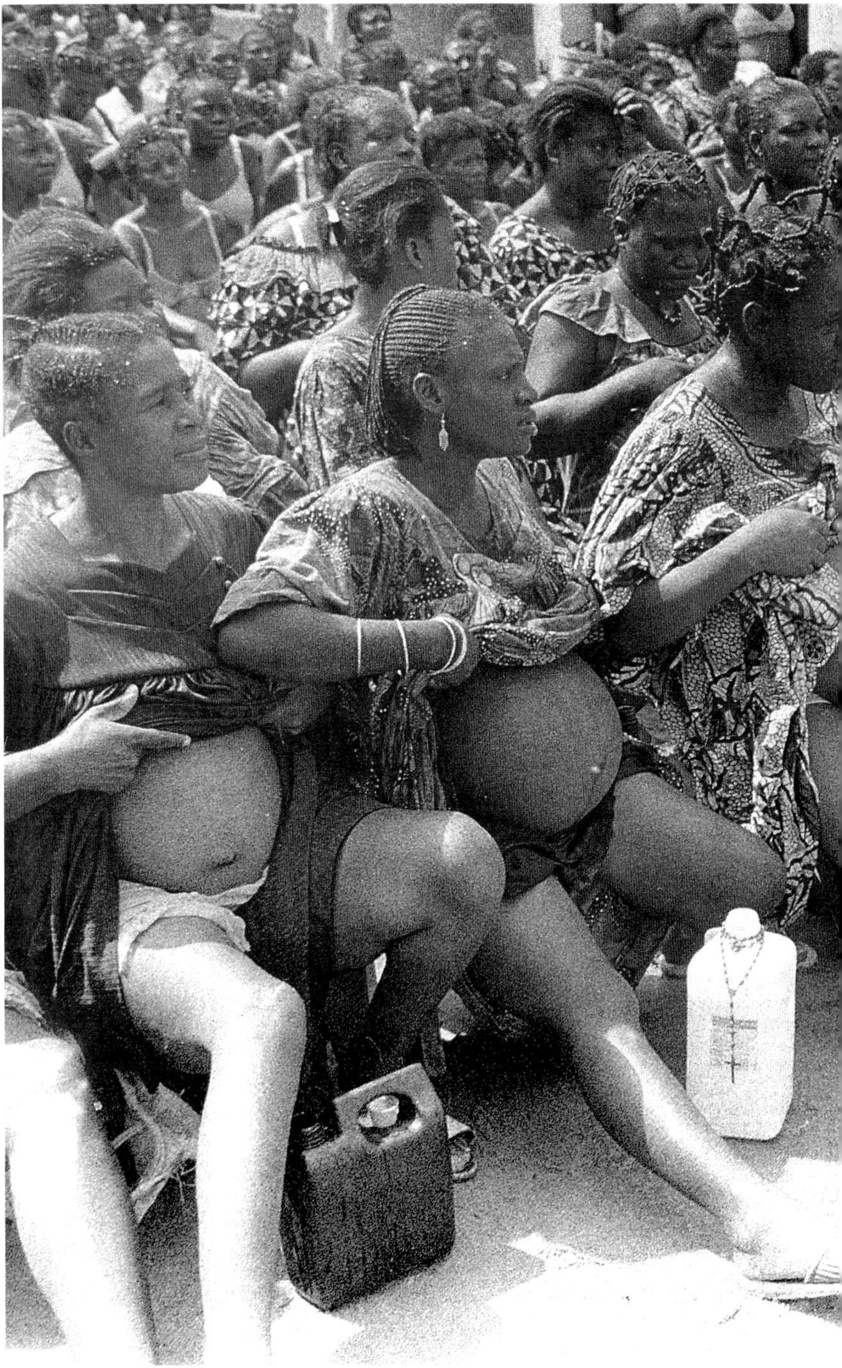

Der gemeinsame Segen für die werdenden Mütter. Photo Ch. Agbessi.

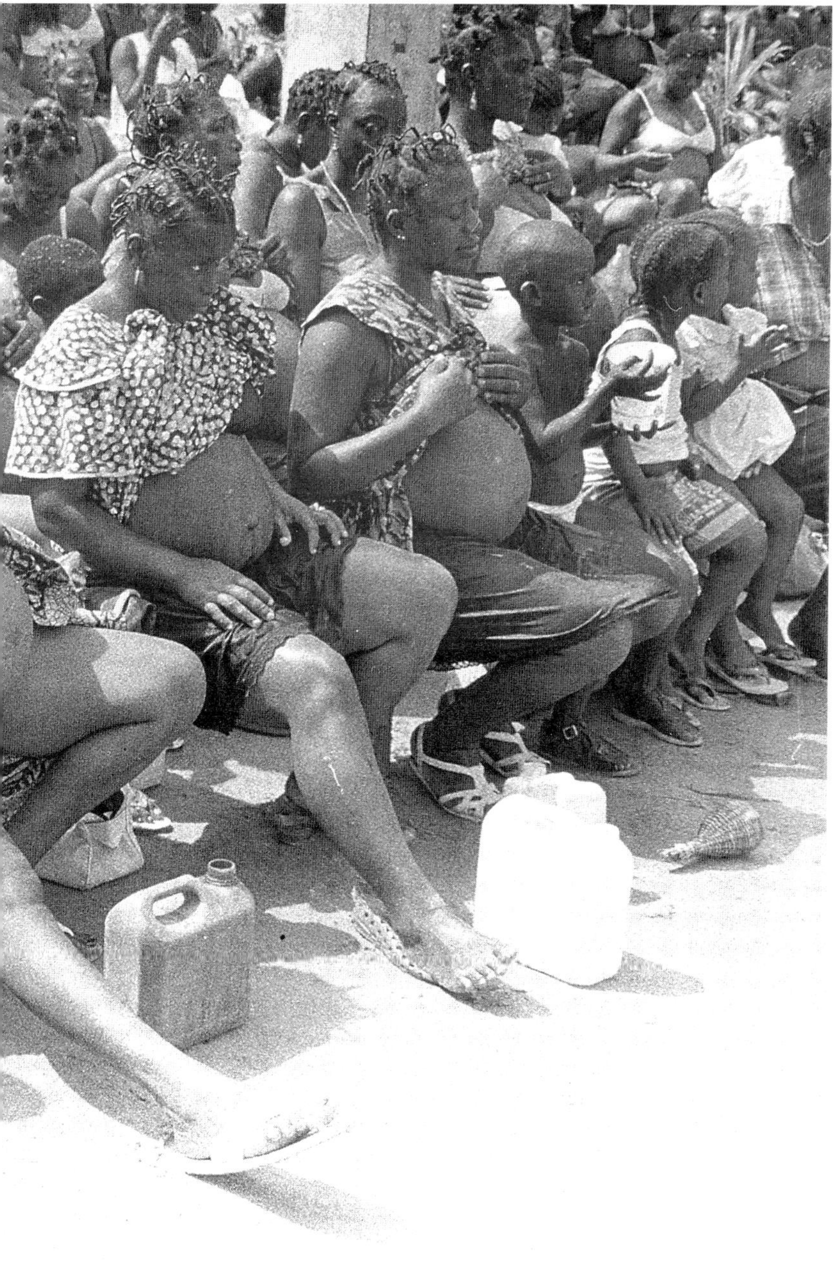

Ein kleines Mädchen, das sich weigert, Vater und Mutter zu gehorchen! ▶

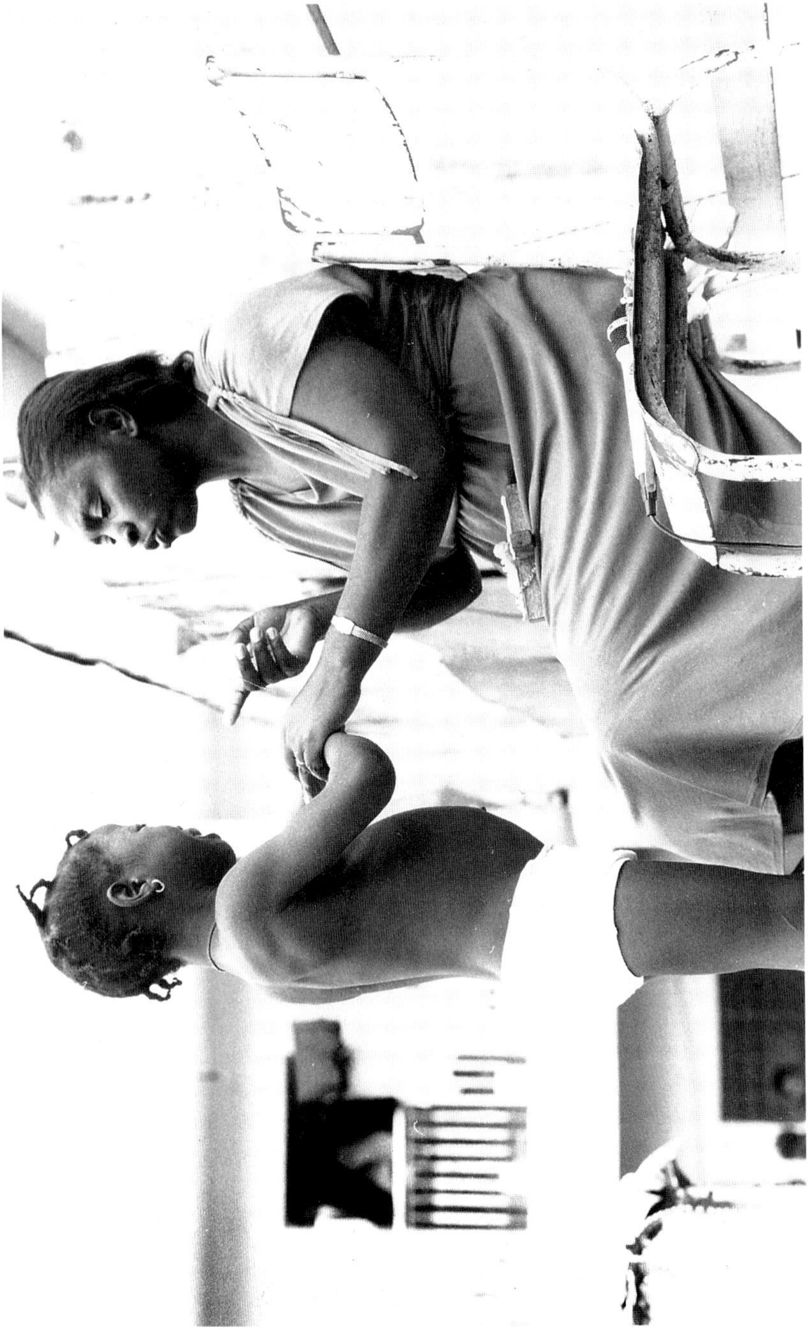

Exorzismus und der Psychiatrie. Die Opfer nehmen lieber zu ihnen als zur Gegenzauberei Zuflucht, weil sie religiöse Bedenken haben. Aber auch dann, wenn sie die Wirksamkeit der Gegenzauberer in Zweifel ziehen, wenn sie, wie Edgar Morin sagt, nur einen »augenzwinkernden Glauben« haben. Wie hier zum Beispiel: »Man kann sich nicht vorstellen, was es heißt, mit seinem Ehemann, der so sehr in den Bann der Zauberei gezogen ist, zusammenzuleben, wenn man selbst nicht daran glaubt! Aber die Tatsachen kann man nicht leugnen!« (aus meiner Korrespondenz mit Frankreich). Es kommt aber auch vor, wie schon berichtet, daß die Opfer alle drei Abwehrmethoden gleichzeitig zu Hilfe nehmen. Wir verabschieden uns aber jetzt schon vom System der eigentlichen Zauberei, um in das der Dämonologie bzw. Medizin einzutreten.[13]

Was soll man sagen, was tun?

Ich bin sehr unentschlossen, wenn ich Briefe beantworten muß, die eine dringende Bitte um Intervention in einem Fall von Schadenzauberei enthalten. Ebenso unentschlossen bin ich, wenn ich persönlich tätig werden muß. Ich bin ein Zwitter in diesem Metier, halb Fleisch halb Fisch. Ich habe mir die Haut eines Psychologen übergezogen, denn ich habe in Abidjan einem Psychiater assistiert. Ich trage das Gewand exorzistischer Kraft, ohne sie je angewandt zu haben. Und mit den *nganga* Kameruns, auch das ist wahr, stehe ich auf vertrautem Fuß. Aber kann ich wie sie *nganga* sein, da ich doch kein Afrikaner bin? Andererseits darf ich diese Hilferufe nicht unbeantwortet lassen. Da ich keinen offiziellen Status besitze, habe ich mich dazu entschlossen, mich der Inspiration des Augenblicks zu überlassen oder, besser noch, mich nach dem zu richten, was ich während des Gesprächs ›sehe‹. Da ahme ich die *nganga*, meine Lehrmeister, nach.

Der Vorteil eines Briefes ist, daß er Stoff zum Nachdenken liefert und Zeit läßt zu reagieren. Es fehlt allerdings der direkte Kontakt. Der persönliche Besuch wiederum verschafft eine Menge Anhaltspunkte, allein schon über die Sinneseindrücke. Afrikanern dürfen Sie wiederum keine Fragen stellen, sondern müssen ihnen sagen, was Sie ›sehen‹! Von Gespräch zu Gespräch, von Brief zu Brief ist mir immer klarer geworden, daß man folgenden Weg einschlagen sollte: Man muß sich ganz ungezwungen dem Vertrauen überlassen, das der Bittsteller einem entgegenbringt. Hat man nicht die Kraft, die die anderen einem verleihen? Das hat mich dahin gebracht, Empfehlungen auszusprechen, von denen ich glaubte, ich wäre nicht in der Lage dazu. Eine Französin, die mich mit ihren Briefen verfolgte und der es gelang, mich bei einem Aufenthalt in Paris aufzuspüren, habe ich angewiesen, die Hellseherei zu üben! Auf der Stelle kam sie mir wie befreit vor! Meistens gehe ich jedoch nach Art eines wegweisenden Beraters vor: Ich verpflichte die Person zum Beispiel, einen Termin mit einem Psychiater auszumachen (in Duala gibt es nur zwei für mehr als 1,5 Mio. Einwohner); oder aber ich rate ihr, sich auf den Weg ins Dorf zu machen, was, unausgesprochen, der Aufforderung gleichkommt, den Gegenzauberer zu konsultieren; ich rate aber auch, den Pfarrer oder Pastor in Anspruch zu nehmen. Es geschieht immer häufiger, daß ich die Person ermutige, ihr eigenes Leben in die Hand zu nehmen. Um sie zu überzeugen, verfolgen wir zusammen noch einmal ihren Lebenslauf. Dabei wird die Person gewahr, daß ihr Leben in Wirklichkeit nicht eine ununterbrochene Folge von Unglücksfällen ist. Das läßt eine Deutung, die auf Zauberei basiert, ins Leere laufen. Da die meisten meiner kamerunischen Besucher Christen sind, schließe ich mit einem Segensspruch und einer Lesung aus der Heiligen Schrift.

Meistens kommen diese Menschen nicht noch einmal. Daraus habe ich zunächst den Schluß gezogen, daß sie und ich nur unsere Zeit vertan hatten. Eines Tages aber merkte ich, daß sie mir Verwandte und Freunde schickten. Ich erinnerte mich, daß die Wahrsager genauso stereotype Urteilssprüche wie ich fällen. Und außerdem sucht man den gleichen Seher nicht zweimal auf. Es geht darum, mehrere zu befragen. Wenn ihre Urteilssprüche übereinstimmen, unterwirft man sich ihnen. Die Konkurrenz gibt mir also eher ein Gefühl der Sicherheit.

Ausweichmanöver

Neben diesen Abwehrmethoden, die keinen Aufschub dulden, weil es sich darum handelt, einem Menschen, der in Gefahr ist, zu helfen, gibt es auch eine langfristig angelegte Strategie. Sie beruht auf der Fortentwicklung der allgemeinen Denkweise und rechnet mit dem schrittweisen Verschwinden des Systems der Zauberei insgesamt. Von dieser Rechnung haben sich die Kirchen leiten lassen: Das Heidentum – und die Zauberei wird für einen seiner wesentlichen Bestandteile gehalten – soll auf lange Sicht ersetzt werden. Daher rührt ihr heutiges Schweigen zu unserem Thema.[14] Das ist auch die Politik der Gesundheitsbehörden: Selbst wenn die Behandlung durch den Gegenzauberer für den Kranken »erträglicher als seine Seelenangst ist, kann sie für die Gesellschaft kein Ziel sein«[15]. So wird das System der Zauberei abgewertet, so wird ihm aus dem Weg gegangen.

Der Erfolg dieser Strategie des Schweigens kommt von der Fähigkeit der großen Institutionen, einen Glauben, Ideale und überlegene Modelle für praktische Verhaltensweisen vorzuschlagen; denn ob mit oder ohne Zauberei, der Komplex der Aggressionen besteht weiter: »Man muß bei jedem von uns als nicht zu bestreitende Tatsache die Existenz eines feindseligen Impulses anderen gegenüber akzeptieren. Daraus resultiert die Todessehnsucht und eine seit Uranfang gegebene Aggressivität im Innersten der zwischenmenschlichen Beziehungen.«[16]

Warum aber haben die Institutionen bei ihrem Versuch, den Gegenzauberer abzulösen, eigentlich eine Niederlage erlitten? Viele von uns fragen sich das mit einem gewissen Gefühl der Ohnmacht. Vor allem die Priester, die Ärzte, die Richter, also die, von denen man aufgrund ihrer gesellschaftlichen Stellung annimmt, daß sie tätig werden, ja, von denen man geradezu verlangt, daß sie eingreifen. Meistens begnügt man sich mit einer funktionsgebundenen Antwort: »Die Zauberei wird so lange währen, wie wir unsere Institutionen nicht verbessern!« Je nach Fall neigt man dann dazu, die gegenwärtige Form des Versöhnungssakramentes in der Kirche in Zweifel zu ziehen. Oder der

Psychiater ist schuld, weil er die Kultur des Volkes nicht ausreichend berücksichtigt. Oder – das gilt sogar für Kamerun – das Recht folgt nach wie vor dem Code Napoléon, und da hat der Gegenzauberer praktisch den gleichen Status wie der Schadenzauberer…

Wie wahrheitsgemäß auch immer diese Klagen sein mögen, sie erlauben, das spüre ich oft, einer tiefergehenden Fragestellung auszuweichen. Stellen wir uns einmal vor, es gäbe wohlgeordnete Strukturen. Würden sie ausreichen, die ganz besonderen Seelenängste, wie die Schadenzauberei sie hervorruft, zu besänftigen? Ich glaube nicht, denn der Riß erfolgt auf der Ebene der Persönlichkeit. Meine Erfahrung ist, daß unser Eingreifen auch darauf zielen muß, die Charakterstärke des Betroffenen zu entwickeln. Kommt die teilweise Niederlage der Institutionen nicht daher, daß es ihnen versagt ist, die individuelle Seite des Menschen zu fördern, was doch eigentlich nötig wäre?[17]

Die negativen Aspekte des Individualismus werden heute oft bloßgestellt, im Westen wie auch in Afrika (übrigens aus unterschiedlichen Beweggründen), so oft, daß selbst der Wortstamm eine abschätzige Bedeutung angenommen hat. Die Individualität beschreibt jedoch das, was bei einem Menschen unveränderlich ist und auf keinerlei Gruppenzugehörigkeit zurückgeführt werden kann. »Das Ich ist nicht hassenswert«, wiederholte Mgr. Albert Ndongmo, ein berühmter kameruner Bischof, immer wieder vor jungen Menschen! Dank der Tatsache, daß er ein Individuum ist, kann ein jeder in sich selbst genug Kraft finden, um entweder der Angst oder der Anschuldigung der Schadenzauberei zu widerstehen. Er kann so, wie man in Duala sagt, »dem Tribunal der Gerüchte« die Stirn bieten. Und jeder kann hinreichenden Mut aufbringen, die schlimmste Schuld einzugestehen, ohne andere vorzuschieben, wenn es der Wahrheit entspricht. Um jedem Mißverständnis hinsichtlich des Wortsinns vorzubeugen, schlage ich vor, sich auf Jesus Christus als Musterbeispiel eines Individuums zu berufen. Sein Leben und Tod bezeugen, daß die Bejahung des Ichs keineswegs daran hindert, die Nächsten zu lieben und sich für sie hinzugeben. Er hat für sich und für uns den tödlichen Kreis des Wechselspiels der Anklagen durchbrochen.[18]

Anders ausgedrückt: Unser gesellschaftlicher Einsatz darf sich nicht darauf beschränken, denen, die sich bei uns darüber beklagen, verhext zu sein, wieder ein Gefühl der Sicherheit zu geben. Vielmehr müssen wir ihnen auch helfen, eine ausgeglichene Persönlichkeit aufzubauen. Das setzt eine Abstimmung unter den am stärksten betroffenen Institutionen voraus: denen der Kirchen, des Gesundheits- und des Justizministeriums. Ich rechne damit, ein solches Zusammentreffen auf lokaler Ebene zu provozieren: einander verstehen, um in der Stadt Gemeinschaften zu schaffen oder wiederherzustellen, die die Besonderheiten respektieren. Mir scheint, um diesen Preis ist wirkliche Hilfe zu erreichen.

In der Zwischenzeit haben die Gegenzauberer angenehme Tage vor sich, denn die Phänomene der Schadenzauberei dauern in unserer modernen Welt an. In der Regel sind es Christen, die mir aus Frankreich und Afrika schreiben. Sie wohnen in der Stadt und sind nicht rückständig. Gewiß, das Grundmuster ihrer Briefe ist zu wenig ausgeprägt, um verallgemeinern zu können. Man weiß aber auch, daß die Zauberei in den Industrieländern vom neuen Aufschwung der Esoterik und des Mystizismus profitiert. Und was Duala anbelangt, so glauben die ältesten Bewohner, daß es noch nie so viele Fälle von Schadenzauberei in der Stadt gegeben hat wie heute. Unter anderen Himmeln sieht es nicht anders aus: Der Mensch besitzt eine unauslöschliche zerstörerische Neigung, die Angst erzeugt.[19] Den anhaltenden Erfolg der Gegenzauberer kann man mit ihrer Fähigkeit erklären, auf dem gleichen Terrain zu spielen, nämlich dem der Emotionen. Auf diesem Gebiet tut es ihnen keiner gleich. Aber sie holen ihre Patienten dort nicht heraus. Sie belassen sie vielmehr darin im Namen einer offensichtlichen und unerbittlichen Logik. Tatsächlich hindern sie sie daran, mit wahrhaft kritischem Verstand an die Sache heranzugehen. Ein Student der Universität Jaunde, mein Nachbar bei einer traditionellen Behandlung, der wir beiwohnten, kam mir zuvor: »In dieser Welt darf man weder zweifeln noch Fragen stellen. Man darf nicht neugierig sein, denn man könnte die Wirklichkeit sehen, und das nicht gratis!« Größe und Grenzen der Gegenzauberer!

Anmerkungen

1 In den afrikanischen Sprachen haben die beiden Funktionen unterschiedliche Namen. Im Englischen erlaubt die Unterscheidung zwischen ›witchcraft‹ und ›sorcery‹ (die unterschiedslos mit ›Hexerei‹ übersetzt werden) eine gewisse Hierarchie herzustellen: angeborene und erworbene Hexerei.

2 J. Delumeau: *La peur en Occident, XIVe-XVIIIe siècles*, Fayard, 1978, pp. 389ff. [dt.: *Die Angst im Abendland*, Bd. 1.2. Reinbek 1985; d. Übers.]

3 R.F. Murphy: *Vivre à corps perdu, le témoignage et le combat d'un anthropologue paralysé*, Plon, Terre humaine, 1987. Ein Vergleich der Gebräuche der indischen Mundurulus mit der Situation Behinderter in den USA in bezug auf die Zauberei, pp. 49-55.

4 A. Julliard u. R. Luneau: *Les médicines populaires dans les campagnes françaises aujourd'hui*, Archives des Sciences Sociales de religion, Nr. 54/1, 1982.

5 Die hier getroffene Auswahl erlaubt nicht, die verschiedenen Formen des Systems der Zauberei in Afrika darzustellen. Sie variieren von Region zu Region (Urwald oder Savanne), je nach politischem System (Herrschaft durch einen König etc. oder die Ethnie) und nach Familiensystem (patri- oder matrilinear). Die Unterscheidung zwischen Schadenzauberer und Gegenzauberer ist dabei mehr oder weniger scharf.

6 L. Bonafi: *The witchcraft hysteria of 1692*, New England Historical Series, Bd. I, p. 3.

7 J. Favret-Saada: *Les mots, la mort, les sorts*, NRF, Gallimard, 1977, p. 39.

8 R. Jaulin: *La mort sara*, Plon, Terre humaine, 1967, p. 39.

9 »Zwei Jahrhunderte lang haben zwei Kriterien, Wirklichkeit und Nichtwirklichkeit, Europa beherrscht«, aus C. Bajora: *Les sorcières et leur monde*, NRF, Gallimard, 1972, p. 98. [dt.: *Die Hexen und ihre Welt.* Stuttgart 1967; d. Übers.]

10 R.D. Laing und A. Esterson: *L'Équilibre mental, la folie et la famille*, Maspero, 1974. Fallstudie einer unbewußten Verfolgung in England.

11 J. Conturas und J. Favret-Saada, »Ah, la féline, la sale voisine!...«, Terrain 14, Paris März 1990, p. 20.

12 Der ethno-psychiatrische Kongreß von Nürnberg im Jahre 1982 hat in seinem Schlußwort die Ähnlichkeit der Rituale der Gegenzauberei und der Heilung bestätigt. Forscher aus der ganzen Welt nahmen teil.

13 Weitere Abwehrmethoden: sich in Schuldbekenntnissen überbieten. Albert Atcho, ein harristischer Prophet der Elfenbeinküste, macht die Heilung seiner Gläubigen davon abhängig, daß sie ihre ›im Teufel‹, also als Schadenzauberei begangenen Missetaten gestehen. C. Piault und Mitarbeiter, op. cit. Die Ausrottung der Schadenzauberer: zahlreiche Sekten wie die Nga-maje im Süden des Tschad, in der Gegend von Kyabe; Gbayie, der ›schwarze Jesus‹, Elfenbeinküste, untersucht von C.- H. Perrot.

14 Mit einer Ausnahme: Johannes Paul II. in Mwanza (Tansania) am 4. Sept. 1990: »Wird die Menschenwürde des einzelnen immer respektiert? Oder wird sie nicht von Praktiken wie dem *uchawi* oder der Zauberei bedroht?« Der *uchawi* ist eine Schadenzauberei und mit den üblichen Praktiken der *nganga* nicht vergleichbar.

15 Persönliche Mitteilung von J.P. Lehmann, einem Psychoanalytiker.

16 L. Beirnaert, Christus, Nr. 52, Okt. 1966, p. 496.

17 So lautet die Botschaft des letzten Buches, das G. Morel geschrieben hat: *Le signe et le singe*, Aubier, 1985.

18 Kaiphas zu den Pharisäern: »Ihr bedenkt nicht, daß es besser für euch ist, wenn ein einziger Mensch für das Volk stirbt, als wenn das Volk zugrunde geht.« Johannes 11, 49 und 18, 14.

19 E. Fromm: *Anatomie der menschlichen Destruktivität*. Der Autor glaubt, daß diese Neigung, zu zerstören, zum Menschen gehört und daß beim sog. ›wilden‹ Tier keine Entsprechung vorhanden ist.

AUS CHRISTLICHEM BLICKWINKEL

»Bisweilen erhalten wir in dem Augenblick einen Fingerzeig, in dem bereits alles verloren scheint: Wir haben an alle Türen geklopft, die ohne Ausweg sind, und die einzige, die uns Einlaß gewährt und die wir hundert Jahre vergeblich gesucht hätten, an die stoßen wir ganz unwissentlich, und sie öffnet sich!«

Marcel Proust

Die unabhängigen Kirchen in Afrika
Soziale Aufgabe und kulturelle Eigenständigkeit

Die ›schwarzen Propheten‹ bzw. ›schwarzen Messiasse‹ haben um 1960, als viele afrikanische Staaten ihre Unabhängigkeit erlangten, die Menschen in Europa in ihren Bann gezogen, zumindest diejenigen, die den rasch aufeinanderfolgenden Veränderungen auf dem afrikanischen Kontinent mit Verständnis begegneten. Sie schienen Symbol eines mystischen Widerstandes gegen die Kolonialmacht und Ausdruck eines ursprünglichen Glaubens zu sein.[1] Tatsächlich zeigte sich das Phänomen aber schon vor der Entkolonialisierung, nahezu zeitgleich mit der Ankunft der ersten Missionare in Afrika. Die allererste Gründung einer religiösen Bewegung durch einen Messias oder Propheten wird 1862 aus Ghana berichtet. Fast überall, wo die großen christlichen Kirchen sich niederließen, sind diese außergewöhnlichen Persönlichkeiten in Erscheinung getreten. So konnte D.B. Barret zwischen dem Ende des 19. Jahrhunderts und 1960 etwa 6000 solcher Gründungen nachweisen, bei einem erheblichen Zuwachs nach dem Zweiten Weltkrieg.[2]

Erste Propheten und Messiasse

Sie alle kommen aus dem Christentum. Das Gegenteil wäre auch verwunderlich. In der Tat wäre es schwer vorstellbar, wie die traditionellen religiösen Strukturen, die auf dem Ahnenkult und der Achtung der Geschlechterfolge beruhen, jemanden veranlassen sollten, auf diesem Gebiet neue Wege zu beschreiten. Erster Ausdruck der Unabhängigkeit bei den meisten von ihnen war nicht ein Akt der Rebellion gegen eine in ihren Augen zu stark westlich orientierte Kirche, auch nicht der Wunsch, eine neue christliche Gemeinde ins Leben zu rufen. Vielmehr wollten sie einem zwingenden und persönlichen Aufruf Gottes nachkommen, der während eines bedrohlichen Ereignisses, z.B. einer Epidemie, oder im

Traum erfolgt war. Da sie die Bilder und Themen der Bibel benutzen, um ihr mystisches Erleben in Worte zu kleiden, da ihr Auftreten selten mit den von den Kirchen aufgestellten Verhaltensnormen übereinstimmt und da sie bisweilen auf ihrem Weg auch Verfolgung erdulden mußten, ist man übereingekommen, sie ›Propheten‹ zu nennen.

Im Unterschied zur Bezeichnung ›Prophet‹ ist ihnen in der Regel die Bezeichnung ›Messias‹ von ihrer Gefolgschaft nicht zuerkannt worden. Die Soziologen nannten sie so, um damit ihre politisch-religiöse Dimension zu unterstreichen. Je näher nun die politische Unabhängigkeit rückte, desto stärker verkörperten sie in den Augen der allzu lang vom Kolonialherren unterjochten Bevölkerung den Wunsch, frei zu sein. Da die Menschen ihren Wunsch auf dem politischen Feld nicht sofort umsetzen konnten, wandten sie sich diesen Messiassen zu, die ihre eigene religiöse Unabhängigkeit erreicht hatten. Und da geweihte Persönlichkeiten aufgrund der Tradition die eigentliche Macht in Händen halten, verkörperten diese charismatischen Männer und Frauen das befreite Afrika.

Einer von ihnen ist William W. Harris. Geboren wurde er 1860 in Liberia, jenem westafrikanischen Land, in dem im 18. Jahrhundert Schwarze aus Amerika den Ton angaben. Mit 21 Jahren wird er Christ und schwankt zwischen der amerikanischen Episkopalkirche und der örtlichen Methodistenkirche, bis zu jenem Tag, an dem er sich als Freiheitskämpfer im Gefängnis wiederfindet. Dort hat er eine Erscheinung. Ein Engel befiehlt ihm, an der Wiederherstellung des Gottesreiches auf Erden mitzuwirken. Als er 1913 freigelassen wird, macht er sich als ein von Gott Besessener Gottes nach Osten auf und ruft die Bewohner der Elfenbeinküste und Ghanas, seine Nachbarn, auf, die Fetische zu verbrennen und sich den Lehren der Bibel anzuschließen. 18 Monate lang hat er einen sehr großen Zulauf beim Volk, dann zwingt ihn die französische Verwaltung, nach Liberia zurückzukehren. Und ein Afrikaner, der die Fetische verdammt und die Bibel in höchsten Tönen lobt, ist natürlich viel überzeugender als ein Missionar, der die gleiche Botschaft bringt. W.W. Harris' Absicht ist jedoch nicht, eine neue religiöse Bewegung zu stiften. Nach seinem Tod, ab 1929, ergreifen seine Anhänger an der Elfenbeinküste die Initiative und schließen sich zusammen. René Bureau konnte also sagen: »Harris ist nicht der Gründer des Harrismus.« Der Harrismus hat dann die Partei von Houphouët-Boigny (Rassemblement démocratique africain) in ihrem Kampf um die Unabhängigkeit der Elfenbeinküste unterstützt.

Im Vergleich mit den großen Kirchen hing das ursprünglich Afrikanische dieser religiösen Bewegungen vor der Unabhängigkeit der afrikanischen Staaten ganz wesentlich vom prophetischen und messianischen Wesen ihrer Gründer ab.

Die prophetischen und messianischen Bewegungen werden unabhängige Kirchen

1982, der Zeitpunkt, da viele afrikanische Staaten ihre zwanzigjährige Unabhängigkeit feiern. Was ist aus den religiösen Bewegungen geworden? Haben sie das Erbe ihrer Gründer bewahren können?

Zur Lage

Nicht nur bestehen die meisten dieser Bewegungen weiter, vielmehr ist eigenartigerweise ihre Zahl noch gewachsen. Da es keine jüngeren Erhebungen gibt, mögen einige Zahlen eine Idee davon vermitteln, wie sehr sie sich vermehrt haben. In Ghana bereitet Pastor B. Barker ein Dokument vor, das für 1980 immerhin 500 unabhängige religiöse Bewegungen aufführt. Für Liberia, und hier nur für das Volk der Bassa in der Nachbarschaft von Monrovia, stellt eine Untersuchung folgende Zahlen auf: für 235 000 Personen gibt es 500 Kultstätten, was nicht außergewöhnlich ist; aber die 500 Gebäude gehören ungefähr 100 voneinander unabhängigen religiösen Gruppen.[3] In Südafrika geben die offiziellen Stellen für 2,8 Mio. Schwarze 3600 Religionsbezeichnungen an, etc.[4]

Diese Bewegungen sind nicht gleichmäßig über den Kontinent verbreitet, im Gegenteil. Sie sind, man ahnt es schon, wenig erfolgreich in Ländern mit großer islamischer Mehrheit, wie Senegal, Mali, Niger und Guinea. Im Gegensatz dazu wuchern sie geradezu in Gegenden mit einem starken protestantischen Bevölkerungsanteil, wie Ghana, Nigeria, Kenia, also in den ehemaligen britischen Kolonien. Dort begünstigt das theologische Prinzip des freien Willens die abspalterischen Initiativen. Umgekehrt sind in kleinen katholischen Ländern wie Rwanda und Burundi nie messianische Bewegungen entstanden. Das Argument der vorherrschenden Religion allein reicht aber nicht aus, und es ist ein Wagnis, die Existenz bzw. das Fehlen solcher Bewegungen darüber hinaus zu erklären. D.B. Barret hat es versucht und schlägt nicht weniger als 18 Kriterien vor, wobei er sowohl die Geschichte, als auch die Politik und traditionelle Strukturen berücksichtigt, um die Variablen dieses Phänomens quer durch Afrika darzulegen.[5] Daß das Phänomen so komplex ist, hängt mit seiner Vitalität zusammen: dieses krebsartig wuchernde Christentum.

Der Status einer Kirche

Dieses Wuchern hat der prophetischen Strömung nicht, wie man denken könnte, genutzt. Die neuen Gründer scheinen nicht vom gleichen Zuschnitt wie die früheren zu sein (soweit man die Bedeutung einer Botschaft zu Lebzeiten des Urhebers überhaupt beurteilen kann), und die geistigen Erben der ersten Propheten haben mehr Wert darauf gelegt, die jeweilige Bewegung zu institutionalisieren, als lauthals mit flammenden Appellen zur Bekehrung aufzurufen. Es ist bezeichnend, daß sich diese Bewegungen den Titel von Kirchen zuerkennen und nur im Untertitel auf den Namen des prophetischen Stifters berufen.[6] Eines der erstaunlichsten Beispiele für diese Entwicklung ist das der kimbangistischen Bewegung, benannt nach Simon Kimbangu, einem Propheten, der am 3. Oktober 1941 in Belgisch-Kongo im Gefängnis gestorben ist. Er wurde des ›Verrates am Vaterland‹ beschuldigt. Die Bewegung, die auch ›Die Kirche Christi auf Erden‹ genannt wird, zählt heute in Zaïre, dem ehemaligen Belgisch-Kongo, mehr als 2 Mio. Anhänger und genießt die gleiche Anerkennung von offizieller Seite wie die katholische Kirche und die großen protestantischen Konfessionen. Sie ist die erste unabhängige Religionsbewegung Afrikas, die dem Ökumenischen Rat der Kirchen angehört, und zwar seit 1969.

Weg von der Politik

Auf dem ganzen Kontinent nehmen diese Bewegungen zahlenmäßig zu und konstituieren sich als Kirchen, gleichzeitig aber verlieren sie ihre politische Militanz, den zweiten Wesenszug ihrer Gründer. Vor 20 Jahren waren sie die Symbole der Unabhängigkeit, heute nehmen die meisten von ihnen gegenüber der Staatsmacht eine unterwürfige Haltung ein. Diese Haltung ist in den Ländern, in denen sie geduldet werden, verständlich, erstaunlich jedoch da, wo sie aus ideologischen Gründen verboten sind, wie im marxistischen Benin und Kongo. Noch erstaunlicher ist die Entpolitisierung in Südafrika, wo die Unabhängigkeit der Schwarzen – eine motivierende Zielvorgabe, die sich andernorts bewährt hat – noch nicht erreicht ist:

> Anläßlich des Osterfestes (1980) haben sich mehr als 2 Mio. Schwarze aus dem ganzen südlichen Afrika in Zion City im Bantustan Lebowa versammelt, um den 70. Geburtstag der Zionistischen Kirche zu feiern. Sie ist die bedeutendste der synkretistischen Kirchen [dieser Region] … Stellung und Rolle dieser Kirchen sind zweideutig. Während einige Soziologen in den 50er Jahren dachten, sie seien Ausdruck politischer Forderungen, die nicht öffentlich formuliert werden konnten, hat die Erfahrung der letzten Jahrzehnte bewiesen, daß neue nationalistische oder politische Bewegungen sich zunehmend von diesen Kirchen, deren Rolle in erster Linie eine religiöse zu sein scheint, absetzen. Dennoch beinhaltet die Religion, die sie anbieten, eine Ethik mit wirtschaftlichen und politischen Folgen. Sie sind aber weit davon entfernt, revolutionär zu sein, sondern von Grund auf konservativ.[7]

Der Hauptgrund für das Abrücken von der Politik – deswegen ähneln sie auch immer weniger messianischen Bewegungen – scheint bei den unabhängigen Kirchen mit der allgemeinen Desillusionierung der Bevölkerung einherzugehen. Entwicklung, politische Partei, Fortschritt sind Begriffe, die, als die Unabhängigkeit erreicht wurde, die Jugend mitrissen, weil sie Hoffnungsträger waren; heute sind sie ausgebrannte Worthülsen. Selbst der durchreisende Fremde, der sozusagen im Vorübergehen die Bonmots der kleinen Leute sammelt – in welchem Land auch immer –, ist überrascht von der ironischen Klarsicht ihrer Urheber. Wieviel stärker noch empfinden dies aber die Menschen, die ihr Schicksal mit dem der dortigen Bevölkerung seit den Jahren der Unabhängigkeit verknüpft haben: Sie sind Zeugen der politischen Desillusionierung geworden.

Die Erbitterung hindert die Bevölkerung aber nicht daran zu leben. Unglaublich ist ihre Geduld vor den Schaltern einer völlig zusammengebrochenen Verwaltung, ihre Ausdauer bei der Jagd nach dem verfluchten, aber lebensnotwendigen Geld. In einigen Ländern steht sie einem Staatswesen gegenüber, das schon zusammengebrochen ist, bevor es je wirklich funktioniert hat. Dieses Staatswesen ist einem Puzzle vergleichbar, zu dem zwar alle Teile vorhanden sind, aber nicht zusammenpassen. Dieser Alptraum nennt sich Unterentwicklung. Zum Überleben braucht man aber einen Bezugspunkt. Die großen Kirchen, katholisch oder protestantisch, genügen nicht den drängenden Hilferufen nach moralischer Unterstützung, die an sie herangetragen werden. Das liegt zum Teil an ihrem Engagement bei großangelegten und langfristigen sozialen und pastoralen Projekten. Die traditionellen Strukturen, selbst aus den Angeln gehoben, können nicht mehr überall die geistigen Kräfte mobilisieren. Für mehr als 10 Mio. Afrikaner sind die unabhängigen Kirchen im Augenblick der Ort allen Heils.

Die therapeutische Funktion der unabhängigen Kirchen

Mit der Institutionalisierung haben die unabhängigen Kirchen das prophetische Charisma ihrer Stifter teilweise verloren, durch die Abkehr vom politischen Leben ihr messianisches Wesen. Aber ohne zu zögern verhelfen sie denen zu Frieden und Sicherheit, die danach suchen.

Die Heilung
Der drängendste Hilferuf, der sie erreicht, ist der nach Heilung. Unter Heilung muß man die Rückkehr zur Gesundheit im weitesten und im traditionellen Sinn verstehen, nämlich die Rückkehr zur gesellschaftlichen Eintracht wie zum körperlichen Wohlbefinden, zum Sichwohlfühlen unter den Augen Gottes. Heilen heißt, die verlorene Harmonie wiederfinden und, in einem ersten Schritt, Angst und Verzagtheit behandeln. Nicht alle unabhängigen Kirchen räumen den Ritualen der Heilung einen zentralen Platz ein, aber die heutzutage erfolgreichsten tun es: z.B. die Kirche des Himmlischen Christentums, die auch Kirche des Heiligen Geistes genannt wird. Gegründet wurde sie 1947 in Benin von dem Propheten Samuel Biléou Joseph Oschoffa, dessen Vater Methodist war. In Folge einer Vision, die am Ende einer längeren Phase der Weltabgeschiedenheit wie der Blitz über ihn kam, glaubte er, einen prophetischen Auftrag zu haben, der dann zunehmend von seiner Umgebung bestätigt wurde. Diese Bewegung hat heute in den Nachbarländern Benins, wie Nigeria, Ghana und der Elfenbeinküste, und sogar in afrikanischen Gemeinschaften in den USA und Europa großen Erfolg.[8]

Eine Psychiaterin in Benin, die in ihrer Praxis zahlreichen ›Himmlischen Christen‹ begegnet – im Volksmund auch Zölestinen genannt –, gibt folgendes Urteil über und Zeugnis von der therapeutischen Funktion dieser Kirche ab:

> Wir Psychiater haben unmittelbaren Kontakt mit den Himmlischen Christen, weil ungefähr 80% unserer Patienten ihnen angehören oder aus ihrem Umfeld kommen. Nach dem, was die meisten Patienten uns sagen, ist der Empfang, der ihnen dort bereitet wird, immer gut und vor allem sehr erbaulich. Wenn man weiß, daß diese Patienten und ihre Familien mitunter schon monatelang in der Krise steckten, daß die zahlreichen Konsultationen von Heilern häufig die zwischenmenschlichen Konflikte erst richtig haben ausbrechen lassen oder verstärkt haben, oft unter Zurücklassung einer vagen Atmosphäre von Verdächtigungen, versteht man das Gefühl des Wohlbefindens, das der eine oder andere empfindet, wenn er bei den Zölestinen zuerst einmal bemuttert wird. Der Patient wird von

einem Team betreut, das ihm das Gefühl der Sicherheit gibt und sich um so einfache, jedoch wesentliche Dinge wie Schlaf, Ruhe, Kleidung oder Nahrung kümmert, oder auch ganz einfach für ihn da ist.

Er, der Patient, der im Wahn und durch den Wahn zerbrach, fühlt sich – und sei es nur für eine gewisse Zeit – wiederhergestellt, eins mit sich selbst, so als wäre er in seinen Körper zurückgekehrt.

Und dann findet er zurück in eine Gemeinschaft, in eine Familie, zu ›Brüdern‹, die um ihn versammelt zu sein scheinen, die durch etwas zusammengehalten werden, selbst wenn dieses Etwas so verschiedene Namen wie Verwirrung, Wahn, seelische Störung, Einsamkeit, Dürsten nach einer Kraft, Suche nach Gott, nach dem Wahren, nach Frieden, nach dem Ich hat… Und wahr ist, daß in diesem Augenblick die Patienten ruhig und heiter sind, ein Gefühl der Sicherheit empfinden und aus der Vereinsamung heraustreten.

Später entstehen dann die ›Schäden‹, wenn die Zölestinen bei diesen schon schwachen oder geschwächten Menschen durch Enthüllungen [über die Ursache der Krankheit] die Ängste und die inneren sowie zwischenmenschlichen Konflikte schüren. So richten die Patienten sich endgültig im Wahn ein. Natürlich versuchen sie, ›etwas‹ auszutreiben, aber sie ersetzen es sehr schnell durch ›etwas anderes‹.

Gebet und Trance

Bei den Ritualen der Heilung – traditionelle Heilkräuter und Rinden spielen nur eine unbedeutende Rolle – nimmt das gemeinschaftliche Gebet einen wesentlichen Platz ein: Es ist ein herzerwärmendes Gebet und verschafft den Menschen ein beinahe körperliches Gefühl, erhört zu sein. Seinen Höhepunkt erreicht es in der Trance. Diese althergebrachte Form des Besessenseins, die Ausdruck der Ankunft der Geister oder der Ahnen ist, offenbart auch die Anwesenheit des Heiligen Geistes. Sie bedeutet nicht nur, daß der Geist in der besessenen Person Wohnung genommen hat, sondern daß er zeitweise ihren Platz einnimmt. In der Terminologie der modernen Anthropologie bemächtigt sich der Geist des vitalen Doppels der Person und spricht und handelt an seiner Stelle. So erklärt man, daß die Besessenen sich nicht an das Ereignis erinnern, für das sie die Bühne waren. Diese Phase der Entpersönlichung, die eher aus der Tradition als aus der Bibel kommt, macht das Besessensein in den Augen der Katholiken verdächtig. Die meisten unabhängigen Kirchen hingegen erkennen in diesem Phänomen das Eindringen des Geistes unter Beachtung gewisser Bedingungen, die sich wenig von den traditionellen unterscheiden: deutliche Anzeichen des Verlustes der Selbstkontrolle, eine mechanisierte Regelmäßigkeit der Bewegungsabläufe, die günstige Aufnahme durch die Versammelten und den Zelebranten.

Die Geheimnisse der Bibel

Die Wirksamkeit des Gebetes – zahlreiche Heilungen und Besserungen beweisen es – hat ihre Wurzel in der Bibel. Denn die Bibel ist von den Missionaren, besonders den protestantischen, als der einzige Ort der Offenbarung Gottes hingestellt worden. Das verleiht ihr ein grenzenloses Prestige und die größte Macht. Sie ist in mehr als 400 afrikanische Sprachen übersetzt worden. Auf keinem Kontinent wurde eine vergleichbare Anstrengung unternommen. Mit steigenden Einschulungsraten fand eine große Zahl Christen Zugang zu diesem Buch der Bücher, das sie nun in ihrer Muttersprache entziffern und für ihre Zwecke deuten konnten. Diese Freiheit ist zweifelsohne der Ausgangspunkt der meisten unabhängigen Kirchen. Die Stifter haben die Bibel für sich vereinnahmt, haben den Schwerpunkt nicht auf dieselben Textstellen wie die Missionare gelegt und haben ihre Lehrmeinung zu brennenden Fragen wie der Polygamie, der Familie und dem Landbesitz, der Achtung vor den Ahnen, der Sexualität und der Fruchtbarkeit relativiert. Einige Beobachter sagen voraus, daß Abspalterbewegungen aus den gleichen Gründen aus dem Schoße der katholischen Kirche hervorgehen werden, die ihrerseits ja auch die Lektüre der Bibel begünstige.[9] Man muß dieses Argument allerdings einschränken, denn Tatsache ist, daß die Heilige Schrift in der katholischen Praxis keine solche zentrale Funktion hat wie bei den Protestanten.

Heilung, Gebet und Bibel sind heute die drei Grundsteine im Haus der unabhängigen Kirchen. Mit ihrer Hilfe begegnen sie dem Aufschrei der Ratlosen und Verwirrten. In bezug auf sie nehmen sie eine Schutz- und Notfallfunktion wahr, verpflichten sie aber gleichzeitig dazu, ihr Leben in einem sicheren Bereich einzurichten, abseits der Orte, an denen sich die Entstehung und Auflösung ihres Landes vollzieht. Sie bieten ihnen eine gewisse Sicherheit; ermöglichen sie ihnen aber auch, ihre Persönlichkeit zu entwickeln? Ist die Suche nach sofortigen Lösungen denn nicht Ausdruck der Weigerung, Anstrengungen und Arbeit auf sich zu nehmen, Ausdruck des Verzichts, die Vernunft einzusetzen, Ausdruck eines Desinteresses an der Wirklichkeit des wirtschaftlichen, sozialen und politischen Lebens unserer Tage? Ist diese Suche nicht, kurz gesagt, im Extremfall die Verdrängung dessen, was den Menschen eigentlich ausmacht?

Die ständig wachsende Zahl neuer Sekten

Die Umwandlung der messianischen Bewegungen der 60er Jahre in unabhängige Kirchen ist zweifellos durch das flutartige Anwachsen neuer Sekten beschleunigt worden. Genausowenig wie die unabhängigen Kirchen wollen sie ihre Anhänger politisch mobilisieren; ebenso wie diese erfüllen sie eine Ersatzfunktion, indem sie nämlich bei ihren Veranstaltungen oder Zeremonien die Suche nach Gesundheit, das erfüllende Gebet oder die Initiation in die Geheimnisse des Lebens in den Vordergrund stellen. Diese Übereinstimmung ist keineswegs erstaunlich, handelt es sich doch um die gleiche Bevölkerung: Der politische, wirtschaftliche und soziale Niedergang zwingt sie dazu, ihr seelisches Gleichgewicht in Mikrogesellschaften zu suchen, die sofortige Linderung gewährleisten.

Diese Sekten kommen vor allem aus den Vereinigten Staaten, auch jene, die eine östliche Weltanschauung im Gepäck führen. Indem sie das Ende der Vorherrschaft der ehemaligen Kolonialherren ausnutzten, die mehr oder weniger freiwillig die großen Kirchen begünstigten, haben sie sich in Afrika Zutritt verschafft. Ihres Herkunftslandes wegen war es für sie ziemlich schwierig, sich in Ländern marxistischer Weltanschauung niederzulassen, also in Benin, im Kongo und in Angola.[10] Andernorts werden sie, unter der Bedingung, daß sie frei von Obskurantismus und Intoleranz sind, bereitwillig aufgenommen. Dabei profitieren sie von der Gastfreundschaft, die anfangs jeder Fremde oder jede Institution, sei sie weltlich oder religiös, genießt.[11]

Die Anpassung

Unter dem unpolitischen Einfluß dieser neuen Sekten entfernen sich die unabhängigen Kirchen, die von nun an ihre Kundschaft mit diesen teilen müssen, notgedrungen immer mehr von ihrem prophetischen und messianischen Ursprung. Sie übernehmen, ohne sich dessen notwendigerweise bewußt zu werden, die Zielsetzungen der nonkonformistischen religiösen Bewegungen der ganzen Welt, bei denen vor allem die sofortige Heilung, das Gebet und die Bibel (oder die Gnosis) praktiziert werden. Bringen die großen westlichen Kirchen heute nicht selber charismatische Bewegungen hervor, deren Ziel es ist, die gleiche hoffnungsvolle Zuversicht auszulösen? Warum sollte Afrika eine Ausnahme sein? Das fürchterliche Durcheinander, in das man es hineinzieht, schafft die Tendenz, es dem allgemeinen Vorbild anzupassen.

Übernahme des Christentums oder Inkulturation?

Werden die unabhängigen Kirchen ihr ursprüngliches Wesen, ihre Identität bewahren, wenn sie zulassen, daß der prophetische Geist und die messianische Hoffnung der Anfangszeit verblaßt und sie in der Internationale der nonkonformistischen religiösen Bewegungen ihre Konturen verlieren? Manche Menschen denken, daß die Ursprünglichkeit dieser Kirchen heute in Pomp, in Üppigkeit, im allgemeinen Taumel der Zeremonien Zuflucht sucht. Einer Prozession von Männern und Frauen in aufsehenerregenden Chorhemden und Meßgewändern, die, ohne auf den Verkehr zu achten, mit verlorenem Blick beten und tanzen, begegnet man in der Tat nur in Afrika oder Lateinamerika, also dort, wo schwarze Gemeinden existieren. Dieser Aspekt, in Sichtweite eines jeden Touristen, ist lediglich Ausdruck einer in der Kultur verwurzelten und verborgenen Ursprünglichkeit, die man ansonsten nur schwer wahrnehmen kann. Ich schlage vor, nach ihr nicht mehr in einer greifbaren Funktion zu suchen – sei diese nun prophetisch, messianisch oder therapeutisch – , sondern in der Art, wie sich die Bewegung ein von außen gekommenes Christentum zu eigen macht und es assimiliert. Dies geschieht mit Mitteln, die ihnen ihre bekanntlich auf Initiation begründete Kultur zur Verfügung stellt. Und das ist, so scheint mir, einer der Hauptgründe für ihre echte Ursprünglichkeit.

Die Initiation

Was macht das Wesen einer auf Initiation begründeten Gesellschaft aus? Sie begeht feierlich mit Riten von großer sozialer und religiöser Bedeutung den Übergang von einem Lebenszustand zu einem anderen, sei es, um in die Erwachsenenwelt einzutreten, sei es, um ein Amt zu übernehmen oder in einen Geheimbund aufgenommen zu werden. Anerkannt wird die Einsetzung in eine neue Befugnis erst dann, wenn man eine ritualisierte spirituelle Erfahrung durchgemacht hat. Diese religiöse Dimension verleiht den Berechtigten ein Prestige und eine Überlegenheit, die über ihre Person hinausgehen. So wird die Stabilität der Gesellschaft gewährleistet, ihre Mitglieder aber werden in zwei Gruppen aufgespalten, die Initiierten und die Nichtinitiierten. Die Verschwiegenheit besiegelt diese Trennung.

Dieses Grundmuster, das dem sozialen Leben in Afrika einen festen Rahmen verleiht, beeinflußt jede seiner Reaktionen und natürlich auch seine Art, Religionen aufzunehmen, die von außen gekommen sind. In der Tat verhält sich der auf Initiation beruhende Gesellschaftstyp gegenüber dem Fremden nicht genauso wie eine Gesellschaft, die solche internen Trennungslinien nicht kennt. Ohne zu sehr Gefahr zu laufen, gänzlich absorbiert zu werden, kann sie neue Elemente auf sich zukommen lassen, und zwar auf der Ebene ihrer nicht initiierten Mitglieder. Sie muß nur verhindern, daß diese neuen Elemente in ihr Sanktuarium vordringen, in ihr Herzstück. Das kann sie dank der großartigen Barriere, die die Initiation darstellt. Die Aufnahme erfolgt in zwei Phasen, was beim Ankömmling einen gemischten Eindruck auslöst, nämlich mit offenen Armen aufgenommen zu werden und gleichzeitig nicht über die Türschwelle zu gelangen. Eine ebensolche Situation beschwört der Verleger eines Buches von Henri Crouzat, ›Azizah de Niamkoko‹, herauf, wenn er auf dem Buchumschlag diesen kleinen pikanten Hinweis druckt: »1946 hatte Henri Crouzat das Glück, nach Schwarzafrika zu reisen. Eine Offenbarung, ein bewunderndes Staunen, Liebe auf den ersten Blick. Aber nur von einer Seite. Afrika verharrte in Gleichgültigkeit.«

Wenn man heutzutage das gesellschaftliche Erscheinungsbild wertet, so kommt man zu schnell zu der Auffassung, daß die traditionellen Grundmuster erloschen sind. Sie haben aber nicht aufgehört, die Verhaltensmuster zu beeinflussen. In vielen ländlichen Gebieten wird die Initiation weiterhin praktiziert, dabei ist sie durch die eingetretenen Wandlungen kaum verändert worden. Wo man es am wenigsten erwarten würde, in den christianisierten und zudem urbanisierten Regionen, wie zum Beispiel dem Umland von Abidjan, unterziehen sich die Schüler während ihrer Schulferien weiterhin den Initiationsriten. Sogar dort, wo die traditionelle Initiation völlig verschwunden ist, kann man mit Verwunderung feststellen, in welchem Umfang die gesellschaftlichen Mechanismen funktionieren, als würden sie von erworbener Befugnis gelenkt. Verwunderlich ist auch, wie die Gruppen oder sogar die Familien sich dem Fremden gegenüber wie Initiationsgesellschaften im Kleinformat verhalten. Ohne sich dessen notwendigerweise bewußt zu sein, ist jeder vom Vorbild seiner Kultur so stark geprägt, daß er sich anderen gegenüber sowohl unglaublich gastfreundlich wie auch völlig abweisend verhalten kann.

Die Phase der Gastfreundschaft

Der unbestrittene Erfolg des Christentums beim einfachen Volk ist es wert, an der Richtschnur der Initiation gemessen zu werden. Er könnte sich sonst als trügerisch erweisen. Als einige Missionare sich darüber wunderten, so problemlos in den Dörfern aufgenommen zu werden, als sie sahen, daß Frauen und Kinder ohne Zögern ihre hüttenartigen Kirchlein füllten – später beklagten sie sich dann über ihre Unbeständigkeit –, waren sie da nicht bereits Opfer eines kulturbedingten Mißverständnisses? Und sind das die Förderer von Sekten heute nicht ebenso? Die Versammlungsräume füllen sich mit eifrigen und begeisterten Frommen, und die Fremden, gerade erst angekommen, erkennen darin das Zeichen einer echten Zustimmung. Sie stellen Statistiken auf, ohne dauerhaften Wert und ohne Beachtung der Tatsache, daß die Gläubigen die Mitgliedschaft anders interpretieren und sehr bald schon die Sekte verlassen können. Ist das kein Mißverständnis? Die eine Seite denkt, daß die Teilnahme ein Akt endgültiger Bindung ist, die durch eine Taufe oder einen vergleichbaren Ritus sanktioniert ist. Die andere Seite kann, und das mit größter Redlichkeit, allen Erfordernissen nachgeben, wobei Herzenswärme und Anteilnahme nicht einmal vorgetäuscht sind, ohne jedoch der neuen Sekte mit dem geheimen Teil ihrer selbst, der auf Initiation beruht, anzuhängen.

Die Bevölkerung nimmt kaum Anstoß daran, daß von einer Sekte zur anderen, von einer Kirche zur anderen gewechselt wird, auch nicht an einer doppelten Mitgliedschaft. Wieso sollte sie dies auch verwunderlich finden, gehört diese Unbeständigkeit des Inneren doch fest zu ihrem Leben. So entsteht ein Klima der Toleranz, in dem jeder das Verhalten der anderen nur mit Behutsamkeit beurteilt. In Afrika ist das Sektenwesen daher paradoxerweise mit der Toleranz liiert. So kommen Familien häufig zusammen, deren Mitglieder mehreren religiösen Bekenntnissen angehören, ohne daß aus dieser Situation Konflikte entstehen. Im gleichen Dorf können verschiedene sakrale Bauten Seite an Seite stehen, ohne daß es zu Streitereien kommt. In Monrovia, der Hauptstadt Liberias – ein extremer Fall –, stehen wie Buden einer religiösen Kirmes die Kultstätten zahlreicher Kirchen und Sekten aus den Vereinigten Staaten, eingeklemmt zwischen die der unabhängigen und abhängigen Kirchen, eine neben der anderen die Straßen entlang. Die Afrikaner haben ein gespaltenes Christentum geerbt, bisweilen haben sie grimmige Kämpfe der Missionare um Einfluß miterlebt, dank der Kraft ihrer Kultur sind sie jedoch ganz spontan den Übeltaten der Unversöhnlichkeit aus dem Weg gegangen.

Die Phase der Aneignung

Dann kommt die Zeit, in der die großzügige religiöse Gastfreundschaft, von der die Missionare genauso wie die Führer der neuen Sekten profitiert haben, durch eine zweite Reaktion – sie entspricht der Stufe der Initiation – ergänzt wird: die Aneignung. Auf der Ebene des Lebens der Sekten ist sie schon in der Wahl und dem Verhalten der neuen Mitglieder wahrnehmbar. Leitende Mitarbeiter und höhere Beamte schließen sich zum Beispiel den Rosenkreuzern an, bei denen sie eine moderne Kopie der traditionellen Initiation und einen Treffpunkt für Honoratioren, genau wie im Dorf, vorfinden. Die neuen Anhänger der Zeugen Jehovas sind mehr darauf aus, die Bibel zu befragen – so wie sie sich an einen Wahrsager wenden würden, um von den Bedrohungen des gegenwärtigen Lebens Kenntnis zu erhalten –, als das Datum des Endes der Welt und die Zahl der Erwählten zu errechnen. Die Frage stellt sich, was aus dem Elan des Bekehrungseifers wird, der den Zeugen Jehovas eigen ist und der zugleich der afrikanischen Tradition so sehr widerspricht, wenn die fremden Anführer nicht mehr da sind. Der eine oder andere eignet sich so einen praktischen Aspekt oder ein Teilstück der Doktrin der Sekte an, bisweilen ein zweitrangiges, aber eines, das einem Wesensmerkmal der Tradition entspricht, welches ihm in der modernen Welt fehlt. Er verstärkt es und verändert so unmerklich den Kurs der Sekte. Erste Zeichen des Wandels.

Die unabhängigen Kirchen sind das Ergebnis eines ähnlichen Prozesses der Aneignung, aber eines Prozesses, der bis in seine letzte Stufe durchgeführt wurde, bis in die völlige Selbständigkeit. In den meisten Fällen bedurfte es einer Inkubationszeit – im Durchschnitt etwa 60 Jahre – vom Eintreffen der ersten Missionare in einem Land bis zur Geburt einer unabhängigen religiösen Bewegung in diesem Land.[12] Wenn ein Prophet auftaucht – das geschieht genauso plötzlich und auf genauso wundersame Weise, wie seine Berufung ihn erreicht –, dann ist er das Sprachrohr und der Ausdruck einer Bewegung, die schon seit längerem im Verborgenen reift. Wäre das nicht so, hätte er keine Gefolgschaft und würde die Reihe der mystischen Narren in einer finsteren Ecke seines Dorfes oder im Gefängnis ergänzen. Während Jahrzehnten der Reifung und Aneignung hat in den Schichten des einfachen Volkes allmählich eine Symbiose zwischen Christentum und herkömmlicher Religion stattgefunden. Sie wuchs im Schutz der Missionare und wird dann offenkundig, wenn ein Prophet in Erscheinung tritt.

Diese lange Zeit der Verborgenheit erklärt, warum es so viele verschiedene religiöse Bewegungen und Formen von Synkretismus gibt. Forscher haben versucht, sie einzuordnen, und zwar gemäß der Position, die sie zwischen den zwei extremen Polen, den großen christlichen Konfessionen und den herkömmlichen Religionen, einnehmen.[13] Mit Hilfe dieses Kriteriums konnten sie unterscheiden zwischen: den im eigentlichen Wortsinne unabhängigen Kirchen, die durch ihr Hierarchieverständnis und ihre kultischen Handlungen den christlichen Kirchen, von denen sie sich abgespalten haben, ähneln; den wegen ihres Bezuges auf den eifersüchtigen Gott des Alten Testaments und wegen ihrer radikalen Ablehnung des Fetischismus sogenannten ›monotheistischen‹ Kirchen; den synkretistischen Kulten, die kulturelle und der Lehre entlehnte Elemente sowohl aus dem Christentum wie aus den traditionellen Religionen übernehmen; schließlich den ›neotraditionellen Bewegungen‹, die versuchen, zum Kult der Väter zurückzufinden.[14] Diese zweckdienliche Klassifizierung soll aber nicht einen wichtigen Aspekt dieser Bewegungen verbergen, und zwar den, sich ständig weiterzuentwickeln. Sie haben nämlich heute, wie gesagt, die Tendenz, sich als Kirchen zu konstituieren.

Die Inkulturation

Für eine nicht geringe Zahl von Christen bringt diese zweite Phase, die in ihrer Kultur der Initiation nahesteht, keine Mitgliedschaft bei unabhängigen Kirchen mit sich, sondern lediglich die Vertiefung ihres Glaubens in ihrer ursprünglichen Gemeinde. Die katholische Kirche und die bedeutenden protestantischen Glaubensrichtungen stützen sich auf zuverlässige Christen. Dieser Augenblick der bindenden Zusage und der Verinnerlichung ist aber zweifelsohne im Leben der unabhängigen Bewegungen, die ihre eigenen religiösen Formen erfinden, leichter wahrnehmbar und, wenn man so sagen will, greifbarer, existiert aber natürlich auch in den älteren Kirchen. Wie anders könnte man die unausrottbare Verbundenheit von Christen und Christinnen erklären, die so viele Gründe hätten, entmutigt zu sein? Überall auf dem Kontinent hört man Missionare als offensichtliche Tatsache bestätigen, das Leben in den Pfarreien beruhe auf dem unwandelbaren Glauben einiger Christen, auf die »man sich wirklich verlassen kann«. Soziologen entdecken nun allmählich das Vorhandensein solcher ›initiierten‹ Christen, die bislang nicht die Aufmerksamkeit der Universität auf sich zogen – die Universität neigte eher dazu, die Phänomene kirchlicher Unabhängigkeit in Afrika zu beobachten.[15] Hat nicht im Verlaufe eines Kolloqiums, das der afrikanischen Theologie gewidmet war, Kardinal Malula, Erzbischof von Kinshasa, den Teilnehmern geraten, den kleinen christlichen Gemeinschaften zuzuhören, in denen sich der ursprüngliche Geist der Kirche entfaltet?[16]

Es wäre also einfältig, die Mitglieder der unabhängigen Kirchen als die echten Afrikaner anzusehen und die seit langem erprobten Christen als Fremde in ihrem eigenen Land oder als Kinder, die zur Initiation keinen Zugang haben. In beiden Fällen haben diese Afrikaner das Verhalten gezeigt, das ihre Kultur ihnen nahelegt: nämlich den Kirchen, die zu ihnen kamen, die größtmögliche Gastfreundschaft entgegenzubringen, gleichzeitig aber für sich in Anspruch zu nehmen, ihnen auf eigene Art anzuhängen, wenn es denn soweit ist. Der Unterschied besteht in der Form der Anhängerschaft. Die einen machen aus dem Christentum ihr Eigentum, während die anderen – also die Christen in den älteren Kirchen – die von außen gekommene Botschaft langsam in sich wie auch in ihre Kultur eindringen lassen, ohne mit den Fremden, die ihnen diese Botschaft übermittelt haben, zu brechen. In Ermangelung eines besseren Ausdrucks kann man diese zweite Vorgehensweise ›Inkulturation‹ nennen.

Diese Unterscheidung im Wortschatz scheint in Anbetracht so entgegengesetzter Optionen sehr subtil zu sein. Noch subtiler ist der Unterschied zwischen katholischen, protestantischen und unabhängigen Christen für einen Fremden, der sich in einem Dorf außerhalb der religiösen Einrichtungen umsieht. Er muß schon sehr scharfsichtig sein, wenn er auf Anhieb zwischen den Religionen unterscheiden kann, da ihn doch jeder mit Wärme und Höflichkeit aufnimmt. Dennoch existiert eine scharfe Trennungslinie, und der Fremde wird sie, ganz ohne Zweifel, erst nach längerer Zeit entdecken.

Die unabhängigen Kirchen fordern die älteren Kirchen heraus, so wie die schwarzen Propheten und Messiasse es zu ihrer Zeit getan haben. Sie kommen berechtigten Sehnsüchten des einfachen Volkes entgegen, die die älteren Kirchen nicht genügend berücksichtigen. Dem Dienst an der Heilung, dem trostspendenden Gebet und dem Befragen der Bibel räumen sie einen Platz ein, den die Christen in den herkömmlichen Pfarreien nicht oft vorfinden. Die Herausforderung zielt aber auf einen besonders sensiblen Punkt, nämlich auf den der afrikanischen Authentizität. Wie groß auch immer der Mißbrauch mit diesem Wort gewesen sein mag, er verbirgt dennoch eine weit verbreitete Sehnsucht, die die mehr als 20 Jahre politischer Unabhängigkeit nicht erfüllt haben. »Wie kann man ein afrikanischer Christ sein?« ist die schmerzliche Frage, die in den älteren Kirchen immer wieder gestellt wird.[17] Mir scheint, daß sie eine friedliche und stufenweise fortschreitende Antwort auf der Ebene des christlichen Volkes findet, in einem Rhythmus, der den traditionellen Strukturen angepaßt ist, wie ich darzulegen versucht habe. Für die Intellektuellen, Pastoren, Priester oder Laien, die es eilig damit haben, auf dem Weg einer schöpferischen Inkulturation voranzuschreiten, bleibt sie eine beängstigende Frage. Indem sie Zeugnis von der afrikanischen Identität ablegen, wirken die unabhängigen Kirchen anspornend auf die Kirchen, von denen sie sich abgespalten haben. Nun sind sie an der Reihe, in Frage gestellt zu werden: »Begünstigen sie bei der Suche nach sofortigen Abwehrmethoden gegen die Übel der modernen

Welt wirklich die Entfaltung des afrikanischen Menschen?« Es ist nur eine Episode im unablässigen Wortstreit zwischen den Verfechtern des sofortigen oder karitativen Handelns und denen, die bereit sind, den langen und mühevollen Weg der Entwicklung auf sich zu nehmen.

Anmerkungen

1 Ihre Ursprünglichkeit beunruhigte nicht wenige. Siehe André Rétif: *Pullulement des ›Églises‹ nègres*, Etudes, September 1959, pp. 186-195.

2 D.B. Barret, op. cit.

3 Vervielfältigt nach einer von Pastor Vandeera, Christian Reform Church, erstellten Umfrage.

4 Marianne Cornevin: *L'Afrique du Sud en sursis*, Paris (Hachette) 1977.

5 D.B. Barret, op. cit.

6 Ich gebrauche den Ausdruck ›unabhängige Kirche‹ im weitesten Sinne des Wortes, um die meisten religiösen Bewegungen, um die es hier geht, zu erfassen. Dabei halte ich mich an die von D.B. Barret gegebene Definition: »Jede organisierte religiöse Bewegung mit einem sie von anderen unterscheidenden Namen und mit Mitgliedern, die sich als Christen bezeichnen und Jesus Christus als unseren *Herrn* anerkennen, ist eine unabhängige Kirche. Es kommt nicht darauf an, ob diese Bewegung sich von einer Missionskirche oder schon unabhängigen afrikanischen Kirche abgespalten hat. Sie kann auch außerhalb dieser Kirchen als neuer Typ eines religiösen Gebildes gegründet worden sein.«

7 Zitiert aus *Une minorité noire conservatrice: l'Église sioniste*, in ›Marchés tropicaux et méditerranéens‹, 16. Mai 1980.

8 Wesensmerkmale des Christentums der Zölestinen: intensives kultisches Leben; der Heilige Zeno und Taufe nach Art der Methodisten; Glaube an die Dreifaltigkeit; das Ausströmen des *Geistes*; Betonung der sexuellen Reinheit; der Lehre von den Engeln wird große Bedeutung beigemessen.

9 Für ganz Afrika erwähnt H.W. Turner 1968 nur sechs Abspalterbewegungen katholischen Ursprungs bei 6000, die er insgesamt aufführt; es sieht nicht so aus, als wären seit seiner Untersuchung weitere entstanden: die katholische Kirche vom Heiligen Antlitz, Nigeria, Ende des 19. Jahrhunderts; die Antoniusanhänger am unteren Kongo, Ende des 19. Jahrhunderts, Dona Béatrice; die Vereinigung vom Heiligen Herzen, Sambia, 1956; das Heilige Wasser, unterer Kongo, 1955; die Bewegung der Prophetin Mariam, Kenia, 1952; die Kirche

der Legion Marias, Süd-Nyanza, 1963. Siehe ›African religious movements and Roman Catholicism‹, in: *Wort und Religion*, 1963, Greschat und Jungraithmayr.

10 Der im politischen Bereich lähmende Aspekt der Sekten einerseits und die enormen Finanzmittel, über die einige verfügen, andererseits führen zwangsläufig zu der Frage, ob sie nicht tatsächlich amerikanischen Interessen dienen.

11 Folgt man einer summarischen Unterteilung, so gibt es zwei Kategorien von Sekten: die sogenannten Missionssekten und die Sekten mit gnostischer Ausrichtung. Erstere repräsentieren entweder eine pfingstlerische oder eine millenaristische Strömung, bekannteste Vertreter sind die Zeugen Jehovas, die sich über ganz Afrika ausgebreitet haben. Die zweite Kategorie, deren Vertreter in esoterische Kenntnisse einführen, sind in Europa wohlbekannt: die Rosenkreuzer, Mahikari, die Moon-Sekte, die Mission vom göttlichen Licht, besser unter dem Namen Maharaj Ji bekannt, die transzendentale Meditation.

12 D.B. Barret, op. cit.: mittlerer Wert für das Afrika südlich der Sahara.

13 In Anlehnung an J. Middleton und H.W. Turner: *Modern religious movements in Africa*, Evanston (Northwestern U.P.) 1957.

14 Beispiele in Westafrika: für eine unabhängige Kirche: das Himmlische Christentum (Benin); für den Monotheismus: der Harrismus (Elfenbeinküste); für den synkretistischen Kult: Deima (Elfenbeinküste); für eine neotraditionelle Bewegung: Fa (Benin).

15 Siehe *Chemins de chrétiens africains*, Abidjan, herausgegeben von INADES (Koll. unter der Leitung von R. Deniel mit dem Ziel, den Laien in Niger und Elfenbeinküste eine Mitsprachemöglichkeit einzuräumen), und J.M. Ela und R. Luneau: *Voici le temps des héritiers*, Paris (Karthala) 1981.

16 Kolloquium von Abidjan, ICAO, September 1980.

17 Während der Islam dazu neigt, sich in Schwarzafrika zu arabisieren, tendiert das Christentum heute dazu, sich zu afrikanisieren.

Gottes Sache
Ein Beispiel harristischer Wahrsagerei in Abidjan

Im Schatten des Turmes des *Hotel Ivoire* in Abidjan steht eine kleine Baumgruppe, und dort praktiziert Madeleine Apo seit einer Ewigkeit die Wahrsagerei. Man weiß nicht, wer in wessen Schatten steht – Hotelturm oder Baumgruppe –, denn Madeleine Apo hat, während sie unter diesen Bäumen saß, das Hotel neben sich emporwachsen sehen. Sie versichert, daß ihre Kundschaft seitdem eher noch an Zahl zugenommen hat!

1976 hat ihr Enkel mich bei ihr eingeführt. Er ist Telefonist beim Afrikanischen Entwicklungsinstitut (INADES), das von den Jesuiten in Abidjan gegründet wurde. Madeleine Apo ist eine heitere Person, die eine Altersstufe erreicht hat, die einem unbestimmbar, ja wie jenseits jeden Alters vorkommt. Sie kann sowohl mir als auch ihren üblichen Besuchern gut zuhören, eine Eigenschaft, die ich schon oft bei den Orakelverkündern und Wahrsagern an der Elfenbeinküste und in anderen Ländern beobachtet habe.

Eine Ortsbeschreibung

Die Ausstattung – im Gegensatz zu dem riesigen Gebäude in unmittelbarer Nachbarschaft – ist ausgesprochen einfach. Hat man eine Schranke aus Bäumen hinter sich gelassen, befindet man sich in einem Miniaturdorf mit insgesamt vier Häuschen. Dort trifft man auf die typische Dorfatmosphäre, eine Art von Anarchie und Ordnung, die auf der unteren Ebene herrscht: Männer, Frauen, Kinder und Tiere beobachten einander und leben in engem Kontakt und gutem Einvernehmen miteinander (nur die dazugehörigen und ausgehungerten Hunde erhalten ab und zu geräuschvoll einen Klaps aufs Hinterteil). Das Häuschen, in dem Madeleine Apo ihre Kunden empfängt, unterscheidet sich nicht von den anderen: gelbliche Lehmwände, längst verrostete Wellblechdächer, Türen, die sich auf den Hof zu öffnen, also den Ort des öffentlichen Lebens, ganz so wie in den Dörfern oder den Stadtvierteln der einfachen Leute.

Die Unterredung, die ich wiedergebe, ähnelt in mancherlei Hinsicht denen, die ich häufig bei ihr aufgezeichnet habe. Sie hat deswegen also beispielhaften Charakter. Man kann an ihrem Beispiel erkennen, wie die traditionelle Wahrsagerei unter dem Dach einer unabhängigen christlichen Kirche, dem Harrismus, weiterlebt und sich unter seinem Einfluß ändert.[1]

Es gibt nur wenige Teilnehmer bei dieser wahrsagerischen Sitzung, außer Madeleine Apo noch zwei Personen: Louise Lobo, die Ratsuchende, eine junge Frau, begleitet von ihrem allenfalls zehnjährigen Töchterchen. Dann gibt es da noch einen jungen Mann, der nicht in Erscheinung tritt und nur von zweitrangiger Bedeutung ist, ein Verwandter von Madeleine Apo. Seine Funktion ist, im Handumdrehen schädliche Gegenstände vom Körper der Patienten zu entfernen.

Die Unterredung zwischen den beiden Frauen findet weder in Zurückgezogenheit noch im Verborgenen statt. Sie wird vielmehr immer wieder unterbrochen durch das ständige Hin und Her der Anwesenden und durch andere Patienten, die vorbeikommen und schlagfertige Bemerkungen beisteuern. Dennoch bleibt eine gewisse Diskretion gewahrt. Madeleine Apo und Louise Lobo wissen, wann es nötig ist, die Stimme zu senken. Das ist dann so, als könnte mein Tonbandgerät ihre Worte nicht sinngemäß aufzeichnen.

Die Hellsichtige

Hellsichtige ist die Bezeichnung der Funktion von Madeleine Apo im Französischen (auf Ébrié *goya*, von *goo*, ›sehen‹). Sie empfängt ihre Besucher, vor allem Frauen, dienstags und freitags in ihrem Büro: zwei oder drei Hocker für sie, ein Stuhl für sich selbst, ein Tisch, auf dem – einzige Hilfsmittel der Wahrsagerei – zwei Spiegel im rechten Winkel zueinander stehen. Für die traditionelle Wahrsagerei stellt dies ein Minimum an Vorbereitung dar. Apos Zugehörigkeit zur harristischen Religion, die allem mit Argwohn begegnet, was dem ›Fetischismus‹ nahekommt, liefert zweifelsohne die Erklärung für solche Zurückhaltung. »Dadurch sieht man. Man schaut da hinein und redet dann!«

Ihr Erfolg beruht, wie bei allen Wahrsagern, auf dem Glauben an ihre Gabe zur Hellsichtigkeit, ein Glaube, den ihre Besucher teilen. Sie sind überzeugt, daß sie noch viel mehr weiß, es ihnen aber nicht sagen will. »Wenn man sich hinsetzt, um zu arbeiten, und wenn man redet, dann setzt das Denken (*empe bon*, ›Kopfrechnen‹) ein. Man denkt und spricht.«

Die Ratsuchende

Die Besucherin, Louise Lobo, ist schwanger und voller Unruhe. M. Augé bemerkt: »Für jedes Individuum ist es sehr wichtig, sich jederzeit über die Lage klarwerden, seinen Standort bestimmen und seine Spielräume in bezug auf das Ganze der ihn umgebenden Welten ausloten zu können.«[2]

Für eine Ébrié-Frau gibt es gewiß nichts Schöneres, als ein Kind zu erwarten. Es ist aber auch eine Situation, in der sie zu Prahlerei neigt. So wird sie zur Zielscheibe der Neider und, noch schlimmer, das mögliche Opfer der Menschen, die von innen heraus boshaft sind. Das sind die Schadenzauberer oder, wie die Harristen sagen, die Teufel. Ein Ébrié-Sprichwort drückt das so aus: »Eine Frau-mit-Kind ergreift das Messer an der Schneide.«

Das erklärt, warum sie später bei dem Gehilfen von Apo vorbei muß, damit dieser die Gegenstände von ihr nimmt, die man ihr appliziert hat, um sie ins Verderben zu stürzen: einen schwarzen Kieselstein, einen fauligen Knochen oder ein mit Fett übergossenes Stück Holz.

Diese Schadenzauberer oder Teufel kommen schon als böse Menschen auf die Welt. So könnte das Töchterchen, das die junge Frau mitgebracht hat, sehr wohl eine Schadenzauberin oder Teufelin sein. Apo benutzt, wenn sie von ihr spricht, einen beunruhigenden und enthüllenden Wortschatz. Ihr ›Inneres‹ (›die Richtschnur ihres Lebens‹, ein starker Ausdruck) ist böse. Geht man von dieser einzigen Unterredung aus, so gibt es aber nichts, das zu sagen erlaubte, daß die Verdächtigungen gegen sie hinsichtlich ihrer Mutter berechtigt sind.

Folgt man der bei den Ébrié geläufigen Anatomie, so hat jeder in seinem ›Inneren‹ zwei Mägen. Der eine scheidet normalerweise die Exkremente aus, der andere neigt dazu, zurückzuhalten, was schlecht ist. Daher auch ist die schon mehrfach erwähnte Reinigung durch Abführmittel ein besonders gepriesenes Heilmittel.

Diese junge Frau hat noch weitere, sehr kleine Kinder, die oft krank sind. Die Krankheit von Kindern unterliegt aber ganz besonderen Deutungen. Sie zeigt an, daß die Eltern sich nicht gut verstehen. Ihr Zerwürfnis kann sogar der Grund für die Krankheiten sein.

Diese wenigen Hinweise werden zu verstehen ermöglichen, worum es in der folgenden Unterredung geht, nämlich darum, diese junge aufsässige Frau im Namen Gottes wieder an ihren Platz als geduldige und gehorsame Ehefrau zu stellen. So soll sie wieder zur Ruhe kommen und ihre Niederkunft unter glücklichen Umständen vorbereiten.

Eine gesteuerte Unterredung

M. Apo arbeitet das konfliktgeladene Eheleben ihrer Patientin heraus

Lobo: Guten Tag!

Apo: Was gibt es für Neuigkeiten? [traditionelle Begrüßung an der Elfenbeinküste].

Lobo: Nichts Schlimmes. Man ist schwanger. Allein wird man mit der Lage nicht fertig. Man muß hierhin, dorthin laufen, jemanden finden, der ›Abführholz‹ besitzt. Man probiert. Deswegen bin ich gekommen.

Apo: Aus welchem Dorf stammst du?

Lobo: Abobo-Doumé [Dorf am Stadtrand, in dem Ébrié wohnen, eine die Lagunen bewohnende Gruppe, der auch Apo angehört].

Apo: Wen hast du geheiratet?

Lobo: Einen Tchabio [also einen Ébrié].

Apo spricht nun lauter: Wie kommt es, daß du und dein Mann sich nicht verstehen? Jetzt bist du ruhig. Wenn du aber in Zorn gerätst, bist du sehr heftig.

Äußere dich dazu.

Lobo: Wenn er etwas tut, was mir auf die Nerven geht, laß ich mich sehr vom Zorn hinreißen.

Apo: Hast du ihn geheiratet, oder hat er dich geheiratet?

Lobo: Er hat mich geheiratet.

Apo: Und dennoch willst du nicht hören, wenn der Zorn in dir hochsteigt und man dir zuredet. Du gehorchst nicht. Wenn Gott [Niankan] ein Kind erschafft, vertraut er es zuerst dem Mann an, der es dann der Frau weitergibt [der Samen des Mannes ist schon das Kind].

Wir Schwarze aber wissen nicht, was von Wert ist. Wir interessieren uns nur für Kleider. Wenn du heiratest und Menschen in die Welt setzt, ist das ein großer Reichtum! Der Reichtum, der von Gott kommt, und das ist von Gewicht.

Eine Frau auf der Türschwelle mischt sich ein: Macht man sich das überhaupt klar? Man interessiert sich nur für Kleider! [*pagne* = materieller Reichtum].

M. Apo ruft ihr ins Gedächtnis, daß der Frieden im Hause Gottes Gesetz ist:

Apo: Kraftvoll ist das Gesetz Gottes, das Gesetz Gottes lastet schwer auf uns [*abidi*: Verbot, Gesetz]. Du sagst deinem Mann: »Seit du mich geheiratet hast, kann ich nicht erkennen, was du für mich getan hast.« Äußere dich dazu!

Lobo: Das ist wahr! Das sage ich immer, weil er mir kein Kleid kauft. Muß man denn mit einem Blatt zwischen den Beinen zufrieden sein, wenn man verheiratet ist? Muß man nackt bleiben? Das sage ich immer!

Apo: Verhalte dich anders! Siehst du, von Wert ist das Kind. Das Kind, das man austrägt, leidet unter den Streitereien der Eltern. Deswegen arrangiere dich, damit du und dein Mann euch vertragt. Als du dieses Töchterchen [das anwesende] auf die Welt brachtest, hast du sehr gelitten.

Lobo: Das ist wahr, es war keine schnelle Niederkunft. Die Leute blieben in der [harristischen] Kirche, und ich bin, kurz bevor sie herauskamen, niedergekommen.

Apo: Dulde keinen Streit in deinem Haushalt! Und glaube ja nicht, daß dein Mann dafür verantwortlich ist! Ja, das Gesetz Gottes ist hart. Gottes Wege sind eine Prüfung [*yi*: die Sache; hier: die Art etwas zu tun].

Nehmen wir an, du bist arm. Gott kommt durch diese Armut und sagt dir: »Hier gebe ich Dir ein Kind!« Und wenn du es geboren hast, dann bewirkt er, daß dein Herz zur Ruhe kommt.

[Apo spricht mit sanfter Stimme]: Deswegen: laß es gut sein; deswegen: verhalte dich anders. [Das Töchterchen weint].

M. Apo zeigt ihr jetzt, daß sie Gründe hat, wegen ihrer Schwangerschaft beunruhigt zu sein:

Apo: Manchmal, wenn du sitzt, dreht sich der obere Teil deines Leibes.

Lobo: Genauso ist es. Ich habe es sogar meinem Mann gesagt.

Apo: Wenn du sitzt und dich niederbeugen willst, dann zieht sich der untere Teil deines Rückens zusammen.

Lobo: Oh ja!

Apo: Und wenn du liegst, dann verknotet sich manchmal dein Unterleib!

Lobo: Ja, genauso! Wenn das passiert, sage ich es ihm. Gestern hatte ich ein Stechen im Leib. Es hört auf, und dann sticht es wieder. Und nach einer Weile wieder! [Es handelt sich um verschiedene Formen des Unwohlseins, die nach den bei den Ébrié geläufigen anatomischen Vorstellungen beschrieben werden].

Apo: Nun ja! Irgend etwas befindet sich in deinem Unterleib. Und hast du begriffen, was es ist?

Lobo: Ja, ich weiß. [Der Gehilfe von Apo erhält den Auftrag, den schädlichen Gegenstand zu entfernen].

Apo: Genau an dem Tag, an dem man dir diesen kleinen Gegenstand in den Leib appliziert hat, hast du das Verlangen gespürt, dich zu übergeben. Du hast versucht, aber es ging nicht; du hast versucht, aber es ging nicht.

Lobo: Ja, ich versuchte, mich zu übergeben, aber es ging nicht, ich versuchte, und es ging nicht.

M. Apo ermahnt sie zu mehr Verständnis für ihren Mann:

Apo: Und dann, vermeide Dinge auszuschlagen. Einmal hat dein Mann dir Geld gegeben: Du warst zornig und hast abgelehnt. Hast du nicht, nachdem du abgelehnt hattest, das Geld doch noch genommen, um etwas zu kaufen?

Lobo: Das ist wahr, aber als ich es doch nahm, habe ich gesagt, …

Apo: Was hast du gesagt?

Lobo: Ich habe gesagt: »Vater Gott, ich weiß nicht, warum er mir Geld geben wollte, noch warum ich es abgelehnt habe. Jetzt, wo ich es doch nehmen will, hilf, daß mir nichts zustößt! Ich werde davon zu essen kaufen, hilf, daß mir nichts zustößt!«

Apo: Das nächste Mal, lehne Geld nicht mehr ab. Wenn Du es ablehnst und später doch nimmst, um Nahrung zu kaufen, und wenn die Kinder davon essen, dann rufst Du den Tod auf das Haus herab. [Apo spricht nun mit sehr leiser Stimme]: Hast Du begriffen? Von nun an, wenn du und dein Mann eine Auseinandersetzung haben, weigere dich nicht, mit ihm ins Bett zu gehen, leg dich nicht auf den Boden schlafen. Läuft das nicht so ab?

Lobo: Doch, genauso.

M. Apo macht ihr deutlich, daß diese Streitereien sogar das Leben der Kinder bedrohen:

Apo: Aber das ist nicht gut, hast du begriffen? Du setzt Kinder in die Welt, dann muß man auch da sein, um sie zu erziehen, nicht wahr! Wenn du sagst, daß du nicht [auf der Welt] bleiben willst, um über deine Kinder zu wachen, und daß du die Dinge übers Knie brechen willst, dann ist das nicht gut! Gewiß, der Tod kommt von Gott, aber wir selbst verraten einander. Zu oft hilft man dem Tod auf die Sprünge.

Einmal hast Du Streit mit deinem Mann gehabt. Du hattest ihm Essen zubereitet, und er aß. Dann warst du verärgert und hast ihm die Schüssel zwischen den Beinen weggezogen.

Äußere dich dazu.

Lobo: Vielleicht, aber es muß lange her sein. Ich erinnere mich nicht daran. Es fällt mir nicht ein.

Apo: Es wird dir schon wieder einfallen. Es ist sehr lange her. Es war zu Beginn einer deiner Schwangerschaften.

Lobo: Vielleicht bei meinem ersten Sohn.

Apo: So ist es.

Lobo: Das ist wahr. Wir waren oben im Dorf.

Apo: Na also!

Lobo: Das tat ich, weil er zuviel trank. Das mag ich nicht. Da staut sich der Zorn bei mir auf. Ich kann einen Mann, der trinkt, nicht lieben!

Apo: Du hast guten Grund. Du hast guten Grund… weil du guten Grund hast. Aber diese Angelegenheit geht ihn an. Wenn er so handelt und es für ihn richtig ist, dann ist es seine Angelegenheit. Wenn er so handelt und so alles verdorben wird, ist es immer noch seine Angelegenheit. Aber wenn du einen Burschen heiratest, und dieser Bursche sich verhält, wie es schicklich ist, dann macht dir das natürlich Freude.

Lobo: Ja.

Apo: Ein anderes Mal hat der Streit fast den Tod eines deiner Kinder verursacht: dieses da [Apo zeigt auf das Töchterchen].

Lobo: Ja, dieses da. Ja, es hat sie gepackt, gepackt, gepackt. Wir mußten das Krankenhaus aufsuchen. Sie hat dort bleiben müssen. Als wir das erste Mal hingingen, um sie zu versorgen, hat mein Mann begonnen, für sich zu sprechen, und ich habe für mich gesprochen, und wir haben uns die Hand gegeben. Dann erst hat man begonnen, das Kind ärztlich zu betreuen, und man hat sie imKrankenhaus behalten. [Das ist die Versöhnung, die der Heilung vorausgeht].

Apo: Streit ist nicht gut. Er gleicht dem Tod. Diese Schlimme da [Apo zeigt auf das Töchterchen] reagiert sehr empfindlich auf Streit. Die geringste Sache, die du ihrem Vater antust, bedeutet Krankheit für sie.

Lobo: So ist es mit ihr.

Apo: Laß deinen Zorn sein.

Eine Frau von draußen: Man hat mich von den Gegenständen befreit, ich gehe jetzt [der Gehilfe von Apo hatte ihrem Körper also mehrere schädliche Gegenstände entzogen]. Sie können mich das nächste Mal untersuchen.

Apo: In Ordnung. Gott möge dich segnen! [Zwei Personen kommen, um Apo zu begrüßen].

M. Apo zeigt ihr schließlich, daß diese häuslichen Streitereien den guten Ausgang ihrer Schwangerschaft bedrohen:

Apo: Man soll den Gegenstand [den schädlichen], der in dir ist, entfernen. Wenn der Gegenstand entfernt und der Augenblick der Niederkunft gekommen ist, wird Gott mit Hand anlegen.

Jetzt bist du ruhig, aber wenn der Zorn dich packt, bist du schrecklich!

Apo sagt einem Mann, der vorbeigeht: Ich habe heute einen Weißen geheiratet!

Meine Anwesenheit ruft einige Äußerungen hervor, die Leute von draußen schelmisch einstreuen. Der eine fragt mich keck: »Ist das Ihre Frau?« Ein anderer fügt hinzu: »Jetzt muß er lachen!« Und dann kommt eine Frau und bedankt sich bei Madeleine Apo für die Unterredung am Vorabend. Apo antwortet ihr: »Du mußt dich bei Gott bedanken!« Dann beschäftigt man sich wieder mit mir: »Jetzt kommen schon die Weißen zur Konsultation! Wer hat ihn hergebracht?« Und Apo beendet das Zwischenspiel, das einzige während der ganzen Unterredung, indem sie im gleichen Ton sagt: »Ich habe heute einen Weißen geheiratet!«

Apo nimmt den Faden der Konsultation wieder auf: Diese schlimmen Zornausbrüche! Wenn ein Menschenkind in Zorn gerät und man eingreift, um es zu besänftigen, dann schaut es mal nach oben, mal nach unten und läßt es bleiben. Du aber, wenn du in Zorn gerätst und dir jemand Ratschläge gibt, dann wendest du dich gegen ihn. Das mußte ich dir sagen. [*Ate ato*: nach oben, nach unten. Wahrscheinlich eine Anspielung auf die harristischen Gebete, die mit einem Blick nach oben, einem Blick nach unten beginnen. Dabei werden die Worte ›Ate Ato‹ gesprochen. So wird die kosmische Kraft Gottes heraufbeschworen].

Lobo: Ich habe begriffen.

Apo: Nein, du wirst es nicht begreifen. Soweit ist es mit deinem Zorn noch nicht, deshalb behältst du deinen Schal auf dem Kopf. Wenn es dich aber packt, reißt du dir dann nicht den Schal vom Kopf, um deinen Mann zwischen die Beine zu schlagen? Laß dich auf der Entbindungsstation untersuchen und suche mich danach wieder auf. [Das Töchterchen weint]. Dieses Mädchen ist von innen heraus böse. Und sie hat eine Krankheit, die noch nicht herausgekommen ist. Das sitzt drinnen [›Lebensgrundsatz‹: Inneres; eine im Werden begriffene Teufelin].

Lobo: Das kommt nicht heraus. Das Feuer ist in ihrem Körper. Selbst mit Abführmitteln kommt das nicht heraus!

Apo: Die Tatsache, daß es drinnen bleibt, wirkt tödlich. Du wirst ihr zu trinken und die Abführmittel geben.

Lobo: Soll ich dem Abführmittel Ingwer beigeben?

Apo macht eine zustimmende Geste.

Lobo: Für mich, hast du nichts für mich?

Apo: Erst soll man den Gegenstand [das schädliche Ding], den du in dir hast, entfernen. Entfernt man es nicht, nutzt die Behandlung nichts. Wenn etwas im Körper ist, muß man nicht sofort ein Medikament geben.

Laut ruft sie: Der nächste!

(Aus der Ébrié-Sprache von Raymond Koutwan unter Mitwirkung von É. de Rosny übertragen).

Gottes Sache

Die Rückkehr zur Gesundheit erfordert eine Rückkehr zur physischen, kosmischen und sozialen Ordnung, deren Urheber, Stütze und letzter Bezugspunkt Gott ist. Seine ›Sache‹, das ist seine Kunst und seine Art.

Gott ist der Quell der Kraft von M. Apo
de Rosny: Wie wird man Wahrsagerin?

Apo: Zu dem Zeitpunkt, da du von Gott kommst [die Geburt], hast du die Fähigkeit, falls er dir die Kraft zu sprechen [*abueto*: das Wort, die Rede] gegeben hat, du wirst dann mit deinen Brüdern sprechen können. Das lernt man nicht. Wenn du auf die Welt kommst, mußt du mit diesem ›Geist‹ [*nanabi*: das Doppel, der Schatten, der Geist] kommen.

Es widerstrebt M. Apo zu sagen, daß sie ihr Wissen und ihre Macht auch von ihrem älteren Bruder geerbt hat. Der hatte sie von ihrem Vater.

Gott ist der Ursprung von Krankheit wie auch von Heilung
Apo: Alle Arbeit, die wir verrichten, kommt von Gott. Wenn Gott dabei ist, wird der Mensch gesund werden. Ist Gott nicht dabei, wird dieser Mensch sterben.

Ein anderes Mal sagt sie: Gott macht die Krankheit.

Um sie aus der Reserve zu locken, fragte ich sie eines Tages: »Kann Gott jemanden töten?« Sie verhaspelte sich wie ein Katechist vor dem Problem des Bösen, hielt aber ihre Vorstellung von der allumfassenden und absoluten Herrschaft Gottes aufrecht: »Gott, er läßt den Menschen kommen [Geburt], *seinen* Menschen. Er haucht ihm den Atem ein. Wenn er heute sagt: ›Ah! Du selbst…‹ Ja, er läßt den Menschen sterben, er läßt ihn aber nicht fallen, er nimmt ihn wieder zurück.«

In der harristischen Vorstellung ist Gott die Quelle für alles, auch für den Tod, praktisch jedoch ohne Verantwortung für das Böse und die Krankheit. Das ist die Bedeutung des »Ah, du selbst…«, der letzten Antwort von M. Apo, die man folgendermaßen fortsetzen könnte: »Ah, wenn du selbst dir den Tod bringst.« So sieht sich die junge Frau (Lobo) dem Vorwurf ausgesetzt, ihren Platz als Ehefrau verlassen zu haben, das heißt, die von Gott errichtete Gesellschaftsordnung gestört zu haben: Die verschiedenen Weigerungen gegenüber ihrem Ehemann, ihre unzeitgemäßen Initiativen und ihre Zornausbrüche können der Grund für die Krankheit sein, ja sogar – darauf wird ausdrücklich hingewiesen – für den Tod ihrer Kinder.

Gott greift in alle Lebensumstände ein

Die elf Verwendungen des Namens Gottes, wie sie im Text hervorgehoben wurden, erläutern diese eher harristische als traditionelle Vorstellung von Gott:

1. Gott erschafft das Kind
2. Mit der Übergabe des Kindes gibt Gott Reichtum

3-5. Das Gesetz Gottes ist kraftvoll, lastet auf einem, ist hart[3]

6. Die Prüfung ist Gottes Sache
7. Die Furcht treibt einen dazu, Gott anzubeten
8. Gott bewirkt auch den Tod
9. Gott segnet
10. Gott nimmt an der Entbindung teil
11. Gott muß man danken.

Diese Empfehlungen verdeutlichen die ungeheuer drängende und geradezu einen Zwang ausübende Macht Gottes.

Aus einem analytischen Blickwinkel betrachtet, bemerkt man die Verwendung stereotyper Formulierungen, die jeweils den Namen Gottes einschließen; seine Fähigkeit, alles zu umschließen; die Anrufung seines Namens, um die Seelenangst zu vertreiben. Kurz gesagt, das Verhalten im Angesicht Gottes ist dem des Kindes angesichts seines ›Bildes vom Vater‹ vergleichbar. Die Verwendung des Ausdruckes ›Vater Gott‹ in einem theologischen Kontext, in dem die Trinität kaum eine Rolle spielt, ist in dieser Hinsicht bezeichnend.

Auf soziologischer Ebene ist Gott derjenige, der die etablierte Ordnung zusammenhält und die Gesetze von Gesellschaft und Moral aufrecht erhält. Die junge Frau (Lobo) wird auf ihren Platz als gefügige Ehefrau zurückgeleitet. Sich gegen diese Ordnung stellen heißt, sich gegen Gott stellen.

Diese Art von Wahrsagerei ist theologisch vom Harrismus geprägt: ein leidenschaftlicher Monotheismus, der alle Zwischenträger, also die nahen Mächte, in der Tradition die Geister und Ahnen, ausschalten will. Folglich wird der zufallsbedingte Aspekt der Zeichen der traditionellen Wahrsagerei überflüssig. Gott spricht direkt zum Wahrsager.

Verfolgung als Thema, für das traditionelle Verteidigungssystem gegen die Gewalt und das Böse so charakteristisch, tritt in die zweite Reihe hinter das Thema der persönlichen Schuld. Hier kann man sehen, wie der Harrismus ein System des Übergangs zwischen der traditionellen und der modernen Gesellschaft bildet: einer traditionellen Gesellschaft, in der jeder in erster Linie Mitglied einer Gruppe ist und in der sich ein gewisser Kreislauf der Verantwortlichkeiten gegenüber dem Bösen einrichten kann, und einer modernen Gesellschaft, in der jeder bestrebt ist, eine Einzelpersönlichkeit zu werden, die für ihre Taten persönlich Rechenschaft ablegen muß. Dieser Übergangscharakter drückt dem Harrismus, und ganz besonders der von ihm inspirierten Wahrsagerei, einen betont moralisierenden Stempel auf.

Der Mittelweg

Dieser Typ der Wahrsagerei ist das Ergebnis eines Kompromisses zwischen zwei Strömungen: der Tradition und der harristischen Reform.

M. Apo hält am traditionellen Ritual der Beseitigung schädlicher Gegenstände fest, obwohl dieses der reinen harristischen Lehre nicht entspricht, doch nimmt sie es nicht selbst vor. Sie überläßt es einem Gehilfen, der an der Peripherie ihres Wäldchens tätig wird.

Die nahen Mächte, wie die Wasser- und Erdgeister, deren Kraft durch die harristische Vorstellung von der Nähe Gottes hinfällig geworden ist, ruft sie nicht ausdrücklich an. Sie glaubt aber an ihre Existenz und gerät beim Gespräch über sie in Verlegenheit, wie der folgende Dialog mit ihr bezeugt:

de Rosny: Sind es die Wasser- und Buschgeister, die heilen?

Apo: All die Arbeit, die wir tun, kommt von Gott.

de Rosny: Werden die Wasser- und Buschgeister von Gott erschaffen?

Apo: Mag Gott sie erschaffen haben oder auch nicht, ich kann sie mit den Augen, die Gott mir gegeben hat, sehen!

Madeleine Apo, die gleichzeitig Erbin sowohl der traditionellen wie der harristischen Ordnung ist, übt auf ihre Besucherin einen widersprüchlichen Einfluß aus. In Übereinstimmung mit der Tradition fordert sie die junge Frau auf, ihren angestammten Platz wieder einzunehmen und sich mit ihrer Rolle als gefügige Ehefrau und fruchtbare Mutter zufriedenzugeben. Der Strömung des Harrismus folgend, und viel subtiler, unterstreicht sie die persönliche Schuld der jungen Frau und fördert schon dadurch ihre Neigung, eine Einzelpersönlichkeit zu werden.[4] Dabei handelt es sich um zwei Strömungen, die miteinander unverträglich sind und sich um die gleiche Person streiten. Es ist wahrscheinlich, daß die junge Frau in diesem Vorort von Abidjan, in dem sie lebt, in Zukunft mehr und mehr versucht sein wird, sich zu emanzipieren und ihrem Mann die Stirn zu bieten. Wie oft noch wird sie Madeleine Apo konsultieren?[5]

Anmerkungen

1 Vergleiche p. 128, kurze Darstellung des Harrismus.

2 M. Augé: *Théorie des pouvoirs et idéologie. Étude de cas en Côte-d'Ivoire*, Hermann, 1975, p. 136.

3 Über dem Hauptportal der harristischen Kirche von Abidjan-Koute ist dieser Text eingraviert: »Dies sind Gottes Gebote, die ich Euch zu treuen Händen überlasse: Liebet einander. Es ist verboten, am Sonntag zu arbeiten. Es ist nicht erlaubt, falsches Zeugnis wider seinen Nächsten abzulegen. Seinen Freund mit Verachtung zu strafen, denn auch Ihr werdet gerichtet. Tötet nicht. Raubt nicht. Achte Vater und Mutter allezeit. Nimm Deinem Nächsten nicht die Frau weg. Sucht nicht, in das Geheimnis Gottes einzudringen. Es ist ausdrück-

lich verboten, den Sexualtrieb unter freiem Himmel zu befriedigen. Am Freitag soll kein Fleisch gegessen werden. Menschenfleisch darf keinesfalls gegessen werden. Menschenblut darf keinesfalls getrunken werden. Beleidigt Euren armen Nächsten nicht.« E.P. Harris.

4 Diese Wirkung des Schuldgefühls auf die Person ist in einer Gemeinschaftsstudie, die der harristischen Bewegung gewidmet ist, untersucht und besprochen worden: (unter Federführung von) Colette Piault, op. cit. Man sollte auch die aufschlußreichen Seiten von Andreas Zempleni lesen: *Persécution, individualisation, culpabilité*, pp. 207-218.

5 Siehe Anhang: ›Gottes Sache. Ein Streitgespräch‹.

Charismatische Erneuerung und Trance in Afrika

Die charismatische Erneuerung scheint in den katholischen Gemeinschaften Schwarzafrikas eine noch schnellere Entwicklung als auf anderen Kontinenten zu nehmen.[1] Selbst wenn der Rhythmus, in dem dieses Wachstum erfolgt, von Land zu Land verschieden ist, so wird er doch im allgemeinen überall eingehalten. Gibt es einen bestimmten Grund für diese ausgeprägte Begeisterung? Man wird anmerken, daß ein marxistisches Regime, wie es im Kongo oder in Benin besteht, ungewollt solche religiösen Veranstaltungen mit stark gefühlsbetonter Wirkung begünstigte, indem es sie in das Umfeld der Pfarrgemeinden abschob. Aber eine genau so starke Strömung zeichnet sich in Ländern ab, in denen das politische System das Christentum nicht überschattet, etwa in Zaïre, Kamerun oder der Elfenbeinküste.[2] Die wirtschaftliche Krise in diesen Ländern, die von ihrem Potential her reicher als ihre Nachbarn sind, auch das ist richtig, wird dort schmerzlicher empfunden und treibt zum Gebet. Eine solche Reaktion ist aber nicht typisch für die Erneuerungsbewegung. Diese erinnert in den anglophonen Ländern zu sehr an die amerikanische Pfingstbewegung, um zu einer sofortigen Mitgliedschaft zu animieren, hinterläßt aber dennoch einen guten Eindruck. Die anspruchsloseren katholischen Gemeinschaften der Sahelzone, die in der islamischen Welt isoliert sind, haben anfänglich einen Reflex der Abwehr gegenüber der Erneuerungsbewegung gezeigt, wie gegenüber jeglicher Neuerung, schließen sich aber heute der Strömung an. Die Erneuerungsbewegung, so kann man vielleicht sagen, zögert ihre Fortentwicklung da am längsten hinaus, wo Katholiken in einer Gesellschaft leben, die der Tradition verbunden geblieben ist. Das ist zum Beispiel im Norden der Elfenbeinküste oder im Süden des Tschad der Fall. Ist dort der dem Volk vertraute Platz, an dem religiöse Emotionen freigesetzt werden, nicht schon besetzt?[3] Dieser nur skizzenhaft wiedergegebene Überblick unterstreicht die Bedeutung des Phämomens in Afrika. Ein einzelner oder eine kleine Gruppe läßt einen Funken überspringen, und das Feuer greift um sich wie in der trockenen Savanne.[4] Warum?

Es bedarf keiner Rückbesinnung auf das Religiöse

Die Gunstbezeigungen, die der Erneuerungsbewegung heute in diesen Gemeinschaften entgegengebracht werden, entsprechen nicht, wie anderswo der Fall, einer ›Rückbesinnung auf das Religiöse‹. Denn dieser Bewußtseinszustand ist (noch) nie aus der Geisteshaltung oder dem öffentlichen oder privaten Sprachgebrauch verschwunden. Also braucht man sich auch nicht auf ihn zurückzubesinnen. Im Gegenteil, er hört nicht auf, im Herzen eines jeden Afrikaners, man könnte sagen, zu sprudeln, einem gedämpften inneren Brummeln vergleichbar, wie Paul Claudel die dichterische Inspiration beschrieb. Aber weder erkannte die Liturgie der Inspiration, der kollektiven Emotion und am wenigsten der Körpersprache – ich meine den Tanz, ohne den die religiöse Stimme Afrikas zur Hälfte stumm bleibt – eine Daseinsberechtigung zu, noch überließ sie ihnen einen hinreichenden Raum. Gewiß, dank der Reformen des Zweiten Vatikanischen Konzils hat das Volksbewußtsein damit begonnen, sich bei den kirchlichen Zeremonien durch Gesänge in den eigenen Sprachen, durch elegante Körperbewegungen und durch den Klang der Schlaginstrumente zu manifestieren. Aber das Ganze wird vom Klerus sorgfältig gelenkt und kontrolliert. Mit der charismatischen Erneuerung wird der Dynamik der Emotionalität endlich zu ihrem Recht verholfen. »Ich glaube, daß diese Entwicklung von den Gläubigen ausgelöst wurde. Wenn die Gläubigen etwas wollen, dann geschieht es auch. Diese Art zu beten bringt ihnen viel und befreit sie. So haben sie sie, trotz des Widerstandes der Priester, allmählich in kleinen Schritten erzwungen.« Das meint Pater M. Hebga.

Pater. M. Birba, ein Jesuit aus Burkina Faso, fügt dem hinzu: »Wer eine Sache anpackt, möchte sofort Ergebnisse sehen. Mit den Bewegungen der Katholischen Aktion ist es so, daß sie vieler

Anstrengungen bedürfen, bevor sie zu einem Ergebnis führen. Hingegen verspüren die, die sich bei der Erneuerungsbewegung engagieren, schon nach wenigen Wochen eine Art innerer Wandlung, die sich in ihnen vollzieht! Diese Wandlung bei ihnen und bei anderen Personen versetzt den Verstand in Erstaunen. Man sagt sich: ›In dieser Art von Gebet steckt etwas Wahres, und daraus kann ich Vorteil ziehen!‹ Das spielt eine große Rolle.«

Schließlich glaubt dann jedermann, dabei auf seine Kosten zu kommen. Die Formel gewinnt Anhänger bei einem anfangs der Erneuerungsbewegung ablehnend gegenüberstehenden Klerus, der jetzt aber durch den Erfolg mitgerissen wird. Die Billigung des Papstes verschafft den Anführern eine sichere Grundlage. »Wir haben die Erklärung von Papst Paul VI. mit Aufmerksamkeit vernommen«, stellt M. Tjen, Vertreter der Ephata-Bewegung in Jaunde, fest. »1975 hat der Papst die Erneuerungsbewegung offiziell in der Peterskirche unterstützt.« Mgr. E. Milingo, ehemals Erzbischof von Lusaka (Sambia) und damals wegen seiner kontroversen Ausübung des ›Heilungsauftrages‹ lange Zeit in Schwierigkeiten mit dem Heiligen Stuhl und einem Teil seines Klerus, verteidigt sich dadurch, daß er sein Handeln mit dem seit kurzem anerkannten Vorgehen der Erneuerungsbewegung vergleicht.[5] Die Erneuerungsbewegung kommt zwei Forderungen der Katholiken entgegen, von denen die eine so stark wie die andere ist: der Forderung nach genauer Übereinstimmung mit der offiziellen Lehre und der nach afrikanischer Identität.

Nun aber geschieht es, daß dieses neue Gleichgewicht Gefahr läuft, gestört zu werden, und zwar durch das in den Gebetsgruppen unvermeidliche Auftreten einer spezifisch afrikanischen religiösen Ausdrucksform, die gewiß wenig orthodox ist: der Trance. M. Tuho, Mitglied des Organisationskomitees der Erneuerungsbewegung in der Elfenbeinküste sagt: »Anfangs hatten wir Angst vor der Reaktion des Klerus. Man sah in der Erneuerungsbewegung eine Art Sekte. Die Priester sagten: ›Seht Ihr! In der Erneuerungsbewegung gibt es die Trance!‹« Das rührt daher, daß die Ausgestaltung des Gebets sich dazu hergab.

Die Erneuerungsbewegung besetzt das Feld der traditionellen Trance

Die rituelle Trance, die aus dem Brauchtum kommt, bleibt in unseren Tagen in Afrika weiter eine mystische Manifestation, die ein Privileg darstellt. Sie ist selten Gegenstand einer Zurschaustellung wie im Falle des Candomblé in Brasilien oder des Voodoo auf Haiti.[6] Sie unterliegt aber genauen Regeln innerhalb der Kulte, und diese Regeln sind in Verzeichnissen aufgelistet worden. Nennen wir mit Beschränkung auf das frankophone Westafrika diejenigen, über die französische Ethnologen am meisten geschrieben haben: den Bori-Haussa-Kult in Niger, die senegalesischen Ndoep-Kulte und den Songhai-Kult in Mali.[7] Die Kulte, die die Trance weiter fördern, sind, was auch stets dazu angemerkt wird, selten untergegangen! So sagte schon R. Bastide zum Bori-Haussa-Kult: »Es entstehen neue Besessenheitskulte, wenn es keine gibt, oder sie gewinnen an Kraft, wenn es schon welche gibt, und zwar in den Gebieten, in denen der Islam Einzug hält. Die wachsende Bedeutung der Besessenheitskulte in Afrika löst immer wieder Erstaunen aus.«[8] Im christlichen Afrika kann man nicht von einer Rückbesinnung auf das Phänomen sprechen, dafür aber von seiner Fortdauer. Gewiß, man kann ein ganzes Leben auf dem Kontinent verbringen, ohne Zeuge einer einzigen traditionellen Trance geworden zu sein, wenn man nicht darauf aufmerksam gemacht wird. Mit der Trance ist es so wie mit fast allen Bekundungen der Tradition. An der Oberfläche des urbanen Lebens sind sie kaum wahrnehmbar, bleiben dagegen aber im Privatleben der Familien, bei den *nganga* und auf der Ebene der Emotionalität des einzelnen lebendig.

Ein einziges Beispiel. Ich war in Kribi, einem kleinen Hafen im Süden Kameruns, beim Offizianten eines traditionellen Heilungsrituals. Das war 1975 (nur um die Daten zueinander in Bezug zu setzen), das Jahr, in dem die Erneuerungsbewegung in Kamerun zuerst auftrat. Eine Christin, die ich kannte, begann auf ihrer kleinen Sitzbank in einer Weise hin und her zu schwanken, die die Trance ankündigt. Plötzlich steht sie auf, mit verdrehten Augen und stark gekrümmtem Oberkörper. Sie nimmt nicht einmal ihr Baby vom Rücken. Mit kleinen nervösen Schritten nähert sie sich dem Hauptstützpfeiler des Behandlungshauses. Es ist ein Pfosten aus Eisenholz, so hart wie ein Betonpfeiler. Und zu meinem Entsetzen wirft sie nun ihren Oberkörper nach hinten, um ihn dann in einer mechanischen Bewegung, die immer schneller wird, wieder nach vorne zu schleudern. Bei jedem Durchgang streift sie den Pfosten mit dem Kopf in einer Entfernung von wenigen Millimetern! Ein Schauder durchläuft mich, bin ich doch darauf gefaßt mitanzusehen, wie sie sich den Kopf aufschlägt. Da sich aber niemand rührt, greife ich nicht ein. Diese Person ist nun vom *Jengu* besessen, einer Wassergottheit des Küstengebietes. Etwas später steht eine Banknachbarin ganz ruhig auf und nimmt das Kind vom Rücken seiner Mutter. Dann spritzt der *nganga*, wobei er rituelle Worte murmelt, der Frau etwas Wasser ins Gesicht, und sie beruhigt sich. Sie wird sich später an nichts mehr erinnern, das Kind aber, das stelle ich mir gerne so vor, wird in seinem tiefsten Inneren für sein Leben ausgezeichnet sein. Wird es als Christ, wenn es eines Tages zur Erneuerungsbewegung gehört, nicht selbst ohne Anstrengung in Trance verfallen?

Quer durch die vielfältigen Formen der Trance dominiert und besteht ein Element fort: Die Person, der dies widerfährt, ist gesellschaftlich geachtet und betrachtet sich selbst als ›Besessene‹. Den Unterschied zwischen der Hysterie, die eine Krankheit ist, und der rituellen Trance, die im wesentlichen ein zeitlich begrenzter Identitätswechsel ist, findet man mit bloßem Auge an der Art der Bewegungen und der Körperhaltung heraus. Schon der Anblick reicht, um festzustellen, daß ein anderer – ein Gast – den Platz der Person eingenommen hat. Mag dies nun ein Ahne, ein Dämon, ein Geist, eine Gottheit (nie aber Gott) sein, die Bedeutung ist die gleiche.[9] Von seltenen Fällen abgesehen – einige profane arabische Formen[10] – ist die traditionelle Besessenheit in Afrika ein im wesentlichen religiöses Problem. Sie ist zweifelsohne die stärkste, auf jeden Fall aber die auffälligste Form, die Verbindung mit den Geistern zu erfahren (s. Anhang 2: Ein Fall von Trance in Éboje).

Strittiges zwischen Christentum und Trance

Diese religiöse Tradition ist keine Eigentümlichkeit Afrikas. Man begegnet der Trance überall auf der Welt und in verschiedenen Formen.[11] Für unser Vorhaben ist es aber durchaus wesentlich, den Unterschied zu betonen, der die Trance von der mystischen Tradition des christlichen Abendlandes trennt. Um das aufzuzeigen, kann man sich auf ein kleines Spiel einlassen und die Elemente, die für die Besessenheitstrance charakteristisch sind, mit der Ekstase vergleichen, also der bedeutendsten mystischen Erscheinungsform auf christlicher Seite. Man sieht sofort, daß sie auf gegensätzlichen Modellen beruhen.[12] Der Zustand der Ekstase wird in der Ruhe, der Bewegungslosigkeit und der Einsamkeit erreicht. Die einzigen körperlichen Bewegungen, die gemeldet werden, sind eine leichte Levitation oder Tränen. Ganz im Gegensatz dazu geschieht die Trance im Lärm (Tanz und Musik sind von entscheidender Bedeutung!), in der Öffentlichkeit und vermittels einer Art Implosion des Körpers. Der Verlust der Erinnerung gehört zur Trance; im Gegensatz dazu wird die Ekstase von der Erinnerung an das Ereignis begleitet. Erstere bietet im Augenblick selbst keine Visionen, denn die Person wird ja durch eine andere ersetzt, während letztere mit einer Verzückung der Sinne belohnt wird. Dieser ganz äußerliche Vergleich spiegelt Unterschiede theologischer Natur wider, die von dem Stellenwert abhängen, der der Immanenz und der Transzendenz Gottes und der Geistwesen in einem jeden dieser beiden Religionsgebiete beigemessen wird. Der Vergleich macht auch das Befremden und den häufig heftigen Widerwillen vieler Missionare angesichts der Besessenheitstrancen begreiflich, ziehen sie doch, wie sie glauben, die Anhängerschaft der Christen nach sich.

Der Streit geht aber noch tiefer. In der Geschichte der Westkirche ist die Besessenheitstrance nicht nur als befremdliches Phänomen, sondern meistens sogar als dämonisch angesehen worden. Michel de Certeau, der Fälle von Besessenheit untersucht hat, die im französischen Kloster Loudun im 17. Jahrhundert auftraten, zeigt, wie sich damals in der Mentalität der aufgeklärten Köpfe ein allmählicher Wandel von der Hexerei, einem im wahrsten Sinne des Wortes unheilbringenden Phänomen, zur Besessenheit vollzog, und zwar in der Weise, daß die beiden Manifestationen des Bösen einander ablösten.[13] Da es der Teufel ist, der in die Nonnen fährt, bleibt nur, ihn zu vertreiben. Die Besessenheit führt im Abendland logischerweise zum Exorzismus, wohingegen sie in den afrikanischen Kulten Rituale erfordert, die die Aufnahme und den Umgang mit der Besessenheit regeln. Wenn der Exorzismus bisweilen auch in Afrika vorkommt, um störende Geister zu vertreiben, so geschieht dies jedoch, ohne ihnen jemals den zutiefst bösartigen Charakter der Dämonen zuzuerkennen. Die negative Einstellung der Christen ist nicht nur mit einem westlich geprägten historischen und kulturellen Umfeld verbunden, sie ist auch von der Bibel beeinflußt, genauer gesagt von der Haltung Jesu gegenüber den Besessenen seiner Zeit. Es wäre jedoch nicht gerechtfertigt, die wuterfüllten Trancen der Verrückten, wie sie im Evangelium beschrieben werden, mit denen der therapeutischen Rituale in Afrika zu vermengen, die zwar heftig, aber gewünscht sind und kontrolliert verlaufen.

Eine bezeichnende Anekdote kann die religiöse Kluft illustrieren, die in dieser Hinsicht zwischen Europa und Afrika bestand. Im Verlauf eines Kolloquiums, das den traditionellen afrikanischen Religionen gewidmet war, sprechen zwei Ethnologen über die Besessenheitstrancen; der eine, Pierre Verger, ist Franzose, der andere, Luc de Heusch, Belgier. Beide, das ist bekannt, gehören zu den besten Kennern auf diesem Gebiet. Pierre Verger ist in seinem Studium afrikanischer Kulte in Brasilien so aufgegangen, daß er, soweit das überhaupt möglich ist, sich deren Standpunkt völlig zu eigen gemacht hat: »Ich gehe dieses Problem nicht gerade als Christ an, sondern so, wie es ein ›Fetischist‹ täte.« Humorvoll nennt man ihn den ›wohlwollenden Animisten‹. Da greift Luc de Heusch ein und zwingt seinen Gesprächspartner, die unvermeidlichen Grenzen seines Inkulturationsbestrebens einzugestehen:

»Darf ich Ihnen eine indiskrete Frage stellen? Haben Sie selbst die Trance erlebt?«

»Nie! Ich bedaure übrigens, dieses Privilegs nicht teilhaftig geworden zu sein!«[14]

Zu diesem ererbten Argwohn kultureller und geistiger Natur, den sie vom Westen übernommen haben, kommt für die afrikanischen Führer der Erneuerungsbewegung noch ein weiterer Grund, den Besessenheitstrancen mit Mißtrauen zu begegnen: die Konkurrenz. Die Operationsbasis, wenn man so sagen will, auf der sie wirken, bringt mit sich, daß sie in direktem Wettbewerb zu den Riten der traditionellen Religionen stehen.[15] Aus demselben Grund bekunden die verschiedenen, dem einfachen Volk verbundenen christlichen Bewegungen – also die unabhängigen Kirchen, seien sie nun messianisch oder prophetisch, und auch die Sekten – öffentlich ihre ablehnende Haltung gegenüber den althergebrachten rituellen Formen wie der Trance, auch wenn sie sie in ihre Zeremonien aufnehmen. Sie verändern dann allerdings ihren Inhalt. Diese negative Einstellung ist bei den Katholiken durch die theologische Strömung der Inkulturation des Glaubens abgemildert. Man ahnt schon die mißliche Lage, in der sich die Erneuerungsbewegung befindet.

Trance und Erneuerungsbewegung

Ich war begierig darauf zu erfahren, wie es der Erneuerungsbewegung, die auf ihre Übereinstimmung mit der offiziellen Lehre so bedacht ist, gelang, den Umgang mit der Trance in den Griff zu bekommen. Zu diesem Zweck habe ich mehrere Laienführer und einige Priester, die solche Gruppen fördern, befragt.[16]

Erste Reaktionen

Die Bewertung der Laienführer hängt von ihrer persönlichen Erfahrung mit der Trance ab. Sie fällt zunächst unterschiedlich aus.

J.-P. Tuho, ein Ivorer aus Abidjan: »Anfangs hat die Trance mich gestört! Sie fangen an zu beten, und dann gerät dahinten einer in Trance! ›Hört! Bringt ihn hinaus!‹ Da es aber viele Fälle von Trance gab, stellten sich mir Fragen. Menschen verfielen in

Trance, liefen, kamen zurück… Ich habe mir gesagt: ›Nun also! Das wird nicht lange so weitergehen!‹ Und dann bin ich in die Erneuerungsbewegung hineingewachsen, habe allmählich gelernt, angesichts einer bestimmten Zahl von Vorfällen Ruhe zu bewahren, sie günstig aufzunehmen, Unterschiede zu erkennen. Man brauchte nichts ›rauszuschmeißen‹!«

M. Tchikaya, ein Kongolese aus Abidjan: »Ich würde gern eine kleine Nuance beisteuern. Man darf nicht zulassen, daß die Trance um sich greift. Ich denke, man muß da sehr vorsichtig sein. In sich schon stellt sie eine negative Begleiterscheinung dar. Sie kann verhindern, daß eine Gruppe zur rechten Entfaltung kommt. Sie kann eine Blockade auslösen. Ich persönlich erlebe die Trance so, wie ich sie kenne, durch die Religion meines Vaters, im äußersten Süden von Pointe-Noire (Kongo). Mein Vater gehört der Sekte der Zephirinen an, einem Zweig des Kimbanguismus [eine unabhängige afrikanische Kirche]. Meine Erfahrungen mit der Trance haben sehr früh begonnen. Selbst bin ich nie in Trance verfallen, aber im Alter von acht bis zwanzig Jahren habe ich gesehen, wie die Leute in Trance gerieten. Und in dieser Gegend ist die Trance, das kann man ganz allgemein sagen, dämonisch!« – »Sie meinen also, daß man nicht zulassen soll, daß die Trance sich in den Gebetskreisen ausbreitet?» – «Ich sage es noch einmal, man muß vorsichtig sein.«

M. Tjen, ein Kameruner aus Jaunde: »Ich bin selbst in Trance verfallen, als man den Gebetskreis in Duala eingerichtet hat. Ich bin fast völlig weg gewesen. Ich wußte nicht mehr, wo ich mich befand. Es war, als sei ich nicht mehr ich selbst … Die anderen sind gekommen, um mich wieder aufzurichten, denn ich war völlig in mich zusammengekauert. Mehrere Minuten lang blieb ich in einem Zustand völliger Erschöpfung. Ich fühlte mich matter und matter…«

Die Priester, die solche Gebetskreise fördern, können anfänglich verschiedene Standpunkte einnehmen.

Pater M. Turine, ein belgischer Jesuit in Kinshasa: »Anfangs bestand die Erneuerungsbewegung für mich nur aus Trancen… Gab es keine Trancen, dann nannte man es auch nicht Erneuerungsbewegung. Dann hat man sozusagen instinktiv eingegriffen, in dem Maße wie die Kreise sich entfalteten. Man hat weiterhin Dinge durchgehen lassen, die zum Beispiel mir persönlich nicht klar waren.«

Mgr. E. Kombo, ein Kongolese: »Man muß die Trance lenken. Jede Übertreibung muß man bekämpfen.« – »Wie kann man die Grenze erkennen?« – »Die erkennt man mit bloßem Auge. Sie wird sichtbar in der Anstrengung, die die Person unternimmt, um sich zu beherrschen. Von dem Tag an, da es keine Trance mehr gibt, wird es schwer. Das wird nämlich das Zeichen dafür sein, daß etwas abhanden gekommen ist. Eine große Häufigkeit und die Übertreibung sind schlecht. Die Trance ist etwas, das aus den Tiefen des afrikanischen Lebens kommt.«

Die Ausarbeitung von Verhaltensregeln

Allgemeine Verhaltensregeln drängen sich heute den meisten Gruppen der Erneuerungsbewegung auf. Pater M. Birba in Jaunde beschreibt sie.

Ich fragte ihn: »Wie gehen Sie damit um, wenn die Gläubigen in Trance verfallen? Versuchen Sie, Ihnen Einhalt zu gebieten? Oder lassen Sie sie gewähren?« – »Das hängt von der Dauer, der Intensität und der Stufe der Trance ab. Vor einigen Wochen beteten wir im Cana-Kreis, um die innere Heilung zu erlangen. Und dann ist ein junger Mann in Trance verfallen. Es war ziemlich gemäßigt. Solange es die anderen nicht beeinträchtigt, dulden wir das und lassen gewähren. Einer der Verantwortlichen begibt sich an seine Seite, um zu versuchen, bei ihm zu bleiben und ihn zu beruhigen. Sobald es aber, sagen wir einmal, ungestüm wird und die Aufmerksamkeit der anderen auf sich zieht, wie ein Spektakel, das vom Gebet ablenkt, bringen wir ihn nach draußen. Jemand der dafür vorgesehen ist, kümmert sich dort um ihn. Danach wird versucht, die Geister zu unterscheiden.[17] Handelt es sich um große Gruppen, wie bei Pater Hebga, sagt man gewöhnlich: ›Unser Bruder und unsere Schwester sind in Trance verfallen!‹ Dann wird das Gebet fortgesetzt. Die Personen bleiben in Trance, kriechen auf dem Boden, und keiner beachtet sie. Das geht so weiter, bis sie völlig erschöpft sind und dann einschlummern. Schließlich wachen sie wieder auf.«

Die Unterscheidung der Geister: die Ahnen?

»Haben die traditionellen Besessenheitstrancen einen festen Platz in den Gebetskreisen?«

Pater M. Birba: »Auf diesem Gebiet sind meine Kenntnisse ziemlich begrenzt. Ich habe den Eindruck, daß in den Gruppen der Erneuerungsbewegung die Wirkung des Geistes eines Ahnen weniger stark ist als die eines bösen Geistes oder des Heiligen Geistes als solchem. Mit den Geistern der Ahnen in Beziehung zu treten hat etwas Verschwommenes an sich. Es wäre nötig, noch mehr über den Platz, den man ihnen einräumen will, nachzudenken. Am häufigsten stellt man fest, daß es viel weniger der Geist der Ahnen ist, der die besessene Person mit Besorgnis erfüllt, als, sagen wir einmal, der böse Geist, der sie plagt, oder sogar der Heilige Geist, der ihr einige Wahrheiten vor Augen hält. Bei den traditionellen Riten hingegen wird man weniger oft die bösen Geister oder den Heiligen Geist antreffen, vielmehr wird der Geist eines Ahnen am Werke sein.«

Pater M. Hebga: »Auch während der Gebete gibt es Menschen, die die Trance auf traditionelle Weise erleben. Sie nennen sich Besessene, und man hört Stimmen, die aus ihnen sprechen: Ahnen oder Tote, die sie gekannt haben. Ich denke, es gibt da eine Art Parallele. Wir lesen im ›Brief an die Römer‹, daß wir uns nicht aufs Beten verstehen. Manchmal nimmt nun der *Geist* unseren Platz ein und betet in Form eines unbeschreiblichen Stöhnens. In den Gebetskreisen geschieht es, daß jemand zu sprechen anfängt und sich anschließend überhaupt nicht mehr an das erinnert, was er gesagt hat. Er spricht dergestalt, daß die Leute sich über seine Weisheit wundern oder über seine offensichtliche Verwandlung in Erstaunen geraten; zum Beispiel einer, der großen Haß auf einen anderen hatte und nun, unter dem Einfluß des *Geistes*, Worte der Entschuldigung äußert! Da sagt man bei sich: ›Da sprach doch gerade nicht er selbst!‹ Dann gibt es welche, die Belehrungen von sich geben: Katechisten, die nicht Theologie studiert haben. Man fragt sich, wo sie ihre Ausbildung erhielten. Das geschieht quasi in Stellvertretung: Augenblicke, in denen Gott ihnen eingibt, was gesagt werden muß, in einem Maße, daß sie selbst verwundert sind und nicht wiederholen können, was sie gesagt haben. Es gibt also eine Art Parallele, ja, Ähnlichkeit zwischen der Tradition und dem, was wir erleben. Doch handelt es sich bei der Trance des Heiligen Geistes um ein Geschenk, während in unserer Tradition ein gewisser Automatismus gegeben ist. Wir haben Techniken, um die Trance zu erlangen.[18] Bei der Erneuerungsbewegung weiß man nicht, wann der *Geist* kommen wird. Er wahrt seine Freiheit. Er ist nicht verpflichtet, durch euch in anderen Zungen zu sprechen, euch in Trance fallen zu lassen in dem Augenblick, da man euch die Hände auflegt.

Die bösen Geister?
»Woran erkennt man sie?«

Pater M. Birba: »Besonders bei der Verwendung von heiligen Geräten. Sobald man ein Kreuz nimmt und es in die Nähe der Person bringt, reagiert diese sogleich aggressiv. Sie fällt hin und wälzt sich auf dem Boden. Sie stößt Beleidigungen aus oder greift Sie an. Genauso verhält es sich, wenn Sie Weihwasser verwenden. Oder auch beim Wort Gottes: Sobald man einen Psalm oder einen Passus aus dem Evangelium nimmt, fängt die Person an, Sie zu beleidigen, oder sie läuft weg. Da sagt man sich dann: ›Das ist nicht der Heilige Geist!‹ Das habe ich persönlich beobachten können.«

Pater M. Hebga: »Das Zeichen für die Anwesenheit eines Dämons ist für mich in erster Linie eine Atmosphäre von Haß und Schrecken. Es ist nicht nur eine hysterische Angst. Ich bin überzeugt, daß jemand befreit wird, wenn er inneren Frieden findet. Die, die von Marabuts befreit werden, nun, das ist in Ordnung, aber oft bleiben sie im Inneren gefesselt. Für mich ist der tiefe innere Frieden das Erkennungszeichen des Heiligen Geistes. Es kann eine Atmosphäre des Hasses vorherrschen, in der kein einziges gotteslästerliches Wort fällt. Eines fast schon körperlichen Hasses. Bisweilen überträgt sich dieser Haß. Man fängt an, die

Nerven zu verlieren, sich gegenseitig anzubrüllen. Oh ja! Selbst Priester beschimpfen da einander! Wir sind eine Gruppe von sechs oder sieben Priestern. Den Vorschriften gemäß hat man sich darauf verständigt, daß ein einziger die Leitung übernimmt, denn sonst wird das Gebet blockiert, sobald man anfängt, die Nerven zu verlieren. Leute, die beten und die Nerven verlieren! Oft muß man innehalten, um zur Ruhe aufzufordern, einander um Verzeihung zu bitten, einander die Hände aufzulegen, damit man Frieden im Herzen erlangt.«

Hysterie?
Pater M. Hebga: »Ich bin überzeugt, daß wir – Priester wie Psychiater – nicht beweisen können, daß diese Manifestationen einzig und allein teuflischen Ursprungs oder rein hysterisch sind. Ich stelle fest, daß häufig beides mitspielt. Man verliert viel Zeit, wenn man den rein übersinnlichen Bereich vom rein psychischen Bereich abgrenzen will, weil sie einander durchdringen. Das kann alles gleichzeitig mitspielen. Ich nenne dieses Gebet daher lieber ›Gebet der Befreiung‹ als Gebet der Teufelsaustreibung. Ich benutze also einen relativ neutralen Ausdruck, der nicht vorschnell von der Anwesenheit eines Eindringlings in dieser Person ausgeht noch von psychischen Sperren, die sie fesseln.«[19]

Der Heilige Geist
Pater M. Hebga: »Durch sieben Wochen, die der Belehrung dienen, bereiten wir die Ausgießung des Heiligen Geistes vor.[20] Wir bereiten diese Ausgießung auch durch die Beichte vor. Es ist wahr, daß man, psychologisch gesehen, am Tag der Ausgießung etwas erwartet. Die nicht in Trance geraten – das ist die Mehrheit – oder nicht in anderen Zungen sprechen, sind mehr oder weniger enttäuscht. Sie glauben, daß, wenn man nicht zu Boden fällt, wenn man keine sehr eindringliche Ergriffenheit verspürt, es nicht gelungen ist! Es ist aber eine Entwicklung da. Wir praktizieren die Ausgießung an Pfingsten, und man versteht recht gut, daß die Trance und das Sprechen in anderen Zungen sich später einstellen können. Und in einigen Fällen werden Menschen ›in Besitz

genommen‹, und uns scheint es, daß es sich dabei wahrhaftig um eine Ausgießung des Heiligen Geistes handelt.«

Die Unterscheidung nach Ignatius

»Haben Sie in den Regeln, die Ignatius von Loyola zur Unterscheidung der Geister aufgestellt hat, eine Quelle der Inspiration für die Erneuerungsbewegung gefunden?«

Pater M. Hebga: »Als Ignatius seine mystische Erfahrung von Cardona machte, sah er ständig eine Art Schlange, und diese Vision erfüllte ihn fortwährend mit Trauer... Handelte es sich aber um eine göttliche Eingebung, dann erfuhr er Tröstung. Ebenso fühlt man sich, wie ich herausgefunden habe, wirklich befreit, wenn das Innere Frieden findet. Dabei kommt es darauf an, daß dieser Frieden ansteckend wirkt. Die Regeln des Heiligen Ignatius zur Unterscheidung der Geister helfen mir auch bei der Ausbildung derjenigen, mit denen ich arbeite. In dem Merkblatt, das ich für sie verfaßt habe, führe ich die Grundformen der Unterscheidung nach Ignatius auf. Ich habe sogar das Buch von Pater X. Léon-Dufour über den Heiligen Franz-Xaver zusammengefaßt. Zu seiner Zeit sah man überall Teufel... ›Schlangen erhoben sich gegen mich!‹[21] Man muß natürlich den Umständen Rechnung tragen! Ich habe mir aber gesagt: ›Ich bin Missionar in meinem Land, das teilweise heidnisch ist wie zur Zeit des Heiligen Franz-Xaver!‹ Xaver hat die Regeln des Heiligen Ignatius auf sein Leben angewandt. Ich wende sie in dem Land an, in dem ich lebe.«

Mag die Atmosphäre bei den Gebeten der Erneuerungsbewegung – wir haben es oft genug herausgestellt – auch zur Trance einladen, so kündigt diese noch keineswegs das Erscheinen der Geister der Ahnen an. Das kann so sein. Sie wird dann wie eine nicht erwartete Besucherin aufgenommen. Man schließt die Augen vor ihrer Anwesenheit oder bittet sie höflich nach draußen. Sie ist die Sache der frisch Bekehrten, die die göttliche Gnade noch nicht von den alten Praktiken befreit hat. Am häufigsten aber löst die Trance Erklärungsversuche aus. Vielleicht ist sie nur der in Gesten gefaßte Ausdruck einer intensiven religiösen Emotionalität, so wie im Abendland das Niederfallen auf beide Knie.

Oder auch die Gelegenheit, sich körperlich abzureagieren, das Zeichen einer zu starken Anspannung. Die Gesten machen dies deutlich. Führen sie zu Unordnung, indem sie das Gebet der anderen stören, so wird der Störenfried brüderlich hinausgeleitet, damit man die Ursachen seiner Krise einer eingehenden Untersuchung unterziehen kann. Zur Durchführung einer echten Unterscheidung kommt es aber erst, wenn die Merkmale deutlicher werden. Ist die Unordnung anbefohlen? Dann sind es die bösen Geister. Haßerfüllte Reaktion auf heilige Geräte oder Worte? Dann muß der Dämon ausgetrieben werden. Die Trance als Vorspiel der Verwandlung des Herzens? Gelobt sei der Heilige Geist, der sich in der Person eines Christen offenbart! So kann man in weltlicher Terminologie die Strategie der Erneuerungsbewegung hinsichtlich eines Erbes beschreiben, das man nicht so einfach preisgeben kann. Die bedeutendste Sinnverschiebung aber ist, daß man der Trance, wer auch immer ihr Urheber sein mag – und sei es der Heilige Geist –, einen geringeren Stellenwert in der Hierarchie der Gebete zugewiesen hat. Die Trance kann nicht mehr der eigentliche Ort des mystischen Zusammenklangs sein. Die Erneuerungsbewegung geht, weil sie christlich ist, zu einer Form des Gebetes über, die sich besser mit der Freiheit verträgt, die der *Geist* dem Menschen anträgt.

Da sie sich auf dem weiten Feld der religiösen Emotionalität niederläßt, sollte die charismatische Erneuerungsbewegung darauf gefaßt sein, die Besessenheitstrance dort tief eingewurzelt zu finden. Ist sie doch eine kostbare Pflanze der afrikanischen Mystik. Und das ist auch gut: Der christliche Glaube hat allzu lange darunter gelitten, auf Humuserde guter Qualität in einem Gewächshaus gezogen zu werden. Aber dieser Humus war importiert. Die Erneuerungsbewegung sät da, wo die Erde für alle Erträge abwirft. Sie läuft dabei Gefahr, daß Kräuter und Unkräuter – Weizen und Spreu – gemeinsam heranwachsen. Dabei wartet sie mit bäuerlicher Geduld darauf, daß die Blumen des *Geistes* aufblühen, selbst wenn sie, falls sie sich im Übermaß vermehren, Pflanzen ausreißen muß, die andere ersticken. Die Ernte aber – ein Ausdruck, der für die Arbeiten im Gewächshaus nicht paßt – ist nur zu diesem Preis zu haben. Und ebenso der ursprüngliche afrikanische Glaube, der außerhalb des Feldes der durch Geburt erworbenen heimatlichen Emotionalität nicht zur Blüte gelangen kann.

Anmerkungen

1 Die ›charismatische Erneuerungsbewegung‹ oder kurz die ›Erneuerungsbewegung‹ ist aus der katholischen Pfingstbewegung hervorgegangen, die 1957 an der Universität von Duquesne (USA) ins Leben gerufen wurde. Inspiriert wurde die katholische Pfingstbewegung von einer Strömung pfingstlichen Gebets, die Anfang des Jahrhunderts in den Vereinigten Staaten auftrat.

2 Etwa 60 Gruppen in Kinshasa, von denen einige 2000 bis 3000 Mitglieder umfassen. In Abidjan 1975 eine Gebetsgruppe, 1980 dreißig. In Kamerun initiiert der Jesuit P.M. Hebga 1976 die Ephata-Bewegung: 200 Gruppen gibt es jetzt im Land, ohne die Gruppen zu zählen, die einen anderen Namen tragen.

3 Die traditionelle Initiation (Yondo) in Sark, im Süden des Tschad, erweist sich als bemerkenswert widerstandsfähig.

4 Die kurze Durchreise charismatischer Persönlichkeiten aus dem Ausland; die Rückkehr von Afrikanern oder Missionaren, die im Westen mit der Erneuerungsbewegung einen Versuch gemacht haben; die Ankunft charismatischer Familien wie der Neue Weg, Emmanuel oder der Löwe von Juda.

5 E. Milingo: *The demarcations*, Lusaka (Teresianum Press, Woodlands) 1982.

6 Vergleiche L. Douyon: *Vaudou en Haiti. La crise de possession*, Études, Dezember 1986, pp. 631-641.

7 Zum Beispiel das die Phantasie so anregende Buch von J.M. Gibbal: *Tambour d'eau. Rituels de transe au Mali et à Abidjan*, Le Sycomore, 1982.

8 J. Monfouga-Nicolas: *Ambivalence et culte de possession*, in: Anthropos, 1972. Vorwort von R. Bastide, p. 8.

9 »Dort, wo Versuche mit der Besessenheit unternommen werden, wird in Schwarzafrika nie davon ausgegangen, daß Gott kommt, um von einem Menschen Besitz zu ergreifen.« F. Kabasélé: *Chemins de la christologie africaine*, Desclée, 1986, p. 217.

10 G. Rouget: *La musique et la transe*, Gallimard, p. 385: ›tarab‹.

11 Neben afroamerikanischen Kulten gibt es den sibirischen Schamanismus, die ameroindianischen Kulte und die der Inuit, den Islam der Fakire, der Derwische und Dschinn. Nachzulesen in dem ausgezeichneten Buch von G. Rouget.

12 Exemplarische Belegstellen bei: Theresa von Avila, Johannes vom Kreuz, Ignatius von Loyola.

13 M. de Certeau: *La possession de Loudun*, Paris (Gallimard/Julliard) 1980, pp. 10 und 11.

14 *Les religions africaines traditionelles. Rencontres internationales de Bouaké*, Paris (Seuil) 1965, p. 107.

15 »Das Zusammenleben scheint relativ leicht durchführbar zu sein, wenn das Christentum die reflexive und intellektuelle Ebene einnimmt. Es erweist sich hingegen als undurchführbar, wenn eben dieses Christentum eine Position einnimmt, die der der traditionellen Religionen ähnelt, in denen der ganze Mensch sich verpflichtet.« F. Lafargue: *Religion, magie, sorcellerie des Abidji en Côte-d'Ivoire*, Nouvelles éditions latines, 1976, p. 267.

16 In Abidjan (Elfenbeinküste), Jaunde (Kamerun), Brazzaville (Kongo), Kinshasa (Zaïre).

17 Genauso wird in Abidjan und Kinshasa vorgegangen, wo mobile Gruppen, die man auch ›Unterscheidungsgruppen‹ nennt, in Trance befindliche Personen nach draußen bringen und ihre Entwicklung begleiten.

18 Man kann einwenden, daß bei den traditionellen Kulten nicht jeder beliebige in Trance gerät: Familienerbe, Erziehung oder Initiation, Bestimmung durch die Gruppe erheben die Besessenheit zur persönlichen Berufung.

19 M. Hebga, op. cit., p. 59. Die gleichen Unterscheidungen findet man in den Äußerungen von J.P. Tuho, Abidjan: »Während der großen Versammlungen sagt man den Leuten, um sie von Trancen abzuhalten: ›Aufgepaßt, bewahrt Abstand, quält euch nicht zu sehr.‹ Dann gibt es Fälle von Initiation. Man denkt, daß die Person besessen ist, aber nein! Man fordert dazu auf, sich nicht zu sehr ›in Wallung zu bringen‹.«

20 Die Ausgießung des Geistes ist ein für die Erneuerungsbewegung charakteristisches Ritual: »Dabei erneuert man seine Verpflichtung, sein Taufgelöbnis im *Geiste* zu verwirklichen.« (J.P. Tuho, Abidjan).

21 X. Léon-Dufour: *Saint François-Xavier*, Edition Vieux-Colombier, 1953, p. 126 und 222ff.: ›Duel avec Satan‹.

Das Büro Lumière
Zwei katholische Prophetinnen in Duala

Noch vor Ende dieses Jahrhunderts werden die meisten christlichen Gründungen, die in Afrika südlich der Sahelzone Fuß gefaßt haben, 100 Jahre alt sein. In einigen Ländern haben die Christen den 100. Geburtstag der Ankunft der ersten Missionare bereits gefeiert – wobei die Katholiken bisweilen von einem kurzen Besuch des Papstes profitierten –, und in allen anderen Ländern bereiten sie sich darauf vor. Aber, und das sind viel aussagekräftigere Beweise für das Alter und das Verwurzeltsein dieser Kirchen in Afrika, hier und da entstehen religiöse Bewegungen, die aus dem Christenvolk selbst hervorgehen.

Auf diesem Gebiet war die katholische Kirche gegenüber den protestantischen in Verzug geraten, worüber sie sich aber nicht beklagte. Es ist bekannt, daß sie den Nährboden für Tausende von volkstümlichen religiösen Bewegungen christlicher Inspiration abgegeben hat. Ins Leben gerufen wurden sie von ›Propheten‹ und ›Messiassen‹, die meistens aus dem Protestantismus kamen. Um ähnlichen Erscheinungen in der katholischen Kirche vorzubeugen, hat die Kirchenführung die Bildung von Gebetskreisen ermutigt, die häufig von der charismatischen Erneuerungsbewegung beeinflußt wurden und eine ganz außergewöhnliche Verbreitung erleben. Außerhalb der Kontrolle durch die Kirchen interpretieren die heutigen *nganga* die Bibel ganz ostentativ. Sie verstehen sich auch darauf, die Geisteshaltung des einfachen Volkes zu enthüllen, und sind sorgsam darauf bedacht, alle Dimensionen des Lebens ihrer christlichen Patienten in die Behandlung einzubeziehen.

Die religiösen Veranstaltungen, die in diesem Kapitel beschrieben werden, sind von noch anderer Art. Die beiden Frauen, die sie leiten, gehören einer katholischen Pfarre in Duala an, haben aber von der Kirchenführung keine besondere Genehmigung erhalten (worum sie auch gar nicht gebeten haben). Sie glauben, den Anweisungen der »Sehr Heiligen Jungfrau Maria und ihres

Sohnes Jesus Christus« unmittelbar Folge zu leisten. Sie vertrauen ihnen die Weiterleitung von Botschaften an und tragen ihnen auf, Kranke zu heilen. In diesem Sinne ist ihre Erfahrung mit der der Seherinnen von Kibeho, Rwanda, verwandt. Dort hatten die ›Erscheinungen‹ am 25. November 1981 begonnen, zur gleichen Zeit wie bei den beiden Kamerunerinnen.[1] Im Unterschied zu den Rwanderinnen aber haben unsere weder das Interesse der Medien geweckt – was für sie zweifelsohne ein Glücksfall ist – noch die Aufmerksamkeit der lokalen Kirchenführung auf sich gezogen. Die folgende Abhandlung ist die erste, in der ihr erstaunliches mystisches Abenteuer vorgestellt wird.[2]

Der Hof des Glücks

5000 bis 8000 Personen pro Woche nehmen in Gruppen zu je 400 Platz auf den kleinen Bänken im Hof, der an das Haus von Mallah, einer der Seherinnen, grenzt.[3] »Am meisten stört uns der Platzmangel.« Tatsächlich aber ist die Raumnot für Mallah und ihre Mitstreiterin Marie-Lumière hilfreich. Sie würden sonst ihre Stimme ruinieren, sprechen sie doch laut und deutlich von 7 Uhr morgens – Ankunft der ersten Gruppe – bis manchmal 9 Uhr abends, mit einer kurzen Unterbrechung für das Mittagsmahl. Jede Gruppe bleibt ungefähr zwei Stunden an Ort und Stelle. Draußen warten 1000 Leute in größter Ruhe darauf, daß sie an die Reihe kommen. Nur an dem Tag, der für die lärmenden Gymnasiasten vorgesehen ist, ist es anders. Draußen hat jeder seinen Platz, markiert durch einen Kanister oder eine Flasche mit Quellwasser, die jeder mitzubringen hat: eine 100 Meter lange Reihe von Gefäßen in allen Formen und Farben. Und niemand würde es wagen, die Reihenfolge zu ändern. Schon nachts kommt man, um seinen Platz auf diese Weise zu reservieren. Dieses Wasser hört auf den hübschen Namen ›Glück‹. Auf den ersten Blick ist man über die Ordnung und innere Sammlung, die draußen herrschen, sehr erstaunt. Es ist aber eine innere Sammlung, die nichts Erzwungenes an sich hat. Eine Atmosphäre von Glück.

Wer kommt nun in diesen armen Stadtteil Dualas, um stundenlang in einer vom Regen ausgewaschenen Straße bei welchem Wetter auch immer Schlange zu stehen? Um die Wahrheit zu sagen, handelt es sich um einen ziemlich repräsentativen Querschnitt der Bevölkerung, auch wenn die Mehrheit zu den kleineren Leuten gezählt werden muß. Es ist kein ›Hof der Wunder‹. Beamte haben die Erlaubnis erhalten oder sich genommen, regelmäßig zu kommen. Damen aus der Gesellschaft sitzen hautnah mit Bettlerinnen zusammen. Wer aber in diesem ›Hof des Glücks‹ den Reichen vom Armen unterscheiden will, muß schon sehr findig sein, denn die Krankheit vermischt die sozialen Schichten. Alle kommen aus diesem einen Grund. Sie sind, wie Mallah und Marie-Lumière sagen, die ›Kranken des *Vaters*‹. »Guten Tag, Kranke des *Vaters*«, sagen sie, um sie willkommen zu heißen. Einigen sieht man schon an, daß sie krank sind. Die beiden Frauen teilen sie nach Kategorien des Evangeliums ein: die Blinden, die Gelähmten, die Fallsüchtigen, die Irren. Völlig verrückte Personen treffen in einem Zustand großer Erregung ein, die Hände in Ketten, von einigen Burschen geleitet. Sehr schnell verfallen sie in eine lethargische Ruhe, vom Wort dieser Frauen bezwungen und ohne Zweifel im tiefen Inneren friedlich gestimmt. Nicht einer von ihnen wird, wenn er geht, noch Handfesseln tragen. Die anderen, das ist die Mehrheit der Anwesenden, zeigen kaum äußere Zeichen von Krankheit, behaupten aber doch, krank zu sein: So viele Krankheiten kommen von innen! Sie sind von dieser polymorphen Qual befallen, die sich heutzutage in der Stadt krebsartig ausbreitet: der tiefen Seelenangst.[4]

Dieser folgsamen Menge stehen in aufrechter Haltung zwei Frauen gegenüber: Mallah, 33 Jahre alt, und Marie-Lumière, 28 Jahre.[5] Mallah hat fünf Kinder, Marie-Lumière hat drei adoptiert, ohne die Neffen und Nichten zu zählen, die, wie üblich, bei ihnen wohnen. Der Ehemann der ersten ist Mechaniker bei einer japanischen Firma und besitzt eine kleine Werkstatt gleich neben dem ›Hof des Glücks‹. Der Ehemann der zweiten ist Taxifahrer. Nichts Außergewöhnliches, weder in ihrer Sprache noch in ihrem Verhalten, erklärt auf den ersten Blick ein solches Ansehen beim

Volk. Außerhalb ihrer therapeutischen Veranstaltungen legen sie Wert darauf, ihren Status als gute Familienmütter zu bewahren. Mallah sagt dazu: »Am Abend richten wir alles her, machen unsere Hausarbeit, als ob nichts geschehen wäre. Wir sind nicht verstört. Wir kommen dann keinem zur Hilfe. In unseren Haushalten hat sich auch nichts an unserem Gehorsam geändert. Eher im Gegenteil. Wenn unsere Ehemänner früher sagten: ›Mach dies‹, sträubten wir uns ein wenig. Jetzt haben wir schon getan, was sie verlangen, bevor sie auch nur den Mund aufmachen. In unserem Verhalten zeigt sich vielleicht mehr Gehorsam als zuvor. Und sie achten darauf. Obwohl wir wirklich eine Menge Leute empfangen, brüsten wir uns nicht damit. Wir gehen in die Küche und tun, was anfällt. Und so stört es sie nicht.«

Die Veranstaltungen ähneln einander. Sie werden von einem Leitbild beeinflußt, das wahrscheinlich der charismatischen Erneuerungsbewegung abgeschaut ist. Diese steht in den Pfarrgemeinden in Blüte, und dort überwiegen der Gesang, das von Herzen kommende Gebet, das persönliche ›Zeugnis-Ablegen‹ und das Segnen. Die Veranstaltungen unterscheiden sich nach der Art der Erkrankungen. Am Montagmorgen kommen die Frauen und am Nachmittag bis zur Abenddämmerung die Männer, und zwar für alle Krankheiten. Der Dienstag ist während der Schulferien der Tag für die Gymnasialschüler und -schülerinnen und während des Schuljahrs der Tag für junge Mütter mit Kleinkindern. Der Mittwoch ist den Schwangeren gewidmet, der Donnerstag den unfruchtbaren Frauen, »denen, die kommen, um im Gebet ein Kind zu finden«.

Die großen Augenblicke sind, wenn persönlich Zeugnis abgelegt wird, wenn die beiden Seherinnen Ermutigungen aussprechen und wenn die ›Wasserrituale‹ durchgeführt werden. Man kann mitanhören, wie auf herzergreifende Weise Zeugnis abgelegt wird, wobei sich unendliches Leid offenbart. Meistens geht es dabei um die Fortschritte, die im Laufe der Woche gemacht wurden, denn zwei Drittel der Teilnehmer kommen regelmäßig. Manche Äußerungen sind spaßig und bringen die Menge zum Lachen. Am eindrucksvollsten legen aber die Blinden Zeugnis ab.

Mallah kommentiert das so: »Seht dort diesen alten Vater, der aus Makelele kommt. Den ganzen Tag ist er mit seiner Familie unterwegs gewesen und ist jetzt mit der letzten Gruppe von Männern hereingekommen. Er konnte nicht sehen. Marie-Lumière hat seine Augen mit dem Wasser des Glücks benetzt, und er sieht. Seht, wie er einfach so jedermann ansieht! Er sagt bei sich: ›Ah! So sind die Leute?‹ Er sieht diese Kokospalme, Angst erfaßt ihn, er will aufhören. Er öffnet die Augen, schließt sie, öffnet sie wieder [jetzt wird applaudiert]. Wenn ihr sehen könntet, wie die Familie draußen auf das Ergebnis wartet!« Jetzt läßt sie die Blinden aufstehen: »Erhebt den Blick zum Himmel. Schaut. Öffnet den Mund, schluckt.« Die Engel, die Ärzte des Himmels, erklärt sie, lassen die Heilmittel herabregnen. Eine kleine, in Hoffnung verharrende Gruppe, Bettler Gottes, ein zum Leben erwachtes Bild Brueghels.[6]

Dann ergreifen Mallah und Marie-Lumière abwechselnd und ausführlich das Wort: religiöse Belehrung, Ermutigung, Ratschläge, Schmähungen. Ihre Anregungen erhalten sie aus dem Evangelium, das sie mit Begeisterung und ohne Zugeständnisse auf jede Kategorie von Kranken anwenden.

Dann kommt der so sehr ersehnte Augenblick, wenn zu den Reinigungsritualen übergegangen wird. Mit Aussicht darauf drückt jeder seinen Kanister mit Quellwasser an sich. »Im Namen des Vaters, des Sohnes und des Heiligen Geistes, im Namen der Heiligen Jungfrau Maria, im Namen aller Heiligen, die auf die Erde gesandt wurden, um uns zu helfen, segnen wir euch. Hebt euer ›Glück‹ [das mitgebrachte Wasser] auf, laßt es herunter, setzt es auf der Brust ab. Madame! Auf der Brust! Laßt das ›Glück‹ um euch kreisen. Schwätzt nicht! Ist es auch richtig auf der Brust?« – Alle: »Ja, Mallah!« – »Neigt jetzt euer Ohr darauf herab. Und sprecht zu Jesus über eure Krankheiten und Probleme… Hört zu! Was sagt euch das Wasser? Ich möchte Worte, keine Geräusche. Sagt nicht, daß es bullert. Ich will hören, was das Wasser euch gesagt hat, falls es zu euch gesprochen hat.«

Nun erzählt jeder, was er in seinem ›Glück‹ gesehen oder gehört hat, und die beiden Frauen bringen Ordnung in die Aussagen. »Mein Wasser hat gesagt, ich soll nicht ungehorsam gegen Gott sein.« – »Hast du das verstanden? Nein, dann versuche es, junge Frau!« – »Ich habe einen Sperber gesehen.« – »Nein, du hast den Engel des Herrn gesehen! Und du, was hast du gesehen?« – »Den Papst [hier wird applaudiert].«[7] – »Nehmt jetzt das ›Glück‹! Massiert alle Körperteile, die euch weh tun. Und ohne zu schwätzen. Gelähmte, massiert die gelähmten Körperteile. Begleitpersonen, träufelt das ›Glück‹ in die Nasenlöcher der Geisteskranken und gebt ihnen auch davon zu trinken. Den Fallsüchtigen auch in die Nasenlöcher!« Nach letzten Ratschlägen über die Verwendung des ›Glücks‹ daheim und einem üppigen, episkopalen Segen mit Rosenkranz und Kruzifix schicken sie die Gruppe hinaus und bereiten sich mit Gebet und Gesang darauf vor, eine weitere zu empfangen.

So sieht, in wenigen Worten dargestellt, ihre Tagewerk aus. Welches Geheimnis verbirgt sich hinter dem Erfolg dieser beiden Frauen beim Volk? Quer durch ganz Duala genießen sie den Ruf, »mit Wasser zu heilen«.

Vision und Glaube

Allein schon die Überzeugungskraft von Mallah und Marie-Lumière – diese Verknüpfung von Vision und Glaube bei ihnen – erklärt den Einfluß, den sie auf die Menge ausüben. »Mit dem Glauben kann man alles bewerkstelligen. Ihr müßt euren Glauben stärken, um den Herrn um alles zu bitten, was ihr wollt, und er wird es euch geben.«

Mallah erzählt, wie all dies für sie am 20. Februar 1982 begann: »Eines Abends kehrte ich von der Beerdigung einer Nachbarin zurück. Mein Mann reparierte einen Motor unter der Veranda. Ich sagte ihm: ›Es ist spät, ich muß vor dir zu Bett gehen.‹ Dann will ich mich nach einem letzten Gebet hinlegen und sehe, daß mein Zimmer voller Kreuze ist. Mein ganzes Zimmer! Danach sehe ich ein Bild, das in einem Korb vorbeizieht. Es war ein dunkles Bild, wie das Dach einer Krippe. Ich habe mir gesagt: ›Das ist kein gutes Bild.‹ Es ist verschwunden. Dann sehe ich Jesus im Alter von zwei Jahren, der von der Seite erscheint. Er schaut mich an, lächelt mir zu. Dann sehe ich die Heilige Jungfrau, die mit dem Kind erscheint. Jesus neben ihr ist schon groß. In der Mitte steht ein Topf mit Blumen. Ich sage: ›Aber…‹ Nun höre ich die Stimme der Jungfrau Maria, die mir sagt: ›Nimm, nimm! Hast du genommen?‹ Sie hält mir ein Kreuz hin. Sie fordert mich auf zu wiederholen: ›Ja, ja, ja, ich habe es genommen.‹ Jesus fügt hinzu: ›Das ist das Kreuz, das ich getragen habe, als ich auf der Erde war, um die Welt zu erlösen.‹ Ich sehe, wie sie das Kreuz auf mich legen.« Von Mallah verlangen sie, in ihren Dienst zu treten, und sie nimmt an.

»Nach einer Weile sehe ich, wie der Himmel sich öffnet, und ich sehe viele Dinge, die die Erde verlassen und in den Himmel aufsteigen. Wie der Wind, der vorbeistreicht. Wenn der Wind zu stark ist, dann wirbelt er Staub und Papierfetzen auf. Danach sehe ich eine sehr hohe Person im Himmel, sitzend und die Hände so ausgestreckt. Oh *Vater*! Dann sehe ich, wie der Himmel sich schließt. Und so, wie man zu mir sprach, antwortete ich. Nach einer Weile sagte ich mir: ›Was schwätze ich da so ganz alleine? Möglicherweise verliere ich den Verstand, wie unser kleiner Bruder Michel!‹«

Dann reagiert Mallah: »Ich weiß, daß meine Ehe ein Ende hat, denn mein Mann wird das, was Ihr mir gerade gesagt habt, weder gutheißen noch verstehen.« Die Heilige Jungfrau macht ihr Mut und befiehlt ihr, mit ihrem Mann darüber zu sprechen. »Ich war in Tränen aufgelöst, ich hatte Angst, er würde mich zu meinen Eltern zurückschicken. Er sagte mir: ›Beruhige dich und erzähle. Was habe ich nicht schon alles erlebt, seit wir verheiratet sind?‹ Ich habe ihm alles erzählt. ›Ja! Wenn es wirklich dieser Jesus ist, für den ich als kleines Kind getauft wurde, dann soll er mir willkommen sein. Ist es aber der Teufel, dann soll seine Stimme verstummen und er soll sich aus meinem Haus entfernen.‹«[8]

An dem Tag, an dem Jesus und Maria damit beginnen, ihr Botschaften zukommen zu lassen, die sie an ihre Familie oder Unbekannte weiterleiten soll, macht Mallah ein Stadium der Verzagtheit durch. Dies verdient wiedergegeben zu werden, so sehr offenbart sich ihr Naturell darin: »Ich wollte von all dem nichts hören, ich wollte, daß damit Schluß sei bei mir. Ich gehe ein Bier kaufen, obwohl ich normalerweise keins trinke. Ich komme zurück und fange zu trinken an, damit ich in einen Rausch gerate und diese Stimmen nicht mehr höre. Ich hatte auch gezuckerte Getränke gekauft. Ich will gerade die Flasche austrinken, da erscheint die Heilige Jungfrau: ›Du trinkst nur ein Bier? Du brauchst mindestens drei, um mich zu vertreiben, um meine Stimme in dir auszulöschen!‹«

Später verlangen Jesus und Maria von ihr, die Haustür zu öffnen und sich in den Hof zu stellen, mit Kreuz und Rosenkranz in den Händen. Sie versteht die Bedrohung: »Ich habe mich geweigert.« – An Maria: »Ich bin kränklich! Ich will niemanden bei mir haben.« – »Tu, was ich dir sage.« Eines Morgens, gegen sieben Uhr, öffnet Mallah auf den Befehl von Jesus und Maria die Tür zum Hof und beginnt, religiöse Lieder zu singen. Einer nach dem anderen treten Passanten ein. Und seit dem Jahr wird ihr Hof nie leer.

Zu dem Zeitpunkt, als Mallah Jesus und Maria zum ersten Mal sah, widerfuhren Marie-Lumière ähnliche Erscheinungen. Die beiden Frauen versichern, daß sie einander nicht kannten und daß sie dennoch dazu aufgerufen wurden, sich zu treffen und zusammen den ›Kranken des *Vaters*‹ zu dienen. Wie Mallah leistete auch Marie-Lumière soviel Widerstand, wie sie nur konnte: »Ich hatte noch Zweifel: Ich wollte das nicht tun. Was mich anbelangte, so glaubte ich, das würde schnell aufhören. Aber eines Mittwochmorgens hat der *Vater* mir gesagt: ›Geh! Hier sind die Blinden, richte dein Kreuz auf.‹«

Am meisten in Erstaunen setzt die Bescheidenheit dieser beiden Frauen, die davon überzeugt sind, ein ganz beispielloses Privileg zu genießen und vor der gesamten Bevölkerung ausgezeichnet worden zu sein. »Was wir euch sagen, was wir tun, kommt nicht von uns. Dessen sind wir gar nicht fähig. Wir sind Mittler. Wir sind einfach wie immer, und Jesus zieht in uns ein. Denn was wir tun, übersteigt menschliche Kraft.« Mallah und Marie-Lumière nehmen kein Geld. Sie pflegen zu sagen: »Wir sind arme Christen.« Und wenn ein Gehbehinderter die Strecke zu ihnen überwindet, um sich segnen zu lassen, weil er sich besser fühlt, und dabei über so viele Körper steigt, die ihm im Wege sind, sagen sie ihm einfach: »Gehe ohne Krücken nach Hause.« Und die Krücken des durch ein Wunder Geheilten werden unter der Kokospalme abgelegt und nicht ex voto aufgehängt. Im Haus weint ein Kind, und Mallah läßt ihre 400 Kranken sitzen, um hinzugehen und es zu beruhigen.

Diese Bescheidenheit wird auch noch in ihrem Verhalten als Gemeindeglieder sichtbar. Keine Veranstaltung geht vorüber, ohne daß sie die katholischen Kranken ermutigen, zur Kirche und zu den Sakramenten zu gehen, ja sogar ihr Scherflein beizusteuern. Die Nichtchristen ermuntern sie, sich taufen zu lassen. Ihre Sprache gibt keinen Anlaß zu Verwirrung: »Wir haben nicht zwei Häuser, die Gottesdienst abhalten. Dies hier ist keine Kirche, es ist die ›Werkstatt für den Körper‹, und Jesus ist der Chef dieser Werkstatt. Er kann euch heilen. Euer Körper gehört ihm, das ist doch so?« – »Ja, Marie-Lumière.« In ihrer Werkstatt wird auch kein Irrtum hinsichtlich der Kirchenlehre begangen. Der einzige, der bei einer zehnstündigen Bandaufzeichnung festgestellt wurde, war, daß der Islam als eine dritte Kirche erwähnt wurde, ein Fehler, den sie gleich darauf zugaben.

Es stimmt, daß die im gleichen Maße kluge wie respektvolle Haltung der beiden Priester, die in der Pfarrei aufeinander folgten, ihnen hilft, ihren Platz als Christinnen zu behaupten, ohne das Charisma in ihrem Inneren zu ersticken. Hätten sie denn sonst nicht eine Sekte ins Leben gerufen? Christinnen sind sie von jüngster Kindheit an. Beide stammen aus dem Herrschaftsgebiet des Oberhaupts von Bandjoun (*chefferie de Bandjoun*), in den Bamileke-Bergen im Westen Kameruns. Die eine ist im Schatten der katholischen Mission aufgewachsen und zeichnete sich schon früh durch Kampfgeist aus. Eine Gleichaltrige merkt dazu an: »Sobald eine Versammlung stattfand, forderte sie zum Gebet auf.« Die andere, Marie-Lumière, kam schon im Alter von vier Jahren nach Duala. Von ihr sagt man, daß sie sich in der katholischen Aktion für Kinder und in der Legion Mariens einsetzte. Auch, daß sie die frommen Klosterbrüder und -schwestern durch die Kraft ihrer Argumentation bei Versammlungen in Sprachlosigkeit versetzte.

Dennoch erklärt eine so seltene Ausgeglichenheit allein nicht die Faszination, die sie auf ihre Patienten ausüben; wahrscheinlich ist sie nicht einmal die Hauptursache.

Katholische khamsi

Ohne es je auszusprechen, vielleicht sogar ohne sich darüber Rechenschaft abzulegen, üben Mallah und Marie-Lumière die traditionelle Funktion der *khamsi* aus. In den Augen der Kranken verleiht diese Rolle ihnen ungeheure Autorität.

In den Bamileke-Bergen spielt die khamsi heute noch eine beachtliche Rolle in Gesellschaft und Religion. Neben dem Ältesten nimmt die *khamsi* – wörtlich: Notable Gottes (*kham-Si*) – ohne Zweifel den an Ansehen und Macht höchsten Platz in der traditionellen Gesellschaft ein, obwohl dieser auf Charisma beruht und nicht erblich ist. Sie gleicht die Macht des Ältesten aus, manchmal bildet sie sogar ein Gegengewicht dazu, denn sie ist ihm keine Rechenschaft schuldig. Ihre Macht hat sie nämlich direkt von Gott.[9] Ihre Rolle ist mit der der Seherinnen verwandt, denn es obliegt ihr, im Herzen der Menschen ihr Schicksal zu erkennen und es ihnen zu verkünden. Mallah und Marie-Lumière entsprechen den Anforderungen, die für dieses hohe Amt nötig sind: Gott hat von ihnen Besitz ergriffen; sie haben ihre Macht direkt von *ihm*[10]; mit Autorität sagen sie den Menschen die Wahrheit.

Der mystische Werdegang beider Frauen erinnert an den zahlreicher *khamsi*. Alles fängt mit einer schweren Krankheit an, dem Wahnsinn nicht unähnlich. Bei bestimmten Anzeichen von Wahnsinn bemächtigt sich die Gruppe der bereits praktizierenden *khamsi* der Kranken, nimmt sie unter ihre Fittiche und überträgt ihr die Aufgabe der Seherin. So gelingt es ihr, sie zu heilen, und zwar, indem sie sie wieder in das gesellschaftliche Gefüge einbindet. 1971, anläßlich der Geburt ihres ersten Kindes, wurde Mallah von schweren Krankheitszuständen befallen, die sie nicht im Krankenhaus behandeln lassen konnte. Sie empfing das Sakrament der Krankenölung. Zu dieser Zeit hatte sie alptraumartige Visionen, die nichts typisch Christliches an sich hatten.[11] Ihr Schwiegervater, ein bedeutender Würdenträger des *ke*[12], führte sie in das Milieu der Heiler und das der *khamsi* ein, es gelang ihm aber nicht, ihre völlige Genesung zu erreichen. Geheilt haben sie dann die Erscheinungen der Heiligen Jungfrau und des Jesuskindes, die dem christlichen Glauben entsprechen, dem sie schon als kleines Kind anhing. Seitdem hat sie ohne Probleme vier Kinder zur Welt gebracht und bewältigt, wie wir gesehen haben, ihr anstrengendes Leben heiteren Herzens. Marie-Lumière, die auch kränkelte, hat einen ähnlichen Weg hinter sich, leidet aber heute noch an Herzbeschwerden.

Die zweifelsohne maßgebliche Rolle einer dritten Person muß auch herausgestrichen werden. Es handelt sich um Sofo, den Mann aus Jaunde, auf den die beiden Frauen sich häufig beziehen. Sofo, der wie sie aus Bandjoun stammt, ebenfalls katholisch ist, in der kirchlichen Lehre aber eine schon eher anfechtbare Sicherheit an den Tag legt, versammelt schon mehr als zehn Jahre lang Tausende von Kranken um sich. Gleich nach ihren ersten Visionen haben sie Kontakt mit ihm aufgenommen. Die Heilige Jungfrau hat ihnen Botschaften anvertraut, die sie an ihn weitergeben sollten, und dazu mußten sie sich auf die Reise nach Jaunde begeben. Zweifellos haben sie dort gelernt, Veranstaltungen zu organisieren und eine Menschenmenge zu steuern. Hat Sofo wohl bei ihnen die heilende Rolle der traditionellen *khamsi* übernommen?

Ganz bedeutsam waren auch die Beziehungen zwischen Mallah und ihrem Pfarrer. Dieser verlangte von ihr, ihre eigenständigen religiösen Aktivitäten einzustellen, als seine Pfarrkinder ihm davon Meldung machten. Die Antwort war höflich, aber von Standfestigkeit geprägt: Zum Schluß habe sie ihm gesagt: »›Sie werden eines Tages verstehen, was ich jetzt tue.‹ Aber ein Priester, der Sie geleitet hat, ist mehr als ein Vater. Ein Nein konnte ich ihm nicht sagen. ›Wenn Jesus mir sagt, ich solle aufhören, dann werde ich aufhören. Wenn er mir sagt, ich solle weitermachen, dann muß ich bis zu dem Tag weitermachen, an dem er mir sagt, ich solle aufhören.‹ So habe ich mit ihm gesprochen. Dann haben wir uns getrennt, und ich habe weitergemacht.«

Man wird nicht umhin können, festzustellen, daß sich von einem christlichen Standpunkt aus hier zweifellos die eigentliche Verwerfung befindet. Indem sie sich unbewußt das Verhalten der traditionellen *khamsi* zum Vorbild nehmen – aus ihrem tiefsten Inneren heraus, aber auch durch den Druck seitens der Kranken fast unwiderstehlich dazu getrieben –, wird Mallah und Marie-Lumière da überhaupt bewußt, daß sie, trotz aller Vorsicht im Umgang mit der Sprache, die Mittlerrolle der Kirche aussparen? Ein äußerst wichtiger Unterschied zwischen einer traditionellen Religion und dem Christentum. »Von der Kirche und Christus weiß ich, daß sie eine Einheit sind«, sagte die Heilige Johanna (von Orléans). Aber machen sie nicht das Spannungsverhältnis aller christlichen Visionärinnen durch, die sich im Zwiespalt zwischen ihrer charismatischen Eingebung und der Kirche als Institution gefangen fühlen, wie ihre Zeitgenossinnen in Rwanda oder Bernadette von Lourdes in ihrer Anfangszeit?[13]

Begreift man so nicht eher die außergewöhnliche Autorität, die diese beiden Frauen über die Masse der ›Kranken des *Vaters*‹ ausüben? Niemand würde es wagen, den *khamsi* offen zu widersprechen. Allenfalls kann man im innersten Kämmerlein denken, daß sie übertreiben oder sich irren. So erklärt sich auch die Heftigkeit, mit der zu sprechen sie sich erlauben, ja sogar den Versammelten vor den Kopf zu stoßen. Zwei Frauen wagen es, 400 Männern, die quasi zu ihren Füßen sitzen, zu sagen, daß in einigen Fällen die Unfruchtbarkeit ihrer Ehefrauen – die sie taktvoll die ›Frauen des Donnerstags‹ nennen – vielleicht an ihnen liegt. Und kein Mann widerspricht. Das ist nur vor einem solchen Hintergrund vorstellbar: »Immer gibt man den Frauen die Schuld! Bei uns, da sagen die Eltern, daß einzig und allein die Frau unfruchtbar ist. Sie wissen aber nicht, daß auch der Mann unfruchtbar sein kann.« Die Unfruchtbarkeit eines Mannes wird eher verheimlicht als die der Frau. Eine Bitte an diese Männer: Geht zuerst einmal ins Krankenhaus. Sonst riskiert ihr zu guter Letzt, impotent zu werden. Oder etwa: Sie beschimpfen 200 Gymnasiasten in Anwesenheit von genau so vielen Gymnasiastinnen als ›Böcke‹, und keiner wagt zu murren. Das ist erstaunlich, wenn man die traditionellen Strukturen nicht in Betracht zieht, die eine solche Sprache in der Öffentlichkeit erlauben. Diese ›Kranken des *Vaters*‹ sind, in einem anderen Sinn, auch die an der Stadt Erkrankten. In diesen christlichen *khamsi*, die sich zeitgemäß ausdrücken – zumeist sprechen sie französisch –, finden sie richtungsweisende Helfer für die Stadt. Dabei rufen sie ihnen die Clanordnung mit der Herrschaft der Ältesten ins Gedächtnis, in der die Unterwerfung unter die Autorität der Preis für die Sicherheit war.

Weder Mallah noch Marie-Lumière könnten akzeptieren, als *khamsi* angesehen zu werden. In ihren Augen wäre dies die schlimmste Sinnwidrigkeit im Hinblick auf ihren Auftrag. Muß man es ihnen überhaupt aufdecken, da ihre Gesundheit doch zweifelsohne von dem neuen christlichen Gleichgewicht abhängt, das sie außerhalb der Tradition gefunden haben? Auf jeden Fall würde sie das verwirren. In ihrer Sprache, ganz im Gegensatz zu ihrer Verhaltensweise, haben sie den größtmöglichen Abstand zu den *khamsi* und den Gebräuchen der Bamileke gewählt. In diesem Punkt halten sie es mit der Mehrzahl der christlich inspirierten prophetischen Bewegungen in Afrika, mit den messianischen Kirchen und den Sekten.[14] Sie knüpfen auch an die Strömung der charismatischen Erneuerungsbewegung in Afrika an, die ohne Nachsicht gegenüber Wahrsagern und Heilern ist. Den Unterschied zwischen sich und den *khamsi* begründen sie mit theologischen Argumenten: Die *khamsi* können Gott nicht sehen, und sie behaupten es übrigens auch nicht, sie sehen aber Jesus Christus, der Gott ist. Kein Zweifel, sie sehen, wovon sie sprechen.

Im Unterschied zu vielen, die die Tradition anprangern, offerieren sie ein umfassendes, glaubwürdiges und in sich stimmiges Ersatzsystem. Nur zu oft führt die Kritik an den *nganga* und Hellsehern, die im Namen der Modernität und des Christentums erfolgt, dazu, daß die Verwirrung – die Krankheit – der Betroffenen zunimmt; denn die Kritik setzt nichts an die Stelle der von ihr geschaffenen Leere. Bei Mallah und Marie-Lumière ist dies nicht der Fall. Sie bieten den christlichen Schöpfungsmythos in seiner ganzen Breite, in dem Gefühl, Phantasie, Ergriffenheit und schließlich auch die Vernunft ihren Nährboden finden, und sie selbst leben auch dadurch. Für gewöhnlich wird eine Veranstaltung so eröffnet: »Einen Gruß von der Jungfrau Maria, einen Gruß von den Engeln und einen Gruß von allen, die im Himmel vertreten sind. Sie werden euch heute morgen ›bearbeiten‹.« (Hier wird applaudiert.) Es handelt sich dabei nicht um den bloßen Austausch eines traditionellen Systems, Gottes Welt zu begreifen, durch ein anderes, das auch nicht länger der modernen Entwicklung standhalten würde, sondern um eine neue und verlockende Botschaft.

Dabei hat die in der Pfarrei erteilte Katechismuslehre eine gewisse Rolle gespielt. Diese beiden Christinnen predigen eine auf den menschgewordenen Gott ausgerichtete Religion, ohne wie die *khamsi* der Versuchung des Manichäismus zu erliegen. Marie-Lumière schimpft lauthals los: »Der Christ, der zur Kirche geht, setzt draußen eine kleine Urne ab. Kommt er aus der Kirche, hebt er seine Urne auf und bringt am Fuß eines Baumes sein Opfer dar. Er weiß nicht, daß Gott allein ihn beschützen kann, Gott allein ihn segnen kann, Gott allein ihn verbrennen kann. Wir bemühen uns, euch klarzumachen, daß Jesus, der gestorben war und in den Himmel aufgefahren ist, daß er selbst es ist, der in den Himmel aufgefahren ist, daß er selbst es ist, der heute über euch wacht. Und noch in der Ewigkeit wird er über euch wachen.«

Diese Botschaft wird in einer bilderreichen, saftigen, kraftvollen, vom Evangelium durchtränkten christlichen Sprache verkündet. Und das ist kein unwesentlicher Grund für ihren Erfolg.

Die Botschaft

Es folgen einige typische Auszüge aus den Ansprachen, die Mallah und Marie-Lumière in feierlicher Form an die verschiedenen Gruppen von Kranken richten, die sich an dem jeweils für sie bestimmten Tag vor den beiden Frauen einfinden.

An die Hausfrauen

Ehrlichkeit. »Die Frauen dort, die auf dem Markt Waren anbieten, sie verwenden eine Dose, um abzumessen. Kommt ein Mütterchen aus der Familie einkaufen, dann werden sie mit dieser Dose abmessen. Ist es aber jemand, den sie nicht kennen, greifen sie hinter sich, um die Dose zu nehmen, mit der man einem ›Fremden‹ abmißt … Und Gott sagt, du sollst deinen Nächsten lieben!

Eine Näherin auf dem Markt: Irgendwer trägt ihr auf, ein Kleidungsstück zu nähen. Das macht sie, wie es sich gehört. Dann kommt eine andere. Nun sagt sie sich: ›Ah! Diese Mode, die sie haben will, dabei werde ich Zeit verlieren!‹ Sie pfuscht es zusammen und gibt es ihr zurück. Dinge tun wir, vielleicht ohne zu wissen, daß es Sünden sind. Wir Frauen ganz besonders … !«

Dein Nächster. »Es sind sogar einige unter uns, die darauf warten, daß Jesus vom Himmel herabsteigt! Nun, alle Tage begegnet ihr Gott. Alle Tage, wenn ihr gut beobachtet, in jeder Minute und bei jedem Schritt, könnt ihr die Wunder des Herrn sehen. In jeder Minute eures Lebens. Der Herr hat gesagt: ›Wenn du das Gesicht deines Nächsten siehst, so wisse, daß du mich gesehen hast!‹«

Das Gebet. »Jeden Tag muß man beten. Das ist wie beim Kind, dem man jeden Tag Nahrung geben muß. Könnt ihr euer Kind bei euch haben, ohne ihm Nahrung zu geben? Einen Tag ohne Gebet zu verbringen, das ist, als hätte man einen Fremden einen ganzen Tag bei sich, ohne ihm Essen anzubieten. Das Gebet ist auch die Nahrung der Engel. Gebt ihr euren Engeln keine Nahrung, werden sie nicht den Mut aufbringen können, euch zu helfen.«

Die Unterscheidung der Geister. »Du bist voller Freude, und dann, nach ungefähr zwei Stunden, siehst du etwas, das dich aufregt, das die Freude, die du empfandest, herabsetzt. Das ist der Teufel, der jetzt kommt, der dir deinen Anteil an der Freude wegnehmen will. Wenn du aber ein besonnener Mensch bist, wirst du ihn von dir stoßen: ›Ich weiß, wer du bist. Du bist der *Herr* über das Böse. Ich weiß, daß du mir die Freude nehmen willst. Du kannst mir aber nichts anhaben. Mein *Vater* ist stärker als du!‹ Wenn du ihn so anklagst, stiehlt er sich hinter dir davon. Habt ihr verstanden?«

Die Anwesenden: »Ja, Mallah!«

»Du fürchtest dich vor der geringsten Sache! Von deinem Geld sind fünfzehn Francs verschwunden. Dann sage: ›Du, Teufel, bist der Dieb. Du stiehlst, du bist ein Bandit, ein Täuscher! Ich weiß, daß du der Dieb warst, gib mir meine Sachen wieder!‹ Und dann findest du das Geld zu Hause wieder, wo es liegt. Du betest: ›*Vater*, das sind meine fünfzehn Francs! Das hat der Teufel getan, damit ich mich dir entfremde!‹ Und mit diesem Geld kaufst du dann etwas zu essen. Du ißt es, um die Macht des *Vaters* zu beweisen. Wenn du zum Heiler gehst, um herauszubekommen, wer das Geld genommen hat, wird er wegen deiner fünfzehn Francs hundert Francs verlangen. Mit deinen fünfzehn Francs, geh du, Frau, und kaufe einen Maggiwürfel, tu ihn in die Suppe und sage beim Umrühren: ›Du bist es Teufel, den ich so umrühre!‹ [Es wird gelacht und applaudiert.] Du rührst um, nimmst davon, ißt davon. Der Teufel kann dir nichts anhaben.«

Der Schutz vor dem Bösen. »Wir sollten zu wählen wissen: den Herrn oder den Teufel. Streckt beide Hände zusammen aus, damit euch auch nur von einer Seite gegeben wird. Streckt nicht eine Hand zu der einen, die andere zu der anderen Seite aus. Noch nie hat man ein Kind bei seiner Geburt mit einer Sache angetroffen, die es schützen sollte.[15] Denkt ihr denn, der Herr würde dem Kind etwas umhängen, bevor er es auf die Erde schickt? Lassen wir also den Körper einfach, wie er ist, und der Herr wird schon wissen, wie er ihn abschirmt. Er wird ihn schützen.«

Die Arbeit. »An den Arbeitsplätzen sagt die Mehrheit: ›Wahrhaftig, was für ein Unglück! Ich arbeite nur für den Weißen, nur für den Boß!‹ Und so fort. Und wenn der Boß die Fabrik nicht hätte, hättet ihr dann Arbeit?«

Die Versammelten: »Nein, Marie-Lumière!«

»Könntet ihr essen? Nein. Wollt ihr, daß diese Fabrik gut läuft? Nehmt keine alte Schraube ohne Auftrag. Fragt! Die Mehrheit hat immer noch Angst, so zu arbeiten, wie es nötig wäre, weil sie den ›*n'son*-Fluch‹ fürchtet.[16] Jesus sagt euch: ›Arbeitet ohne Furcht. Ich werde jeden Morgen bei euch sein, um euch an eure Arbeitsplätze zu begleiten.‹«

Das Vorbild. »Die Eltern dürfen vor ihren Kindern nicht streiten. Wenn man ›Eheleben‹ sagt, ihr Kranken des *Vaters*, dann heißt das, daß ihr alle Verben konjugieren dürft, die man konjugieren kann, aber in eurem Schlafzimmer.[17] Euer eheliches (*conjugale*) Schlafzimmer kann jede Art konjugierbares Verb schlucken, das Wohnzimmer der Familie aber nicht. In eurem Schlafzimmer könnt ihr alles tun, aber nicht vor den Augen der Kinder. Überall auf der Welt gibt es immer wieder Wortwechsel innerhalb der vier Wände. Doch behaltet sie für euch. Klopft aber das Kind leise an die Tür, dann tretet mit einem Lächeln hinaus, nehmt es gut auf. Und es soll gehen, bevor ihr eure Streitereien wieder aufnehmt. Und wenn das Kind draußen weint, geht hinaus, schließt die Tür und fragt es: ›Was stimmt denn nicht?‹ Habt ihr verstanden?«

Die Versammelten: »Ja, Marie-Lumière.«

Die Polygynie. »Ihr seid nicht in der Lage, gleichzeitig drei oder vier Frauen mit gleicher Herzenskraft zu lieben. Ihr seid nicht in der Lage, alle gleich zu lieben, und dennoch sagt ihr: ›Du bist diejenige, die ich liebe!‹ Und der anderen sagt ihr: ›Dich liebe ich mehr als sie!‹ Dein Herz soll keine ›Rangliste‹ aufstellen. Vielleicht hinkt Pauline beim Gehen. Der anderen werdet ihr dann sagen: ›Schau dir ihren Fuß an. Soll ich mit diesem liederlichen Frauenzimmer verheiratet bleiben?‹ Vielleicht hat eine andere besonders strahlende Augen und zieht eure Blicke auf sich. Wenn ihr sie körperlich liebt, folgt das Herz nicht notwendigerweise.« (Marie-Lumière)

Die Scheidung. »Am letzten Samstag, als wir ein Familientreffen hatten, war unter uns einer, der seine Frau vor zehn Jahren verlassen hatte. Die Frau war auch da. Ihr Kind weinte und fragte sich, ob die Sünden der Mama nicht verziehen werden könnten. Wie würde sie ohne ihre Mutter noch im Haus bleiben können? Dann haben wir versucht, das zu besprechen. Der Mann sagt: ›Nicht einmal sehen möchte ich diese Frau!‹ Die Frau sagt: ›Nicht einmal sehen möchte ich diesen Mann!‹ Schließlich haben wir das Kind in die Mitte gestellt. ›Nimm dem Kind dein Blut weg. Und du, Mutter, nimm auch dem Kind dein Blut weg, und dann könnt ihr weggehen, jeder seines Weges. Seid ihr dazu nicht fähig, dann vereinigt euch, um der Vater, der Sohn und der Heilige Geist zu sein.‹ [Es wird applaudiert.] Die Eltern waren betroffen. Die Sache war abgeschlossen. Und die Frau ist in ihr Heim zurückgekehrt.« (Mallah)

Das Lotterleben. »Diese Männer! Wenn wir euch sagen, ihr sollt nicht an gewisse Orte gehen, um euch den Tod zu holen, gebt ihr uns dann nicht abgedroschene Antworten! Wenn wir euch sagen, ihr sollt ihnen nicht nachlaufen, diesen großartigen Damen der Straße – dann, weil wir die Folgen kennen! Wir treffen viele Männer, die durch die Huren draußen vergiftet wurden. Und ihre Frauen lassen sie zu Hause. Die sind immer da. Du kommst, wir täuschen dir Liebe vor. Wir trinken einige kleine Whiskys und essen Hähnchen zusammen! Früher oder später, wenn du kein Geld mehr hast, werden wir dir ein schönes Hähnchen braten und dich vergiften! Und zu guter Letzt wird man deine Frau wegen deines Todes vor Gericht stellen ... [Gelächter]. Ich fordere nicht, daß ihr lacht. Man lacht nicht über ungute Dinge. Man lacht über Gutes!«

An die jungen Leute

Die Arbeit in der Schule. »Denkt an eure Zukunft. Du, junges Mädchen da, die ganze Familie glaubt an dich. Sogar deine Mutter, die nicht französisch spricht, sagt sich: ›Wenn meine Tochter die

Schule hinter sich hat, werde ich stolz auf sie sein!‹ Sie verkauft Zuckerrohr auf der Straße, ihre Bananen, ihre Avocados, damit ihre Tochter in der Schule nicht die letzte ist ... Du aber, du steckst das Geld ein und gehst dann hin und gibst es mit Jungen aus ...

Dann gibt es da welche, die sagen: ›In den unteren Klassen bin ich gut mitgekommen, aber ich verstehe nicht, was jetzt mit mir los ist ...‹ Ja, das liegt daran, daß du leergelaufen bist. Es ist keine Tinte mehr im Kugelschreiber, nichts kann mehr rauskommen, weil du leer bist. Du hast die Hülse abgenommen, und der Kugelschreiber ist ausgeflossen. Was kannst du jetzt mit dem leeren Kugelschreiber anfangen? Oft hören wir: ›Ich habe einen Freund, ich möchte mit ihm zusammen studieren.‹ Und dann bleibt man den ganzen Tag auf dem Zimmer, man kommt an die Tafel, man schreibt, und schließlich möchte man von Büchern und Heften nichts mehr wissen, um sich dem Fach zuzuwenden, das der Lehrer nicht einmal kennt! [Gelächter] Ihr seid leer. Man hat euch nicht erlaubt, die Praxis zu üben, sondern die Wissenschaft!« (Mallah)

Der Besuch des Papstes in Duala. »Als wir noch kleine Kinder waren, erzählte man uns vom Papst. Aber zu keiner Zeit hatte einer von uns die Hoffnung, seine Gegenwart zu erleben. Sich ihm wenigstens einmal nähern. Zu keiner Zeit dachte irgend jemand daran, daß er in unserem Land wenigstens den Duft des Papstes wahrnehmen könnte. Aber in diesen Tagen sind wir Glückskinder. Wir sind eine glückliche Generation, denn der Nachfolger Petri, den Jesus persönlich eingesetzt hatte, hat seinen Fuß auf unsere Erde gesetzt, dahin, wo wir leben. Wir haben ihn gesehen, wir haben ihn gehört. Wir sind glücklich! Unsere Vorfahren hatten vom Papst gehört. Sie konnten aber denken, das sei etwas ›fest Installiertes‹, das sich nicht einmal bewegen könne!«

Die Sekten. Den Sekten, denen wir draußen begegnen, fallen vor allem die jungen Leute anheim. Wenn du deinen Eltern wegläufst, dann suchst du die Eltern eines anderen auf, und da wirst du immer nur ein Adoptivkind sein.

Ihr wißt, daß man einem Huhn Mais vorwerfen muß, will man es fangen. Und wenn es vielleicht zweimal vier Maiskörner aufgepickt hat, wo landet dann sein Kopf? In der Soße. Und in der Zwischenzeit sagt man dir: ›Bezahle die Maiskörner!‹ Alle Sekten aus der Fremde sind so. Wie Hühnern wird man dir Mais vorwerfen, wird man dich fangen, und wo wirst du landen? Dein Leben wird ein Nichts. Schließlich wirst du in Krisen verfallen. Wie von Zauberhand erhältst du Diplome und wirst verrückt … Wozu sind dir diese Papiere dann nützlich?«

Die Zauberei. »Wir sagen nicht, es gäbe keine Schadenzauberer. Natürlich gibt es Schadenzauberer. Was sollen wir aber mit all diesen Leuten tun? Wir werden die ganze Familie zusammenrufen.

Also kommt ihr alle zusammen. Ihr betet. Ihr ladet auch den ein, von dem ihr sagt, er sei ein Schadenzauberer. Und dann betet ihr folgendermaßen: ›Herr, Du hast diese Familie ausgesucht, damit wir uns mit ihr befassen. Und Du bist der *einzige*. Du bist wie ein Baum, und wir sind die Zweige. Herr, nichts kann uns geschehen, ohne daß Du es willst. Selbst wenn unter uns ein Schadenzauberer ist, der uns etwas antun will, von heute an geben wir unsere ganze Familie in Deine Hand. Möge die Schadenzauberei nicht wirksam werden, weder gegen uns noch gegen einen anderen!‹ Ihr beendet das Gebet. Wenn ihr sogar wie hier das ›Glück‹ zur Hand habt, dann wird jeder davon trinken. Ihr werdet euch mit dem Wasser salben. Ihr teilt dann mit der ganzen Familie das ›Glück‹. So wird, wenn er da ist, der Schadenzauberer euch sagen: ›Helft mir! Ich hatte an Böses gerührt, ohne es zu wissen, aber helft mir!‹ Gelingt es euch nicht, euch zu verständigen, dann sucht einen Priester auf; er wird ein Gebet über ihn sprechen, und die Familie ist gerettet.«

Die Abtreibung. »Die Mädchen suchen nach Mitteln, um abzutreiben. Es ist wie mit der Kalebasse. Wenn du deine Kalebasse gut schützst, kann nichts hineingelangen. Tauchst du sie aber ins Wasser, wird natürlich Wasser eindringen. Nun sage nicht, das Wasser hätte Beine, um zu laufen und in deine Kalebasse einzudringen! Wenn du nun aber versuchst, das Wasser wieder hinauszubekommen, hast du getötet! Das fünfte Gebot sagt uns: ›Du darfst nie töten!‹ Und du hast getötet. Und wenn du dann in dem

Alter bist, in dem man heiratet, wirst du die erste sein, die sagt, sie sei vom Unglück verfolgt, wenn sie kein Kind bekommt. Erinnerst du dich dann an das, was du getan hattest? An diese Seele, die du erstickt hast, an diesen Kleinen, dessen Licht erloschen ist? Du wirst sagen: ›Ich kenne die Zeichen meines Körpers gut. Wenn ich will, empfange ich, will ich nicht, empfange ich nicht.‹ Wer ist schon in der Lage zu sagen, wie sein Fingernagel wächst? Wer? Wenn er wächst, schneidest du ihn. Weißt du, wie es kommt, daß er wächst? Und dennoch gehört er dir! Du kennst deine Nägel nicht. Wie solltest du dein Inneres kennen? – ›Das haben wir in Naturwissenschaft gelernt!‹ – Was sagt die Naturwissenschaft euch? Da muß man sich im Hospital untersuchen lassen. Da findet man heraus, daß du leer bist. Alles was du in dich hineingepackt hattest, hast du weggeworfen. Jetzt läufst du überall hin, nach links und nach rechts, sogar nach Europa fährst du, du gehst bei den Heilern ein und aus. Es ist schon zu spät! Du heiratest und trägst keine Frucht…« (Mallah)

An die unfruchtbaren Frauen
Das Warten. »So wird geredet: ›Gott liebt die einen sicherlich mehr als die anderen! Schon drei Monate lang bete ich und habe nie die Messe versäumt. Warum also habe ich kein Kind? Ah, mit diesem Gott da habe ich kein Glück.‹ Dieser Gott da! Er gehört dir nicht, dieser Gott da! Du mußt auf Gott warten. Um im Himmel Einlaß zu erhalten, sagt man da: ›Du hast zehn Kinder auf die Welt gebracht, komm rein!‹ Damit du im Himmel Einlaß erhältst, fragt man dich nicht, wieviele Kinder du auf die Welt gebracht hast, bevor man dich auf den Friedhof brachte! Die Zahl der Kinder ist nicht der Schlüssel zur Himmelstür! Habt ihr begriffen?«

Die Anwesenden: »Ja, Mallah!«

»Es gibt Frauen, die sind 40 und bekommen ein Kind. Ihr habt auf diesem Hof Frauen gesehen, die 25 Ehejahre hinter sich haben und die dann Kinder bekommen haben. Also, es ist nie zu spät für den Herrn. Spät ist das für die Menschen dieser Erde, nicht aber für den Herrn. Wir haben eine Mama hier gehabt, sie war aus Japoma. Diese Mama hatte das verstanden. Sie kam lediglich, um ihr Wasser zu trinken. Eine Mama, die schon im Alter der Menopause war. Sie hatte 26 Jahre lang kein Kind mehr bekommen. Sie kam, um das Wasser zu ihrer Heilung zu trinken. Ihre einzige Tochter war 26 und hatte schon zwei Kinder … Sie war also schon recht alt. Eines Tages, als wir gerade hier beieinander waren, sahen wir, wie diese Mama mit dem Stock kam. Sie war im dritten Monat ihrer Schwangerschaft [Applaus und Lachen]. Sie war gekommen, um sich den anderen zu zeigen und mitzuteilen: ›Ihr glaubt, daß Gott euch vergißt? Es ist aber nur der richtige Tag noch nicht gekommen!‹«

An die schwangeren Frauen

Die Geburt. »Selbst am Tag der Niederkunft noch gibt es Frauen, die sagen: ›Wenn ich nicht in Luxusbettwäsche niederkomme, kann ich überhaupt nicht niederkommen‹ [Gelächter]. Ich fordere euch auf, nicht zu lachen, ihr selbst redet so! Ja, ihr Mann hat sie in einer Klinik zum Tagessatz von 15 000 Francs entbinden lassen! Vielleicht macht es ihrem Mann nichts aus, wenn er in der Lage ist, diese Summe zu bezahlen. Vielleicht verdient ihr Mann aber auch nur 20 000 Francs im Monat! Du kommst dann nach Hause und hast nichts zu essen…

Nehme keinen zum Vorbild, dessen Statur du nicht hast. Du trägst hohe Absätze, und nun hast du seine Statur. Wenn du aber die Schuhe ausziehst, dann hast du wieder deine richtige Größe. Ich will damit sagen, daß wir vor dem Herrn alle gleich sind. Das ist wie in einem Blumengarten, ihr versteht. Einige hat Gott ganz klein geschaffen, andere riesig, wieder andere verwachsen… Es gefällt ihm, seinen tausendfarbenen Blumengarten zu betrachten. Und wir, die Blumen in diesem Garten, wir müssen stolz darauf sein, mit den anderen Sorten zusammenzuleben. Wir dürfen nicht sagen: ›Ich wäre lieber gelb wie die andere.‹ Manche haben Möglichkeiten, haben Geld. Wenn du arm bist, lobe Gott in deiner Armut.

Bringe dein Kind auf die Welt. Geh nach Hause, sei stolz, zieh ihm alte, gut gewaschene Sachen an. Singe wie die, die in Luxus gekleidet ist. An dem Tag, an dem dein Mann dir 200 Francs gibt, kaufe für 100 Francs Gemüsebananen, für 50 Erdnüsse, für 25 einen Maggiwürfel, für 25 Öl. Zerstampfe und koche alles. Das ist deine Nahrung. Sprich ein Gebet darüber. Iß. Trink Wasser. Du wirst genauso gesättigt sein wie die, die alle Tage Fleisch ißt [Applaus]. Und lieben wir einander, damit Gott uns auch liebt. Seien wir mit dem wenigen, das wir haben, zufrieden.« (Mallah)

Die Taufe. »Denkt daran, eure Kinder in der Kirche ›zur Welt zu bringen‹. Die, die ihr dort hinbringt. Für den Zeitpunkt, zu dem man das Kind taufen läßt, muß man eine Patentante finden. Sucht nicht nach einer Frau, die sich die Haare in Zöpfchen legen läßt, bevor sie in der Kirche hinter dem Kind Aufstellung nimmt! Genau das verlangt Jesus nicht von euch. Er verlangt von euch, daß ihr nach Leuten sucht, die gläubig sind, einen oder eine, die euer Kind an die Hand nehmen kann, die mit ihrem Licht seinen Lebensweg vom Anfang bis zum Ende erhellen kann. Wer von euch hat bei sich zu Hause kein Adoptivkind? Man kümmert sich mehr um es, als um die, für die man in der Kirche die Verantwortung übernommen hat. Das soll man nicht tun. Die wirkliche Arbeit besteht darin, es Tag für Tag zu begleiten, ihm zu raten. Du, Patentante, achte darauf, daß das Kind dich nicht dabei erwischt, wie du etwas tust, das du ihm verboten hast. Werde ein Vorbild.« (Marie-Lumière)

In dem Augenblick, da die Gruppe der schwangeren Frauen nach Hause geschickt wird, findet Mallah einige glückliche Worte, die diese 400 zukünftigen Mütter in einen unbeschreiblichen Freudentaumel versetzen. Sie sagt: »Wenn ihr zu Hause seid, wenn die große Glocke läutet, was werdet ihr dann tun?« Was für ein kraftvolles und schönes Bild! Die Glocke als christliches Symbol, als Festtagssymbol! Diesen Frauen, die in sich schon ihr Kind läuten hören, die auf die Stunde der Geburt warten, braucht man dieses Bild nicht zu erläutern! Ebenso bauchig wie beherzte Glocken, schon zwei Stunden lang in diesem Hof in Bewegungslosigkeit verharrend, geraten sie jetzt sozusagen in Schwingung und applaudieren Mallah und Marie-Lumière mit allen Kräften für ihre prophetischen Worte.

»Wenn ihr zu Hause seid, wenn die große Glocke läutet, was werdet ihr dann tun? Ihr werdet das ›Glück‹ nehmen und ein Gebet darüber sprechen. Euer Gesicht werdet ihr daran halten, damit das Gebet verstanden werden kann: ›Komm, Herr! Es ist die Stunde und der Tag, an dem Du Dein Paket aufschnürst. Begleite mich ins Krankenhaus und schnüre es genau so auf, wie du es festgeschnürt hast.‹«

Die Auszüge aus diesen Ansprachen geben Zeugnis davon, daß Mallah und Marie-Lumière ihren Beitrag zu dem Bemühen leisten, die Inkulturation des christlichen Glaubens, die heute überall in Afrika einen gebührenden Platz einnimmt, zu bewerkstelligen. Sie tun es aber auf ungewöhnliche Weise. Die Inkulturation hat ihre Strömungen und Theologen, und es ist schwierig geworden, alle unter einen Hut zu bringen. Sie hat aber eine theologische Bewegung zum Zwecke der Rehabilitation der traditionellen religiösen Werte ausgelöst oder doch wenigstens begleitet. Nicht mehr zählen kann man in den verschiedenen theologischen Denkschulen die Abhandlungen über die Verehrung der Ahnen, die mit der Heiligenverehrung verglichen wird. Mallahs und Marie-Lumières Beitrag zu dieser Strömung ist nur gering. Sie nehmen sogar eine gegensätzliche Position ein. So bemüht sie vor allem um moralische und der Kirchendoktrin entsprechende Rechtgläubigkeit auch sein mögen, erscheint doch in ihren Ansprachen keine Anleihe an die große Tradition. Und mehr noch, sie lehnen sich gegen die meisten religiösen Bräuche ihres Volkes auf und lassen keine Gelegenheit verstreichen, sie ins Lächerliche zu ziehen. Im Gegensatz dazu sind die Geschichte ihrer Erkrankung und Gesundung, die Kühnheit, mit der sie von Gott mit Autorität sprechen, und ihre geniale Veranlagung für eine bildhafte Sprache so charakteristisch für die Tradition der *khamsi*, daß die ›Kranken des *Vaters*‹, ohne es auszusprechen, sie als solche erkennen. Oder waren es nicht sogar diese Kranken, die sie unmerklich dazu gedrängt haben, dieses Verhalten anzunehmen?[18]

Zusammenfassend kann man sagen, wenn der Lehrinhalt ihrer Botschaft auch nichts in sich Spezifisches birgt, so ist doch die Form, in der er dargeboten wird, von ausgesprochen traditioneller Machart. Umgekehrt machen viele Theologen, die sich der Inkulturation verschrieben haben und bemüht sind, ihren Arbeiten oder ihrer Lehre einen den alten religiösen Werten verpflichteten Inhalt zu geben, dies in einer Form und in einem Rahmen, die dem Brauchtum sehr wenig entlehnt haben. Wird es der aus dem Volk kommenden Strömung und der intellektuellen Strömung gelingen, sich in einem Strom zu verbinden? Mallah und Marie-Lumière ihrerseits gehen ein Stück dieses Weges. Sie bringen die herrliche traditionelle Funktion der Wahrsagerei in den Randbereich der Kirche ein.

Anmerkungen

1 G. de Maindron: *Des apparitions à Kibebho*, Vorwort von R. Laurentin, O.E.I.I., 1984. Eine gute Dokumentation. Leider fehlt die Einbeziehung des anthropologischen und kulturellen Umfelds Rwandas.

2 ›La Gazette‹, ein lokales Wochenblatt, hat 1982 in der Tat einen reißerischen Artikel über die bewirkten Heilungen veröffentlicht. Er blieb aber ohne Folgen.

3 In der Woche vom 19. bis 26. August 1985 wurden 5700 Personen gezählt. In der Trockenzeit ist der Zulauf noch größer. Im Januar 1992 hat der Hof eine noch zahlreichere Menge nicht mehr gefaßt, und die Leute standen bis auf die Straße.

4 Duala hat 1,5 Mio. Einwohner. Religiös verteilen sich diese ungefähr so: 35% Katholiken; 30% Protestanten; 5% Moslems; 30% dürften der traditionellen Religion angehören. Die Sekten finden ihre Anhänger sowohl bei den einen wie auch bei den anderen.

5 ›Mallah‹ bedeutet ›die Mutter von allem‹. ›Lumière‹ (›Licht‹) ist dem wirklichen Vornamen beigegeben. Beides sind Pseudonyme, die die Funktion umschreiben.

6 ›Büro Lumière‹, Videocassette, *Le Jour du Seigneur* Antenne 2, 121 Avenue de Villiers, 75849 Paris Cédex 17.

7 Der Papst hatte gerade eine Messe in Duala zelebriert (am 13. August 1985).

8 Der Ehemann, ein ehemaliger Schüler am Collège der ›Brüder der christlichen Schulen‹ in Duala, bestätigt diese Ausführungen.

9 Auf Bamileke: *khamsi* oder *magnesi*. Die Funktion kann sowohl von Männern wie von Frauen wahrgenommen werden.

10 Folglich brauchen Mallah und Marie-Lumière Fetische genauso wenig als Mittler wie die *khamsi*. Sie versagen es sich, dem Kruzifix und

dem Rosenkranz Kraft beizumessen. Wie die *khamsi* verwenden sie Quellwasser.

11 Vielleicht ein ›blues syndrome‹: Kindbettbeschwerden mit ersten Anzeichen von Wahn, die bei einer schwierigen Erstgeburt auftreten.

12 Der *ke* ist die Versammlung der Notabeln, die, unter der Führerschaft des Ältesten, die mystischen Kräfte des Clans hüten. Vgl. B. Maillard: *Pouvoir et religion. Les stratégies religieuses de la chefferie de Bandjoun*, Bern (Peter Lang) 1984, pp. 132ff.

13 »Das Urteil über ihre Echtheit und ihren geordneten Gebrauch (gemeint sind die ›außerordentlichen Gaben‹) steht bei jenen, die in der Kirche die Leitung haben und denen es in besonderer Weise zukommt, den Geist nicht auszulöschen, sondern alles zu prüfen und das Gute zu behalten.« Zweites Vatikanum, *Lumen Gentium*, Kapitel II, Nr. 12.

14 Eine Ausnahme bilden die ›neo-traditionellen‹ religiösen Bewegungen wie die Fa-Kirche (Benin) oder der ›Nyambeismus‹ (Kamerun), die von christlichen Intellektuellen ins Leben gerufen wurden und eine Rückkehr zu den Quellen der Tradition anstreben.

15 In Westafrika trägt man Amulette (franz.: *gris-gris*) zur Abwehr böser Kräfte und von Krankheit. [d. Übers.]

16 Das ist der Zauber der Eifersucht, dem sich der Erfolgreiche aussetzt.

17 Marie-Lumière kreiert hier mit dem Vorschlag, Schimpfwörter zu konjugieren, aber nur im Schlafzimmer, ein Wortspiel; denn ›Eheleben‹ heißt auf französisch ›vie conjugale‹, ›konjugieren‹ heißt ›conjuguer‹. [d. Übers.]

18 Es kommt zum Beispiel vor, daß ein Kranker vor Mallah oder Marie-Lumière niederkauert, damit sie über ihn hinwegschreitet, was eine Geste des Beschützens ist, wie sie von den *khamsi* praktiziert wird. Sie führen diese Geste dreimal in die eine und dreimal in die andere Richtung aus, als Zeichen der Dreifaltigkeit und des Kreuzes.

Anhang

Gottes Sache
Ein Streitgespräch

Der Vortrag und der Kommentar zu dieser harristischen Wahrsagung in Abidjan stellen meinen Beitrag zum Kolloquium von N'Djamena im September 1977 zum Thema ›Einige Aspekte Gottes in Afrika‹ dar. Dieses Kolloquium war Teil einer Reihe von Treffen in mehreren aufeinanderfolgenden Jahren. Sie wurden für und von den Jesuiten in den westafrikanischen Gemeinden organisiert. Ihr Ziel war, die eigene Nachdenklichkeit und den eigenen Wissensdrang anzuregen. Dazu werden Freunde geladen.[1]

Mein Beitrag, wie auch der der anderen, führte zu einem Streitgespräch, das mich zwang, einige, wie mir scheint, ziemlich bedeutsame erklärende Ergänzungen zu geben, die hier als Anhang beigefügt sind. Das geistige Klima dieses Kolloquiums erlaubte, ja verlangte geradezu, sich selbst in Frage zu stellen. Das erklärt den persönlichen Charakter der Ausführungen. Man führt keine Untersuchung über andere durch, ohne daß man die eigene Dekkung aufgibt, ohne daß man sich selbst entdeckt. Da dieses Buch ausschließlich unter meine Verantwortung fällt, lege ich die Identität der Gesprächspartner nicht offen, sondern belasse es bei den Initialen ihrer Namen.

Einleitung zum Streitgespräch: die wenig angenehme Lage des gläubigen Beobachters

de Rosny: Ich fange mit dem an, was Sie mich gewiß ohnehin fragen werden. Welche Veränderungen hat der Umgang mit Wahrsagern und *nganga* bei mir ausgelöst? Zuerst einmal hat er dazu geführt, zu relativieren, was ich selbst glaube.[2] Hört man Leute mit Überzeugung von Dingen reden, die sie glauben, denen man selbst aber nicht unbedingt zustimmt, so kommt man auf den Gedanken, daß das, was man selbst glaubt, eine gleiche Behandlung verdiene! Das hat mich anfangs dazu gebracht, meinen Glauben mit kritischem Blick zu betrachten.

In der Folge hat dann ein vertieftes Studium dessen, was die anderen glauben, dazu geführt, die absolute Einmaligkeit Jesu Christi für mich im Vergleich mit jeder anderen Religion und jedem anderen Glauben zu erkennen. Diese Erfahrung hat mich dahin gebracht, wenn man so sagen darf, Jesus Christus als diesen ›Wurm‹ zu betrachten, der den Hellsichtigen so vertraut ist, als dieses berühmte ›parasitäre Objekt‹, das die Religionen von innen heraus unterminiert und in einen Zustand der Unruhe versetzt! Um ein biblisches Bild, das gewiß passender ist, wieder aufzunehmen: Jesus Christus ist der Gärstoff, die Hefe, die jede Kultur, jede religiöse Form verändert, auch meine.

Ein solcher Weg, glauben Sie mir, ist nicht bequem! Er führt dazu, daß man das Religiöse relativiert und gleichzeitig auf eine neue Weise wiederentdeckt. Man verfällt dabei in einen schwankenden Zustand, dem Jesus Christus Sinn verleiht.

J.L.M.: Wird die Befragung durch die Hellsichtigen im Harrismus als ein Abweichen vom üblichen Verhalten betrachtet? Vielleicht erlaubt die offizielle harristische Kirche sie nicht?

de Rosny: Doch, die offizielle Kirche gestattet den Leuten, die Hellsichtigen aufzusuchen. M. Apo ist eine treue Anhängerin des Harrismus. Ich glaube, man kann sagen, daß die Wahrsagerei Teil des Harrismus ist. Ein anderer Hellsichtiger, und er ist berühmt, Albert Atcho, ist sogar der Vertreter der harristischen Kirche bei der Regierung der Elfenbeinküste. Doch werden weder er noch M. Apo als Priester der harristischen Liturgie betrachtet. Ihre Wahrsagungen, die in einem extrem nüchternen Rahmen ablaufen, werden vom Harrismus, der im Vergleich zu den alten traditionellen Religionen nur wenige rituelle Gegenstände duldet, positiv aufgenommen, beeinflußt und integriert.

J.L.M.: Für mich findet bei M. Apo überhaupt keine Wahrsagerei statt: Die Beschwerden der jungen Frau sind ganz allgemeiner Natur; wir haben es hier mit einem psychologischen Verfahren und einer gelungenen Unterhaltung einer feinfühligen Psychologin zu tun.

de Rosny: Wichtig ist, daß die, die M. Apo aufsuchen, glauben, daß sie in sie hineinschaut. Und übrigens sind die anderen Formen der Wahrsagerei, wenn man sie eingehend studiert, keineswegs anderer Natur, auch dann nicht, wenn sie spektakulärer ausfallen. Richtig ist, daß die Wahrsager gute Psychologen sind. Sie sind perfekte Kenner der strukturellen Muster ihrer Gesellschaft, und sie werden unter den Begabtesten ausgewählt. Wenn du aber, J.L.M., zu M. Apo gingest, würde es zweifelsohne nicht funktionieren! Du stehst außerhalb des Glaubenssystems derer, die sie aufsuchen. Es sieht von dieser Ebene wie simple Psychologie aus, und dein Standort ist nicht der richtige, um sagen zu können, es handele sich auf gar keinen Fall um Wahrsagerei.

M.F.: Meine Frage schließt sich an die von J.L.M. an. Was mich bei dieser urbanisierten und christianisierten Wahrsagerei in Erstaunen versetzt hat, ist der Aspekt psychologischer Dominanz angesichts von Schwierigkeiten, die in der Familie liegen. Im allgemeinen ruft die Befragung die Mächte und Kräfte in ihrer Gesamtheit auf den Plan, was hier nicht sichtbar wird. Öffnet man den Weg in diese Gesamtheit nicht, bleibt man im Äußerlichen stecken und verfällt in reine und simple Psychologie, wie Pater X., der einen Wahrsager wegen seines kranken Beins konsultierte, sich aber weigerte, daß man ihm einen Gegenstand aus dem Knie entfernte.

de Rosny: Das ist richtig! Die Ratsuchende ist jung, sie ist als Harristin geboren; der Hintergrund der traditionellen Mächte scheint ausgelöscht. Das Wesentliche der Wahrsagerei bleibt jedoch erhalten.

Tch.: Bei M. Apo scheint der religiöse Aspekt ziemlich zufällig zu sein!

de Rosny: Was ist denn das Religiöse? Für diese Menschen gibt es keinen Gegensatz zwischen dem Religiösen und dem Profanen. Die religiösen Handlungen sind eben auch die des täglichen Lebens, aber konzentrierter, intensiver ... So kommt es, daß die Grenze zwischen dem Religiösen und dem Profanen nur schwer auszumachen ist. Zweifelsohne beginnt sie in der Ébrié-Gesellschaft, die im Wandel begriffen ist, deutlicher hervorzutreten. Dieser Prozeß beginnt aber erst.

R.D.: Empfängt M. Apo nur Harristen und Ébrié?

de Rosny: Wer immer will, kann M. Apo aufsuchen. Aber sobald Sie sie konsultieren, stimmen Sie zu, in ihr Interpretationssystem einzutreten.

R.D.: Es scheint, daß die Patienten passiv sind!

de Rosny: Ja, das heißt aber nicht, daß sie alles, was man ihnen erzählt, akzeptieren. Sie bewahren eine gewisse Zurückhaltung und suchen unter Umständen einen anderen, glaubwürdigeren Wahrsager auf!

Y.D.: Haben die Wahrsager nicht die Gabe, die ihnen den Zutritt zum Unsichtbaren eröffnet? Es gibt doch immerhin verblüffende und unerklärliche Begebenheiten.

de Rosny: Das ist die Frage! Im allgemeinen werden diese unerklärlichen Fälle von Personen berichtet, die das, was geschehen ist, nicht kritisch untersucht haben. Sehr selten nur ist man dabei Zeuge. Das Wesentliche ist eigentlich, daß, nach dem Glauben der Ratsuchenden, der Wahrsager in ihrem Schicksalsbuch liest.

R.J.: Bei den eher traditionellen Formen der Wahrsagerei, bei denen viel mit Gegenständen hantiert wird, scheint mir mehr als nur psychologischer Beistand gewährt zu werden. Das hat seine Ursache im Einsatz der Gegenstände selbst.

de Rosny: Bei der Wahrsagerei, mit der wir uns hier beschäftigen, tritt dies nicht wirklich in Erscheinung. Ortigues nennt das »das auf Zufall beruhende Spiel« der Zeichen. Der Wahrsager hat Konfigurationen vor sich, die er deutet. Sie sind der Ausdruck eines ›Anderswo‹, das seinem Ermessen und seiner Macht entgleitet. Dieser Aspekt ist in der harristischen Wahrsagerei kaum wahrnehmbar, weil Gott, der der Gott der Offenbarung ist, sich direkt an das Bewußtsein wendet, ohne die Mittlerrolle von Gegenständen.

Die harristische Wahrsagerei: eine Übergangsphase oder ein Kompromiß?

F.E.: Ich möchte anmerken, daß das System, das M. Apo bei ihren Patienten anwendet, ein Minimum hinsichtlich der Bewahrung traditioneller Strukturen der Wahrsagekunst darstellt. Das

Wesentliche dabei ist, die Krankheit und die Störungen festzustellen und zu benennen, die mit einem Fehlverhalten, dem Bruch eines Tabus oder einem Pflichtversäumnis verknüpft sind. Der Bezug auf Gott hat die Bedeutung eines Bezuges auf die Fähigkeiten des Wahrsagers, bezieht sich also auf das, was seiner Tätigkeit Autorität und Legitimation verleiht: Seine Fähigkeiten sind eine Gabe. ›Gott‹ signalisiert hier, daß der Wahrsager kein Schadenzauberer ist, der böse Mächte benutzt oder vorgeht, wie es ihm beliebt.

Tch.: Worin noch erweist sich M. Apo als Harristin?

de Rosny: Ihr Amt hat sie von ihrem Onkel übernommen, also auf traditionellem Wege, sie ist aber gleichzeitig praktizierende Harristin.

F.E.: Unter den Übergangserscheinungen, die du in dieser Form der Wahrsagerei wahrnimmst, hast du den Spiegel erwähnt und auch den Bezug auf Gott besonders hervorgehoben. Erteilen die mehr traditionellen Wahrsager auch so viele moralische Ratschläge? M. Apo ergeht sich ja geradezu in Ermahnungen.

de Rosny: Bei den verschiedenen Wahrsagern, die ich kenne, schwingt das Moralische immer mit, weil immer ein Beziehungsproblem in der Gruppe zugrundeliegt, und zwar in der Gruppe, der der Ratsuchende angehört. Bei den *nganga* ist das genauso: Man kann niemanden behandeln, ohne daß man die Gründe eines familiären Ungleichgewichts, das in einer Krankheit zutage tritt, aufgespürt hätte. Diese moralische Dimension ist bei den Harristen aber viel ausgeprägter, weil bei ihnen die Neigung besteht, den Personen Schuld zuzuschreiben.

R.J.: Handelt es sich in Wirklichkeit einfach um eine andere Sprache? Ich frage mich, ob es sich nicht um den gleichen Ablauf handeln könnte, der nur anders dargestellt wird. In der traditionellen Wahrsagekunst wird die Abweichung, die zwischen Ordnung und individueller Unordnung besteht, mit dem Schöpfungsmythos entnommenen Mitteln zum Ausdruck gebracht, und mit Hilfe eines symbolischen Spiels wird alles wieder an seinen Platz gestellt. Hier wird eigentlich das gleiche zum Ausdruck gebracht, aber im moralischen Bereich.

de Rosny: Ja, es handelt sich um die gleiche Verfahrensweise, durch die die Person wieder an ihren familiären und kosmischen Platz gestellt wird. Dabei werden andere Akzente gesetzt, und das liegt am urbanen und harristischen Umfeld.

R.J.: Die Person des Gehilfen ist ziemlich seltsam! Auf der einen Seite ist er nun einmal vorhanden, auf der anderen scheint er sozusagen außerhalb des Systems zu stehen. Ist das ein Zugeständnis an die eher traditionelle Technik, bei der ein wahrnehmbares Zeichen vonnöten ist, das objektiv zum Ausdruck bringt, daß das Übel den Körper verlassen hat?

de Rosny: Der Gehilfe ist vorhanden, sozusagen am Rande des kleinen Besitzes von M. Apo. Sie hat ihn mir gegenüber wie jemanden erwähnt, der von untergeordneter Bedeutung ist, den man aber braucht.

Worin besteht die Einmaligkeit des Christentums?

F.E.: Ich möchte zu einem anderen Thema übergehen. Mir ist nicht klar, wie du die beiden Grundgedanken, die du angeführt hast, um deinen Standort zu markieren, miteinander in Einklang bringst. Einmal, daß deine Erfahrung mit dem, was andere glauben, das relativiert, was du selbst glaubst, deine eigene Religion. Dann wiederum hast du vom absolut einmaligen Wesen Jesu Christi und des Christentums gesprochen. ›Absolut einmalig‹: Willst du damit etwas anderes zum Ausdruck bringen als ›auf nichts zurückführbar‹? Man kann nämlich von jeder Religion sagen, daß sie auf keine andere zurückführbar sei. Überschneiden die Ausdrücke sich dann nicht?

de Rosny: Ich wollte diese Ausdrücke benutzen, um zu bekräftigen, daß die Einmaligkeit Jesu Christi für mich mit der Ghandis, Harris oder Kimbangus, diesen bedeutenden Persönlichkeiten der Religionsgeschichte, nicht vergleichbar ist. In Jesus Christus ist mehr als Einmaligkeit gegeben, gibt es etwas absolut Einmaliges. Das verdankt er seiner Gottessohnschaft. Ich sage das, ohne mich auf eine soziologische Studie zu berufen, die zeigen würde, daß Jesus tatsächlich eine einmalige Persönlichkeit in der Religionsgeschichte gewesen ist und auf keine andere zurückführbar. Ich gehe einen Schritt weiter. Ich bringe dabei die Erfahrung eines Gläubigen ein: Für mich kommt diese Einmaligkeit Jesu Christi daher, daß er tatsächlich der *Sohn* Gottes ist.

F.E.: Man kann sagen, daß Buddha absolut einmalig ist: man kann seine Erfahrung weder auf die Mohammeds noch auf die Christi zurückführen. Vergleicht man ihn mit anderen, gerät man in diesen Kreis, in dem festgestellt wird, was sie gemeinsam haben und was sie unterscheidet, den Kreis der Ähnlichkeiten und Unterschiede. Der Vergleich führt entweder zu den auf nichts zurückführbaren Aspekten oder zu allgemeingültigen Formen. Wird aber Einmaligkeit oder Überlegenheit beansprucht, dann bedarf der Vergleich eines Maßstabes, der außerhalb eines jeden Bewerbers liegt, damit ihre Ansprüche auf ihren Wahrheitsgehalt hin untersucht werden können. Unter den allgemeingültigen, allen gemeinsamen Formen, den abstrakten Maßstäben und besonderen, nicht reduzierbaren und historischen Inhalten bleibt nur der Glaube.

de Rosny: Meiner Meinung nach geht es um mehr: Jesus Christus verleiht allen anderen Religionsgründern Sinn, ohne ihnen jedoch ihre Einmaligkeit zu nehmen. Man kann sagen, daß mich das am Christentum festhalten läßt: In ihm finde ich eine Besonderheit, die so tief und vollständig ist, daß sie in meinen Augen alle anderen Sonderentwicklungen in sich aufnimmt, ohne jedoch ihre Einmaligkeit zu unterdrücken. Das lese ich beim Heiligen Paulus und beim Heiligen Johannes: Christus ist das Alpha und das Omega. Das ist eine klassische Standortbestimmung im Christentum. Richtig ist, daß sie in der Geschichte oft dazu benutzt wurde, andere als die christlichen Kulturen zu verwischen. Was mich nun angeht, so habe ich bei den Wahrsagern und *nganga* eine besondere Weise des Seins und des Handelns angetroffen, zu deren Beseitigung ich keinesfalls beitragen möchte. Auch sie scheint mir in der großen Heilsgeste Jesu Christi inbegriffen zu sein.

F.E.: Du hast gesagt, daß die Gottessohnschaft Jesu seine absolute Einmaligkeit bedinge. Das Christentum, sagtest du mehrfach, nehme alle anderen ›Einmaligkeiten‹ in sich auf, ohne sie zu zerstören. Mit den Begriffen der Logik nennt man das eine Tautologie. So versteht der christliche Glaube sich selbst. Es ist die christliche Definition der Einmaligkeit mittels der Definition des eigenen Inhalts. Die Tautologie beschreibt noch nicht die Wirklichkeit, sondern einen Anspruch. Wie verwirklicht das Christentum ihn, wie überträgt es ihn auf sich, ohne ihn zu zerstören? Vielleicht siehst du das! Aber sobald du davon sprichst, sobald du das Wie beschreibst, benutzt du objektive Feststellungen und Daten, die niemals überzeugend sein werden, weil sie sich auf zweifelhafte Weise auf der Ebene des Feststellbaren, des Meßbaren, des Quantitativen und der nicht reduzierbaren Besonderheiten abspielen. Räumen wir aber ein, daß du wirklich siehst, wie das Christentum alles umfaßt und integriert, ohne es zu zerstören, dann hättest du nicht mehr den Glauben, du befändest dich im Zustand der Vision, denn der Glaube bekräftigt, daß die zusammenfassende Wiederholung am Ende der Zeiten stattfindet. »Die Geschichte einer anderen Welt«, sozusagen.

R.J.: Ich frage mich, ob es nicht eine allmähliche Verschiebung gegeben hat. Éric de Rosny hat von Jesus Christus gesprochen, und du sprichst vom Christentum. Wenn man vom Christentum spricht, kann man natürlich von seinem Anspruch, die anderen zu integrieren, sprechen.

F.E.: Ich mache hier nicht den Unterschied zwischen Jesus Christus und dem Christentum. Wir sprechen von Jesus Christus innerhalb und vermittels einer umfassenden Geschichte. Ich kenne Jesus nicht, ich habe ihn nicht gesehen. Vermittels einer großartigen Sache, die sich Christentum nennt, kommt er zu mir.

de Rosny: Es gibt doch wohl einen Unterschied zwischen Christus und Christentum, den man beachten muß. Der Beweis ist doch, daß wir ständig zum Evangelium zurückkehren, um das Christentum auf seinen Wahrheitsgehalt zu überprüfen. Für mich ist wichtig, daß Jesus Christus eine Religion, eine Kirche gegründet hat, und so ist er zu mir gelangt.

M.F.: Die Achtung vor den anderen Religionen ist eine neue Haltung in der Kirche, zu der man sich beglückwünschen kann. Man muß aber auch sehen, daß diese positive Haltung zum großen Teil von außen bewirkt wurde, ein Beitrag der Ethnologie und Humanwissenschaften ist. Kommt diese Achtung aber nicht zu spät? Die Dinge hätten sich anders entwickelt, wenn die Missionare in der Mitte des 19. Jahrhunderts diese Achtung besessen hätten: Eine andere Geschichte wäre geschrieben worden. Geht es denn heute darum, die zerfetzten Reste religiöser Traditionen einzusammeln, von denen man einige mit dem Kratzeisen wieder sichtbar macht, um sie dann zu taufen? Heute geht es um die wirtschaftlichen und politischen Beziehungen Afrikas und Europas. Die Wiedergewinnung der Religionen scheint mir da zu spät zu kommen.

Tch.: Ich meine, daß es auf jeden Fall noch nicht zu spät ist. Es ist kein bestimmter Zeitpunkt festgelegt, zu dem man die Menschheit zur Umkehr bewegen könnte. Die Geschichte geht weiter, und ich glaube sehr wohl, daß man die begonnene Erfahrung (der Inkulturation) fortsetzen kann.

P.P.: Um M.F. zu antworten, könnte man sagen, daß man die Wirklichkeit erst hinterher erkennt. Hinterher wird Jesus als Sohn Gottes anerkannt, wenn er erst einmal tot ist. Vielleicht ist das mit den Religionen genauso. Wäre der Dialog zwischen ihnen also erst hinterher möglich?

F.E.: Man kann hinzufügen, daß, wenn man über diese Tatsachen diskutiert – wenn ich sie debattiere, jedenfalls –, dann nicht, um sie wiederentstehen zu sehen. Wenn man von der Vergangenheit spricht, wenn ich persönlich davon spreche – und wovon wir sprechen, das ist noch nicht völlig vergangen –, dann nicht, um die Menschen von damals zu verdammen, die dieses taten und jenes nicht. Man will aber nicht, daß das, was einst erklärt werden konnte, dem mildernde Umstände gewährt wurden, die Gegenwart beherrscht und für die Zukunft eine Hypothek darstellt. Auch deswegen sind diese Diskussionen nützlich, in dem Maße nämlich, wie sie die Voraussetzungen von Haltungen an den Tag bringen, die wir als aus alter Zeit stammend erkennen, die aber in neuem Gewande fortleben können. Wir gehen in der Diskussion so weit, damit wir die Gegenwart vom Gewicht der Toten befreien können.

R.J.: Ich habe festgestellt, daß diejenigen, die sich als Bannerträger der Zukunft betrachten, die Gegenwart auszuschalten versuchen. Ich weiß nicht, ob man in dieser Weise Zugriff auf die Zukunft hat. Bei einem Missionswissenschaftler habe ich diesen Gedanken gelesen, den ich euch mitteile: »Wir dürfen den Tod dessen, was im Sterben begriffen ist, weder vereiteln noch beschleunigen. Es genügt, dem armen Sterbenden lediglich beizustehen: dann haben wir Anspruch auf das Mitgefühl der Familie!«

F. de G.: Ich bin dieser Diskussion auf ganz persönliche Weise gefolgt, wegen meiner Erfahrungen nämlich, die ich im Umgang mit Jugendlichen in Duala gemacht habe. Mit ihnen entdecke ich das Christentum; es ist aber anders organisiert, es folgt anderen Bezugsachsen, genau denen, die bei unserem Gedankenaustausch in Erscheinung getreten sind. Zum Beispiel: Über Gott kann nicht spekuliert werden; es ist unbedeutend, ob er aus einem oder mehreren Wesen besteht, Hauptsache er ist ein lebendiger Gott; die Bedeutung der Erfahrung; der Wunsch, selbst klarer zu sehen; die Rolle der Wahrsagerei in einem von Ungewißheit und Unsicherheit bestimmten Schicksal hinsichtlich eines Minimums von Absicherung. Was hier gesagt wurde, gibt mir Anregungen, die für mich richtige Art zu finden, junge Menschen anzusprechen und ihnen zu helfen, ihren Platz im Leben zu finden.

Ein Fall von Trance in Éboje

Eine Liebesgeschichte

Als Illustration zum Kapitel die ›Charismatische Erneuerung und Trance in Afrika‹ berichte ich jetzt über einen Fall von Trance, der nach den Regeln der Tradition ablief. Ich war Augenzeuge und versuche eine Deutung. Ereignet hat sich dieser Vorfall 1973 in Éboje, bei den Yassa. Éboje ist ein Fischerdorf an der Südküste Kameruns, direkt am Ozean. Ich werde diese schöne Geschichte mit so großer Zurückhaltung wie nur möglich erzählen, um die Wesensmerkmale des Dramas und den Ablauf der Behandlung, die zu einer glücklichen Lösung führte, um so deutlicher hervortreten zu lassen. Ich habe selten erlebt, daß ich, wie in diesem Falle, meine Neugier bis zur Neige befriedigen konnte.

Mukeïs Krankheit

Mukeï besuchte die 8. Klasse einer katholischen Missionsschule des Städtchens Kribi, das nicht weit von ihrem Dorf entfernt am Meer liegt. Sie war 17.[3]

Ein Familienmitglied erzählt uns, was passiert ist: »Mukeï ist ganz plötzlich ernsthaft erkrankt: Kopfschmerzen, Gelenkschmerzen, Appetitlosigkeit, Fieber. Mit den Fingern konnte sie sogar nichts mehr festhalten. Sie redete mit niemandem mehr!«

Ihre Familie brachte sie zu den Schwestern in die ambulante Krankenstation, dann ins Hospital: ohne jedes Ergebnis. Vergeblich stellte man sie einem ersten *nganga* vor, dann einem zweiten, beide Spezialisten auf dem Gebiet, einen bösen Zauber aufzuheben, bis man sie dann schließlich vor Sondo brachte, der weiß, wie man mit den Geistern umgeht.

Sondo hat Mukeï einen Monat lang bei sich behalten. Er hat sie mit allen möglichen Kräutern und Rinden behandelt, bevor er sie dann im Verlaufe einer Zeremonie, die ich nachfolgend beschreibe, endgültig heilte:

Behandlung und Heilung

20 Uhr. Mukeï betritt das Haus, in dem die Behandlung stattfindet. Sie ist innerlich sehr gesammelt. Sondo nähert sich ihr und zwingt sie, sich hinzukauern und dann wieder aufzurichten, um ihre Gelenke zu bewegen: eine Übung, die die Trance vorbereitet. Folgt man einer alten Erzählung, so hat Gott den Menschen zum Leben erweckt, indem er seine Gliedmaßen miteinander verbun-

den hat: Das Leben kommt also, wie der Tanz, aus den Gelenken.

Von Kopf bis Fuß ist Mukeï mit einer Schicht weißen Tons bedeckt. Sie trägt ein weißes, traditionelles Gewand, denn Weiß ist die Farbe der Ahnen. Auf dem Scheitel trägt sie eine aus Blattwerk geflochtene Krone, die eine in Teilnahmslosigkeit versetzende Wirkung ausübt.

Den ganzen Tag über hat sie in einer Brühe dieser Blätter gebadet. Deswegen ist sie so ruhig und wirkt fast abwesend. Sondo sagt dann: »Die Krone dient dazu, die bösen Geister einzuhüllen [gemeint sind die Verstorbenen, die sie in einen Zustand des Unfriedens versetzen], sie daran zu hindern, zu entfliehen, oder aber auch sie durcheinander zu bringen, wenn sie sich äußern. Sie hält die bösen Geister an Ort und Stelle fest, sie können sich nicht mehr fortbewegen. So kann ich sie für immer vertreiben!«

21 Uhr. Der Rhythmus der Trommeln wird schneller, der Gesang schwillt an, klingt abgehackter. Mukeïs Kopf, Arme und Beine beginnen zu zittern. Die Bewegungen, die von ihren Gelenken ausgehen, sind so heftig und so regelmäßig, daß sie ihrer nicht Herr zu sein scheint. Ein anderer hat von ihr Besitz ergriffen, schüttelt sie und versetzt sie in eine Angespanntheit, wie ein Wirbelwind, der die geschmeidigen Palmwedel beugt und zu Boden drückt.

Plötzlich hört man, wie Mukeïs Mund ein Klageschrei entfährt, als käme er von einer anderen Person. Und dieser Schrei ist ein fünf- oder zehnmal wiederholter Name: »Mbela, Mbela …«. Ganz plötzlich verstummen die Trommeln. Jeder weiß: das ist die Stimme des Geistes.

Schließlich greift Sondo ein: »Wie heißt du?« – »Ich bin Mbela!« Sondo fragt die Anwesenden: »Soll ich ihn vertreiben?« – »Ja, er soll verschwinden!« sagen die 30 Personen, die der Austreibung beiwohnen. Sondo erteilt den Befehl: »Mbela, verlasse dieses Mädchen!« Mit Trommelwirbeln und dem Rasseln von Klappern gibt ein jeder seiner Freude spontan Ausdruck.

Von 21.30 Uhr bis 5 Uhr läuft das gleiche Besessenheitsritual nicht weniger als 25 Mal ab. Jedes Mal offenbart ein anderer Geist durch den Mund Mukeïs, wer er ist und warum er dieses junge Mädchen in Unfrieden versetzt. Er sagt zum Beispiel: »Ich bin in sie gefahren, um ihr den Verstand zu rauben.« Die Anwesenden, Leute aus der Gegend, sind verwundert, weil einige der Personen schon zur Zeit ihrer Großmütter tot waren! Wie hätte dieses junge Mädchen ihre Namen kennen können? Dieses Phänomen bestärkt darin, das Erlebte zu glauben.

Sondo treibt sie alle auf die gleiche Weise aus, mit Ausnahme von zweien, einer Großmutter und einem älteren Bruder, die im Abstand von mehreren Stunden die gleichen Worte gesagt haben. Die Großmutter: »Ich, Kukwa Mboko, will nicht, daß sie diesen Mann heiratet!« Der große Bruder: »Ich, Sada Konja, will sie nicht verlassen. Ich behüte sie. Ihr Verlobter ist nicht zuverlässig, sie darf ihn nicht heiraten. Benachrichtigt ihre Mutter, die in Kribi ist. Wenn sie sie mit ihm verheiratet, dann werdet ihr schon sehen. Ihr dürft mich nicht austreiben. Ich behüte sie!« Wohl kommen die Worte aus dem Mund Mukeïs, die Stimme klingt aber nicht wie gewohnt, sie ist guttural, wie die eines Mannes.

Nach jeder Austreibung (mit Ausnahme der Fälle der Großmutter und des älteren Bruders) legt Sondo der befreiten Mukeï ein langes, verknotetes Kräuterbüschel auf den Kopf. Am Morgen wird er dann 53 verknotete Büschel – und nicht 55, darin zeigt sich sein subtiles Können – unter einen Baum tragen, der Mosamba genannt wird. So soll verhindert werden, daß die Ahnen erneut zurückkommen, um die Kleine in Unfrieden zu versetzen.

5 Uhr morgens. Die Trommelschläger wie wir alle sind erschöpft! Und Mukeï, wieder mit ihrer Mädchenstimme, sagt jetzt: »Nur einer ist noch da!« Mit Hilfe der Trommler und Sondos wird dieser ganz schnell vertrieben. Müde, aber geheilt, erhebt sich Mukeï, geht umher, spricht, ißt etwas, so wie jemand, der gerade eine schlaflose Nacht hinter sich gebracht hat.

Unter vier Augen befragt, erklärt Sondo: »Die beiden Toten, die gegen die Heirat sind, wurden nicht vertrieben, sie sind immer noch bei ihr. Sie haben erklärt, man brauche sie nicht zu vertreiben, weil gerade sie sie behüten. Wenn ich sie aber ›schließe‹ [unschädlich mache], kann das Mädchen ihren Verlobten heiraten.« Im Augenblick selbst habe ich die Klugheit im Vorgehen Sondos gar nicht in ihrem ganzen Umfang begriffen.

Ein Jahr später

Mukeï lebt jetzt in Jaunde, der Hauptstadt. Auf einer Reise gelingt es mir herauszufinden, wo sie wohnt, und ich besuche sie. Ich bin neugierig darauf, wie alles ausgegangen ist. Ich treffe sie zuhause an und sehe, daß sie schwanger ist. Ihr Mann, so sagt sie mir, arbeitet bei den ›Brasseries du Cameroun‹[4]. Während ich sie befrage, stelle ich allerdings fest, daß er nicht der ›verbotene Ehemann‹ aus der Behandlung ist! Sie gibt zu, sich an nichts zu erinnern, was während der Trancen passiert ist. Man kann sagen, daß sie dabei nicht mehr in sich selbst war.

de Rosny: Von welchem Augenblick an haben Sie bei der Behandlung die Kontrolle über sich selbst verloren?

Mukeï: Als ich zu zittern begonnen habe. Mein Herz klopfte: bum, bum, bum.

de Rosny: Wie haben Sie erfahren, was geschehen ist?

Mukeï: Papa Sondo hat es mir später gesagt, hm, daß ... die ›Dingsda‹ gesprochen haben und daß ich mich nicht auf diese Heirat einlassen soll. Tue ich es dennoch, werde ich sterben.

de Rosny: Also haben Sie den Verlobten nicht geheiratet?

Mukeï: Nein, weil mein Herz nicht bei diesem Mann war!

de Rosny: War Ihr Herz vor der Behandlung bei ihm?

Mukeï: Ja!

de Rosny: Und nach der Behandlung?

Mukeï: Nein!

de Rosny: Wollte die Familie diese Heirat?

Mukeï: Nicht alle! Die Mutter wollte die Heirat.

de Rosny: Was hat die Mutter gesagt, als sie es erfuhr?

Mukeï: Daß ich mich nicht mehr mit ihm verheiraten solle.

Der Versuch einer Deutung

Den Grund für die nervöse Depression von Mukeï herauszufinden, war nicht schwer: Mukeï wollte ihren ersten Verlobten nicht heiraten. Was mich aber am meisten in Erstaunen versetzt hat, war ihre Weigerung, es bei unserem Gespräch zuzugeben: »War Ihr Herz vor der Behandlung bei ihm?« Antwort: »Ja!« Ich könnte ihre Antwort dem Umstand zuschreiben, daß ich in ihr Privatleben eindrang. Nichts verpflichtete sie dazu, mir die Wahrheit zu sagen. Ich habe später verstanden, wie geschickt ihre Antwort war und wie sehr sie in das allgemeine Behandlungsmuster paßte, und dieses hatte ihr Problem ja gelöst.

Mukeï wollte ihren ersten Verlobten also nicht heiraten. Weil es ihr nicht gelang, bei ihrer Mutter und einem Teil der Familie Verständnis zu finden, wurde sie krank. Hatte sie denn einen anderen Ausweg?

Der Wendepunkt

Zweifellos rettete diese nervöse Depression – Mukeï wurde ein klein wenig verrückt – die Situation. Der Familie liegt an Mukeï und sie ist beunruhigt, sie unter ihren Augen dahinkümmern zu sehen. Natürlich bringt man sie in die ambulante Krankenstation, dann ins Hospital. Da wir die Ursache für ihre Krankheit kennen – ein Familienkonflikt ohne Lösung –, sind wir auch nicht erstaunt, daß die Medikamente keine Wirkung gezeigt haben. Die beiden ersten *nganga*, die ein Heilverfahren zur Aufhebung des bösen Zaubers vorschlugen, konnten die familiäre Krise zweifelsohne auch nicht lösen. Es ist lehrreich zu untersuchen, wie Sondo es bewerkstelligt hat.

Der Weitblick des nganga

Wie wird Sondo vorgehen? Die Familie versammelt er nicht um sich, um Mukeï dann zu verteidigen. Darin sieht er seine Rolle nicht. Ebensowenig darin, das junge Mädchen davon zu überzeugen, sich dem Urteil der Mutter unterzuordnen. Weiß er überhaupt, bevor er anfängt, daß der Knoten der Tragödie an dieser Stelle durchschlagen werden muß? Nein, Sondo geht die Sache ganz anders an und verlagert den Konflikt auf sein ureigenes Territorium: Er gibt den Ahnen die Schuld und befreit die Lebenden von jeder Verantwortung.

Der Rückgriff auf die Ahnen ist eine aus der Tradition wohlbekannte Zeremonie. Sondo ist Herr über das Zeremoniell. Seine Erfahrung als *nganga* und die Äußerungen, die ihm während des Aufenthaltes des jungen Mädchens in seinem Hause zu Ohren gekommen sind, erlauben ihm, unter den 55 Geistern, die sich eingeschaltet haben, nur die zwei zurückzuhalten, die die Heirat verboten haben. Er hat sehr wohl bemerkt, daß es sich dabei um eine ganz wesentliche Frage für seine junge Patientin handelt. Also beläßt er sie in ihr, ohne sie auszutreiben.

Die Familie fügt sich

Was dann folgt, verstehen wir. Die Familie ist geradezu verpflichtet, sich zu fügen, denn ohne Gefahr kann sie sich dem Willen starrköpfiger Ahnen nicht widersetzen. Und da die Ursache der Krankheit (die Verpflichtung, den ersten Verlobten zu heiraten) jetzt nicht mehr besteht, braucht man sich nicht zu wundern, daß Mukeï beim Morgengrauen ihr natürliches Wesen wiedergefunden hat.

Eine unparteiliche Vorgehensweise

Bemerkenswert ist, daß jedem der Hauptakteure dieses Dramas gelungen ist, seine Unparteilichkeit zu bewahren:

Die Mutter Mukeïs hat der großen nächtlichen Behandlung nicht einmal beigewohnt. Wir wissen ja, in welchem Umfang der An- oder Abwesenheit naher Familienmitglieder bei den *nganga* Bedeutung beigemessen wird und wie sorgfältig sie gedeutet wird.

Sondo hat sich versagt, erkennen zu lassen, daß er hinsichtlich der Verheiratung seiner Patientin Position bezogen hatte. Er hat sich bereit erklärt, diese beiden Geister, wenn nötig, auszuschalten.

Mukeï legt eine erstaunliche Gleichgültigkeit an den Tag: Mir versichert sie, daß sie vor der Hochzeit diesen Jungen liebte (wir aber wissen, daß es sich nicht so verhält: Einer ihrer Brüder hat mir das bestätigt); nach der Behandlung liebt sie ihn nicht mehr. Die ganze Verantwortung für die Angelegenheit liegt bei den Ahnen.

So hat die Familie ein Problem auf die Ahnen abgewälzt, für das sie alleine keine befriedigende Lösung gefunden hatte. Eine Art Transfer der Verantwortung konnte dank der Rituale stattfinden. Die Taktik Sondos bestand demnach darin, die Gewalt im Schoße dieser Familie – sie war unerträglich geworden – abzuleiten.

Und Mukeï heiratete den, den sie liebte!

Anmerkungen

1 Unterlagen zum Kolloqium, begrenzter Verteiler.

2 ›Glaube‹: Der Begriff wurde im Verlauf des Streitgespräches nicht definiert. Er steht hier in seiner umfassendsten Bedeutung: das religiöse Bezugssystem einer Person oder einer Gruppe von Personen.

3 Auch in Kamerun ist man heute in der 8. Klasse etwa 14 Jahre alt. In einer ersten Periode nach der Unabhängigkeit war dies noch anders. Viele junge Menschen strömten in die wenigen Schulen, weil ihnen dies vorher verwehrt worden war. Daher mußten manche lange warten und wurden verspätet eingeschult. [d. Übers.]

4 Bekannte kamerunische Brauerei. [d. Übers.]